本书出版由中国民生信息化第一家上市公司——易联众信息技术股份有限公司资助

本研究调研由山西省"1331工程"重点创新团队建设计划项目资助

ZHONGGUO NONGCUN HEZUO YILIAO
ZHIDU BIANQIAN 70NIAN

中国农村合作医疗制度变迁70年

孙淑云　任雪娇　郎杰燕　曹克奇　著

人民出版社

序

医疗保障支撑国民健康，国民健康关系国运。中国是农业大国，农民是国民中最大的群体，农民的医疗保障是中国"天大的事"。

中国农村合作医疗制度是解决农民医疗保障的中国特色制度，历经萌芽与产生—发展与繁荣—衰落与重建—转制与"分割"建制—城乡医保"整合"与统一等五大发展阶段，跨越了中国社会主义改造时期、计划经济时期、改革开放初期和城乡二元向一体化转型期，嵌入在中国城乡二元分割、固化、解冻和一体化加速转型的体制变迁中。其制度变迁方式经历过诱致性制度变迁—路径依赖下的强制性制度变迁—多元主体探索与制度变迁失效—强制性制度变迁等。合作医疗建制和改革主体从基层社员自发探索到政府政策设计和法制建设，参保主体从农民社员到全体农村居民，筹资分担从社区互助共济到集体公益金提取支持、再到社会化统筹分担，保障内容从初级保健到初级社会保险、再向基本医疗保障升级，建制形式从自治章程到社会政策、再到法制，治理方式从合作化时期的基层社区自治到人民公社时期的"政社合一"社队集体治理、再到基本医疗保险的社会化治理。中国农村合作医疗制度70年变迁史，形式上可以总结为追求建设中国特色的农民基本医疗保险制度的历史，实质上可以归结为农民基本医疗保障的国家治理历史，虽历经曲折，但发展态势良好，新型农村合作医疗制度的"参保、筹资、待遇、管理、经办、监督"等核心要素和环节制度不断规范化，推动新型合作医疗制度进入全民医保的法治化新时代。70 年合作医疗建制，紧密嵌入在城乡二元经济社会体制向城乡一体化的"战略"转型中，是不断地兼顾发展与公平、协调中央与地方、平衡城乡差距的系统社会工程，创造了中国农村初级医疗保险建制的辉煌。

处于城乡医保"整合"中的中国特色新型农村合作医疗制度，其"名称"即将载入"史册"了。但是，新农合建立了"初级"社会化医保机制，并与城乡一体化体制机制转型扣合，试验、纠偏、完善，渐进式向基本医保升级，走出了一条中国特色农民基本医保的发展道路，成为转型时期解决农民、非正式从业居民和无业居民社会保险的成功范例。新农合的经验很快被其后的城镇居民医保制度、新型农村养老保险制度、城镇居民养老保险制度所复制和光大。可以说，新农合超越了基本医保范畴，对整个社会保障城乡转型都产生了深远影响，产生了加快城乡一体化体制机制转型的"战略"效应。所以，中国特色农村合作医疗创制、制度演进、制度变迁的社会效应和经验教训值得历史铭记。2019 年是新中国成立 70 年，也是改革开放 40 年后进一步改革开放的新起点，站在这个重要的时间节点，回观纵览农村合作医疗制度演进、变迁 70 年的脉络和逻辑，理性评价中国农村合作医疗发展的本土经验，反思发展受阻的难题与症结，寻找再改革的出路和对策，推进中国全民医疗保障的可持续发展，将具有重要的理论意义和实践价值。这无疑是有责任心的学术研究者和实践工作者共同的责任和担当，也是相当具有挑战性的研究工作。

孙淑云教授带领研究团队专注研究医保制度十余年，该书从法学、政治学、公共管理学交叉学科视角，总结新型农村合作医疗制度建设70年的建制经验，分四编十一章，全方位展现了70年共和国在农村合作医疗建制的宏伟篇章，是医保法学者向共和国70年献上的最好礼物。

通读全书，可以看出，这本书的研究内容有以下特点：一是从历史制度主义视角出发，在70年合作医疗制度变迁与经济社会政治体制改革的交互关联中，透析中国农村合作医疗制度演进、变迁的理路与逻辑，在合作医疗制度变迁中考察合作医疗法制的产生、成长及其本土经验。二是吸取多学科营养，从外部研究合作医疗法制的形成、价值理念，以及影响合作医疗法制变革的经济社会体制因素，为未来中国定型"整合型"城乡医保法律提供基础资料。三是以访谈合作医疗制度的创制者、执行者为突破口，实证他们亲历合作医疗制度建设的实践，关注他们在合作医疗创制、执行、调整、完善过程中的主观努力，透析"问题导向"下新型农村合作医疗创制的多模式探索，以及地方试验立法的经验教训，回应中国多重转型期城乡医保法制的真实问题，探寻完善全民医保法制的理据。

新时代是理论与实践创新的新起点，是推进城乡医保治理现代化的重要时机。党的十九大指出，新时代我国的主要矛盾是人民日益增长的美好生活需要与不平衡不充分的发展之间的矛盾，这一论断同样适用于全民医保建制领域，与人民日益增长的健康保障需要存在反差的是，城乡居民基本医疗保障管理体制和经办公共服务资源不足、运行效率不高等问题叠加。为此，要瞄准全面建成"覆盖全民、城乡统筹、权责清晰、保障适度、可持续"的社会保障体系发展的目标，在全面整合城乡医保制度体系基础上，对城乡基本医保制度体系进行深度融合和改革。孙淑云等合著的《中国农村合作医疗制度变迁70年》一书，总结了中国农村合作医疗的建制经验和教训，将为完善全民医保制度提供基础资料。

对于他们研究中国农村合作医疗制度的努力，我深受感动，十分赞赏和支持他们的研究，并欣然而为此序。

李长明

2019 年 9 月 7 日

目　录

第二编
合作医疗制度变迁的逻辑和理路

第三编
合作医疗制度覆盖全国的推进机制

附 录

前　言

新中国成立70年来，公认中国探索建立基本医疗保障制度的最大难题是农民问题。与早期西方工业社会基本医疗保险创制先解决城镇居民、再行解决农民的国家相比，中国农民的绝对数量远远超过任何一个国家，相对数量在世界名列前茅，区域差异也是世所罕见；而且，中国农民组织化程度较低、就业不稳定、收入低下、贫困人口相对集中。70年来，中国合作医疗制度建制，走出了一条中国特色的农民基本医保的发展道路，从传统合作医疗制度，到新型农村合作医疗制度，再到城乡居民医保制度，这一社会工程建设可谓波澜壮阔。

笔者与团队自2003年开始研究新型农村合作医疗法制，幸运地"跌进"一座可遇不可求的学术"露天富矿"中——对中国农村合作医疗制度的创制、转型、试点、调整完善、城乡医保整合进行了长达十余年的跟踪研究。这一时期，包括新农合在内的中国城乡基本医保法律研究完全是"坐冷板凳"的研究，研究者稀少，学科建设基础贫弱，笔者进行了"摸石头过河"式研究，先后主持相关医保的国家社科基金项目："新型农村合作医疗制度的规范化与立法研究"（05BFX027）、"新型农村合作医疗管理条例的制定研究"（11BFX073）、"整合城乡基本医疗保险的法律制度研究"（13AFX027重点项目），以及教育部人文社科基金项目"基本医疗保险立法研究——基于城乡经济社会一体化发展的视角"（09YJA820048）等。十余年的研究，上下求索找史料，左右吸取跨学科、跨法域的营养，并深入实际调查研究，足迹遍及东部、中部、西部二十余个省，踏踏实实研究中国农村合作医疗制度发展中的真问题，积累了丰富的特色资料库。

2017年暑假，笔者刚刚结束了《整合城乡基本医疗保险的法律制度研究》一书的撰写，强烈地认知到，处于城乡医保整合中的中国特色农村合作医疗制度，其制度变迁70年具有巨大的研究价值，其中蕴含的中国特色政策经验、立法经验不可磨灭，值得总结记录。而且，全景式考察总结合作医疗70年制度变迁，可以触摸到中国特色农民医疗保险的政策决策、立法体系的内部机理，以及外部国家治理的逻辑，乃至由曲径而达至通衢的奥妙。于是，我马不停蹄，组织山西大学法学院讲师曹克奇，我在山西大学政治与公共管理学院跨学科招收的两名在读法学博士朗杰燕、任雪娇，在卫生部新农合技术指导专家应亚珍教授的指导下，在山西省医学会副会长兼秘书长柴志凯主任医师协调联系访谈人和调研地点的"保驾护航"下，我们对直接参与新型农村合作医疗制度建设的卫生部高级行政官员、新型农村合作医疗国家和省级"技术指导组"专家等10余人进行了"回访式"访谈调研，并从法学、政治学、公共管理学交叉学科视角回顾、总结70年农村合作医疗的建制经验。

本书是集体研究的成果，由主持人孙淑云确定选题主题、框架内容、重点难点、论证视角等。各章由承担者具体撰写，最后由孙淑云统稿和修改。全书撰写具体分工如下（以章节先后排序）：

孙淑云、任雪娇：前言；

孙淑云：第一章、第二章、第九章、第十一章；

孙淑云、郎杰燕：第四章；

任雪娇：第三章、第五章、第八章；

郎杰燕：第六章、第七章；

曹克奇：第十章。

由于篇幅和研究时间所限，特别是作者认知局限，本书的疏漏和错误在所难免，唯愿本书能够带给读者一点儿思考。本书既可以作为了解中国农村合作医疗制度改革和变迁的历史资料，也可以作为未来完善中国医疗保障立法的基础资料。

感谢中国民生信息化第一家上市公司易联众信息技术股份有限公司资助出版。感谢山西省"1331 工程"重点创新团队建设计划项目资助调研。

笔者对中国农民基本医疗保险制度的未来充满希望，谨以此书，献给为中国农民医疗保障建制贡献智慧的时代精英们。

孙淑云

2019 年 7 月

导　言[*]

中国合作医疗制度变迁，历经萌芽和产生—发展与繁荣—衰落与重建—转制与"分割"建制—城乡医保"整合"与统一等五大发展阶段，跨越了新中国成立初的合作化时期、计划经济时期、改革开放的市场经济体制转轨期和新世纪城乡一体化转型期。新世纪之初，伴随着中国城乡二元体制解冻和一体化加速推进，地方自发探索整合农村合作医疗制度与职工基本医疗保险制度、城镇居民基本医疗保险制度(以下简称"合作医疗"、"职工医保"和"城居保")，渐进性推进统一的城乡居民基本医疗保险制度出台。党的十八大报告在总结十余年地方自发探索整合城乡三项基本医保制度经验的基础上，以顶层政策号召"整合城乡居民基本医疗保险制度"，2016 年 1 月国务院出台《关于整合城乡居民基本医疗保险制度的意见》给出整合城乡居民基本医疗保险制度的"时间表"和"路线图"，党的十九大报告进一步部署"完善统一的城乡居民基本医疗保险制度"，2018 年第十三届全国人大会议决议国务院组建"国家

---

　　* 　根据孙淑云、任雪娇《中国农村合作医疗制度变迁》(《农业业经济问题》2018年第 9 期)一文整理。

医疗保障局"，统一城乡医保管理体制，截至 2019 年 6 月底，全国城乡居民基本医保制度基本上实现了整合，合作医疗制度作为单项医保制度即将结束历史使命。为此，研究历史演进过程中的中国农村合作医疗制度的改革及其变迁，是记录历史、开启新时代的课题。近年来，学术界论述农村合作医疗制度变迁的不在少数，但多集中于合作医疗制度变迁的某一或几个阶段，或探寻影响制度变迁的某一要素，或者仅仅囿于梳理新农合制度变迁，乏见对农村合作医疗 70 年建制及其制度变迁进行宏观梳理，更鲜见透析 70 年合作医疗制度变迁的逻辑理路，及其法制建设的经验教训。为此，本书细致梳理和探析合作医疗制度 70 年演进变迁的方式、理路和逻辑，期望为进一步深入推进城乡居民医保制度整合和统一提供智识支持。

制度变迁是一系列制度的置换、置入、偏移和转化的过程，[①] 是由宏观政治经济社会体制的变化所造成的制度非均衡到制度均衡的转变。基于此，在中国经济社会体制改革和变迁的宏观背景下，通过叙述每一发展阶段中国农村合作医疗制度的建制和改革的主体、参保机制、筹资机制、治理机制及保障机制的嬗变和转圜，发现 70 年合作医疗制度历经诱致性制度变迁—路径依赖下的强制性制度变迁—多元探索与制度变迁失效—强制性制度变迁等变迁方式。合作医疗制度的参保机制、筹资机制、管理经办机制和待遇支付机制等微观要素机制，与宏观经济社会体制变革互动和扣合，不仅构成了合作医疗制度 70 年演进和变迁的微观图景，还形成了合作医疗制度变迁的逻辑理路。

---

① 参见 ［美］B. 盖伊·彼得斯：《政治科学中的制度理论：新制度主义》第三版，王向民等译，上海人民出版社 2016 年版，第 82 页。

一、新中国成立初期合作社体制下的诱致性制度变迁 (1949—1958 年)

新中国成立初期，为尽快摆脱贫穷落后现状，国家确立了低成本发展工业的目标，以"剪刀差"的形式提取农业剩余支持工业优先发展。在资源总供给极度匮乏及政府财力有限的条件下，政府财政仅为城市职工及其家属承担积极的医疗保障责任，建立了公费医疗和劳保医疗制度，将农民的医疗保障和其他保障项目总括附着于土地保障之上。但是，疾病永远是急迫的，在土地保障水平较低的约束下，农民的医疗保障基本上难以实现。理性的农民基于合作社经济互助共济的理念和经验，自发地创建了传统合作医疗制度。

（一）农民自发创制合作医疗制度

社会主义改造时期，农村地区医疗资源供需矛盾尖锐，医疗保障制度空缺，农民的疾病社会风险不断凸显和加剧。理性的农民深知医疗保障"靠国家包下来"不切实际，在合作社经济制度外部环境利好的情况下，秉持合作社经济"互助共济"和传统社区"患难相恤"的理念创建了合作医疗制度。以 1955 年山西省高平县米山乡创建的合作医疗社为标志，以覃祥官为代表的农民领袖及合作社精英分子是创制合作医疗制度的主体，他们以合作社为组织基础，通过自发组织、自愿联合的方式，创制了既合医又合药的合作医疗社，形成合作医疗制度的滥觞。后在卫生部门的指导和倡导下，米山的经验得以推广，在全国许多农村地区广泛建立了多种形式的合作医疗制度。中国特有的农民理性[①]的扩张

---

① 农民理性是农民在长期的农业生产环境中通过自身及其前辈的活动经验形成的意识、态度和看法，它们不是来自于经典文献，而是来自于日复一日的日常生产和生活。"农民在他们的经济活动中一般是精明的、讲究实效和善于盘算的。"

造就举世公认的"中国奇迹"①——中国特色的农民医疗保障制度。

（二）构建合作社社员互助共济的筹资机制

合作社时期，集体化程度较低，依托初级农业生产合作社建立的合作医疗制度的参保主体主要为"微型社区"内的合作社社员。合作医疗筹资来源于三个方面：一是合作社社员共同缴纳"保健费"形成公共集资；二是合作社社区内部的医务人员集资；三是农业生产合作社经济积累中的公益金作为补助。合作医疗筹资范围囿于合作社微型社区之内，呈现筹资地域窄、规模小、水平低、筹资结构稳定性较差和缺乏可持续性的特点。同时，由于农民基金管理专业知识的匮乏，合作医疗基金运营常常出现各种问题，有些合作社甚至出现"春办秋黄"的局面。

（三）形成微型社区自治机制

发端于合作社的合作医疗制度紧密地嵌入在微型合作社自治之中，主要以合作社组织为基础，实行农民医疗互助自治。② 这一时期的合作医疗治理政府较少直接介入，国家也较少政策指导，也较少设立相应的公共服务机构。虽然在合作医疗制度建立过程中，卫生行政部门也出台了一系列倡导性政策，这些政策多是对农民合作医疗实践的总结和肯定。在这种情况下，农民享有较为充分的自治权，各地成立了由农民社员代表、农村基层干部、合作社医务人员组成的合作医疗管理委员会，对合作医疗的日常事务进行管理、监督，形成了"俱乐部"式的民主自治机制。

（四）为合作社社员提供初级卫生保健

合作医疗制度打破了传统"谁看病谁付钱"的医患双方协议关系，

① 徐勇：《农民理性的扩张——中国奇迹的创造主体分析》，《中国社会科学》2010年第1期。

② 参见孙淑云、郎杰燕：《中国合作医疗治理六十年变迁》，《甘肃社会科学》2017年第1期。

建立了第三方社区医疗保健组织加入的医疗保障关系，暂时结束了农民自费看病的历史。但是，限于合作社生产力处于初级现状，合作医疗筹资水平较为低下，只能采用自种、自采、自制土药的方式，依靠乡村土医、乡土疗法来治疗病患，为农民提供了"一把草药一根针"的初级卫生保健服务，真正做到了"无病早防，有病早治，省工省钱，方便可靠"①，使农村有限的医疗卫生资源配置呈现出"帕累托最优"状态。据统计，截至1957年年底，全国合作医疗覆盖率达10%。②

总之，新中国成立初期的合作医疗制度是发端于农村合作社的一场诱致性制度变迁，是农业优先支持工业发展的宏观经济社会制度、农民社会保障依附于土地保障的中观社会保障制度、互助共济的微观农业合作社制度等，交织整合形成的中国特色农民社区互助共济的医疗保障制度。

二、人民公社时期路径依赖下的强制性制度变迁（1958—1979年）

1958年，在中共中央《关于在农村建立人民公社问题的决议》推动下，农村地区迅速涌现公社化运动的热潮，普遍建立起"一大二公"、"政社合一"的人民公社体制。"在农业全盘集体化基础上发展起来的人民公社化经济，已经不仅仅是农村社区农户之间的权利合作关系，就其实质而言，它是国家控制农村经济权利的一种形式"③，通过"政社合一"

---

①　张自宽：《亲历农村卫生六十年》，中国协和医科大学出版社2011年版，第283页。

②　参见王红漫：《大国卫生之难：中国农村医疗卫生现状与制度改革探讨》，北京大学出版社2004年版，第3页。

③　许经勇：《我国农村的三次历史性变革——人民公社·家庭承包·乡镇企业·城镇化》，《广西经济管理干部学院学报》2002年第1期。

的人民公社制度迅速深入农村基层，政府得以对农村经济、政治和社会实施全方位管理。作为人民公社的匹配性制度，农村合作医疗制度改革和调整后，在强制性制度变迁中被重塑为集体福利保障制度。

（一）政治动员和国家立法重塑合作医疗制度

伴随着人民公社"政社合一"宏观经济社会政治体制的嬗变，合作医疗的创制主体从农民领袖向社会高层转移，国家依据人民公社"一大二公"的理念，全面介入合作医疗制度建设中，改革合作医疗的筹资、管理、经办和医疗服务提供，重塑了合作医疗制度。具体表现在：从中央到基层各级政府，不断强调合作医疗制度建设要坚持"政治性"、"革命性"，要坚持"政治挂帅、结合生产、为生产服务"的方针①，将合作医疗制度建设和运行成效列入官员政治"绩效考核"，并以政治动员的方式迅速推进合作医疗覆盖全国。1978 年，合作医疗制度被载入《中华人民共和国宪法》，随后，由卫生部牵头起草的《农村合作医疗章程（试行草案）》和《全国农村人民公社卫生院暂行条例（草案）》对合作医疗制度进行了较为系统的规范。这一时期，合作医疗制度的名称虽然未发生改变，但是，其制度性质已经变迁为强制性的集体福利型医疗保障制度。

（二）建立集体筹资为主的筹资机制

在人民公社的高度集体化之下，农民几乎不占有任何生产和生活资料，全部交由社队集体，并依靠社队集体进行分配。与此相适应的合作医疗制度的筹资，也按照"集体出大头、个人出小头"的原则在集体和个人之间进行分担，掌握分配控制权的生产队，在发放社员年终收益时提前扣除合作医疗费。《农村人民公社工作条例修正草案》第 16 条明确规定"公积金和公益金的提取，只能由生产队进行，生产大队与公社不

---

① 参见卫生部 1959 年 4 月 15 日发布的《关于加强人民公社卫生工作的几点意见》。

得进行公积金与公益金的提取"①。合作医疗筹资的另一部分来源于农民社员每人每年缴纳的保健费。同时，公社中的"五保户"、贫困户等缴纳保健费存在困难时，由生产大队从公益金中直接予以救济。当然，在保证国家提取积累和社员口粮需求的基础上，集体提留用于合作医疗的公益金较少，且统筹层次限于村或者公社，合作医疗的筹资水平依然没有多少提高。

（三）形成"政社合一"与"医社合一"相结合的治理机制

在"政社合一"的体制下，国家控制医疗服务供给和药品资源配置，建立了县级公立医院、乡镇卫生院、村卫生所等"三级"医疗卫生机构的组织网络，负责合作医疗资金筹集、管理、经办、监督以及医疗卫生服务提供，形成"医社合一"的治理机制。在人民公社政府所在地设置乡镇卫生院，由卫生行政部门主管，配备必要的医疗设施和医务人员，负责为公社社员提供重大疾病诊治和医疗保健服务。在各生产大队设大队（村）卫生室，由赤脚医生负责为本大队社员提供简单的医疗保健服务。同时，国家对药品价格进行管制，对"三级"医疗卫生机构的药品供给、房屋、设备及人员工资给予一定补助。"政社合一"与"医社合一"的结合，使得合作医疗组织不仅隶属于人民公社，还隶属于政府卫生行政部门，成为既要完成国家下达的卫生行政任务，又要保证农民社员身体健康的多功能组织。

（四）为公社社员提供集体福利性的卫生保健

截至 20 世纪 70 年代末，合作医疗制度已覆盖 90% 的农村地区。人民公社时期的合作医疗制度嵌入在公社集体经济制度中，在近乎平均主义的分配方式下实现了卫生保健相对均衡的提供。政府通过振兴中

---

① 中共中央文献研究室编：《建国以来重要文献选编》第十五册，中央文献出版社 1997 年版，第 623 页。

医,将中草药和自制药提供给卫生院和村卫生室,并且培养大批赤脚医生,以较小的福利投入满足了农民的基本卫生保健需求,基本做到了"小病不出队(村),中病不出社(乡),大病不出县",对保护农村劳动力、支援农业生产具有积极的推动作用,获得农民"天灾靠人民公社,人病靠合作医疗"①的高度赞扬和信任。

从合作社时期的社区互助合作医疗,到人民公社时期的集体福利合作医疗制度的改革和变迁,以经济社会政治宏观环境的变革为动因,与人民公社独特的"政社合一"、"医社合一"体制相协调,是特定历史条件下的产物。与合作社时期一样,人民公社时期的经济社会制度安排,仍然以土地的集体所有为基础,以"剪刀差"方式提取农业剩余、优先发展工业为目标。因此,这一时期合作医疗制度的改革与变迁不可避免地存在路径依赖,仍然以集体经济作为合作医疗制度发展的基础。与合作社阶段不同的是,原来的微型社区集体经济已发展至大型公社集体经济,通过"政社合一"、"医社合一"的人民公社体制,强制性地将集体经济中的剩余产品分配用于医疗保障,使得合作医疗制度从农民自发创制的社区医疗保障制度,变迁为国家推进的强制性集体福利保障制度。

三、改革开放初期多元主体探索的制度变迁进程(1979—2002 年)

改革开放初期,以家庭联产承包责任制为核心的农村集体经济体制改革在全国陆续展开,原来的社队集体经济逐渐退出具体的生产、经营、分配和管理环节,由社队集体经济筹资、管理、经办和监督的"医

---

① 张自宽:《合作医疗好处多——麻城县乘马区卫生院所长座谈合作医疗情况纪要》,《卫生部湖北农村卫生工作队简报》1966 年第 4 期。

社合一"合作医疗体制式微，县乡村"三级"医疗卫生保健网络也因缺失社队集体经济的支持趋于市场化，医疗服务价格随着供方诱导需求的逐利动机而逐渐加大。但是国家对农村的医疗保障政策尚未及时作出调整，合作医疗覆盖面逐渐萎缩，由鼎盛时期的92.8%降至1989年的4.5%。

（一）多元主体重建合作医疗的探索成效不彰

改革开放初期，合作医疗处于放任状态，从1979年至1989年的十年间，中央政府没有出台关于合作医疗的专门文件。[①]1982年《宪法》删除了合作医疗制度的内容。[②] 地方和基层干部举办合作医疗的积极性大打折扣，"上面不喊了，中间不管了，下面就散了"。[③] 有的地方将合作医疗当作"文化大革命"的产物全盘否定；农业部门有的将合作医疗筹资当作乱收费，明确发文取消合作医疗；合作医疗从此一蹶不振。20世纪90年代，农民重返自费医疗，因而陷入因病致贫的恶性循环中。为此，恢复和重建合作医疗的政策构想受到有关部门的重视，卫生部门对发展和完善合作医疗作出了专门指示，组织召开全国合作医疗经验交流会和全国卫生工作大会，探讨发展合作医疗制度的良策。中央政府还组建一批专家团队以项目制方式探索合作医疗的恢复和重建工作，世界卫生组织以扶贫的名义深入中国农村开展"中国农村合作医疗制度改革"的项目试验和跟踪研究。但是，多因合作医疗的管理和经办主体与农村家庭联产承包责任体制等因素进展缓慢。

---

① 参见顾昕、方黎明：《自愿性与强制性之间：中国农村合作医疗的制度嵌入性与可持续性发展分析》，《社会学研究》2004年第5期。

② 参见王绍光：《学习机制与适应能力：中国农村合作医疗体制变迁的启示》，《中国社会科学》2008年第6期。

③ 张自宽：《在合作医疗问题上应澄清思想统一认识》，《中国农村卫生事业管理》1992年第6期。

（二）重建合作医疗的筹资机制缺乏体制支撑

这一时期，国家政策规定合作医疗筹资"以个人投入为主，集体扶持，政府适当支持"，并未明确集体和政府的筹资比例分担责任。相反，家庭联产承包责任制的推行，使得取得土地收益权和支配权的农民，在筹资自愿的原则下，受益几率较高但缴费能力有限的体弱多病者愿意缴纳合作医疗资金，健康人群呈现明显的逆向选择态度，导致恢复重建中的合作医疗基金入不敷出。从全国范围看，在家庭联产承包责任制改革下，集体经济组织发展式微，很难再为恢复和重建合作医疗提供资金扶持，各级财政因国家未明确规定公共卫生投资政策和支出项目，对合作医疗的投入也多半是象征性的支持，缺乏体制支撑的合作医疗筹资机制推进较为困难。

（三）合作医疗恒常治理主体缺失

合作医疗从产生之日起就对集体经济社会组织存在依附性。改革开放初期，人民公社体制解体，"政社合一"、"医社合一"的合作医疗管理和经办体制随之不存。以效率为导向的家庭联产承包责任经营体制迅速确立，适应新的经济体制而建立的村委会自治组织，在法理上理应成为村庄公共事务的治理主体，承接合作医疗的基层管理和经办事务。然而，在众多恢复和重建合作医疗的政策文本中，对于承担合作医疗基层管理与经办的治理主体未进行明确规定，仅仅两次模糊地倡导集体经济应承担"支持"和"扶持"的责任。缺乏恒常治理主体，重建和恢复合作医疗制度的努力难以实现。

（四）农民重返自费医疗

改革开放带来的经济社会政治宏观环境的深刻变革，使得合作医疗制度所依赖的支柱性制度不存。但是，这一时期的合作医疗制度企图"锁定"在集体经济体制上并进行微调，试图从强制性的集体福利制度回归到自愿性的集体互助医疗保障制度，体制机制不匹配导致合作医疗制度改革与变迁失效。合作医疗重建受挫，农民的医疗风险重新裸露，农村的医疗保障问题凸显。与此同时，适应市场经济体制的农村医疗服务费用快速上涨，农民陷入"因病致贫、因病返贫"的困境。

四、新世纪初期政府承担积极责任的强制性制度变迁（2002—2008 年）

2002 年，适逢我国城乡二元经济社会结构解冻、向城乡一体化加速转型发展的分界点，[①] 伴随着工业化发展，城市化也缓慢推进，城乡户籍制度改革自下而上加速进展，经历十年探索的城镇职工基本医疗保险制度基本定型并覆盖全国。与农村医疗服务供给体系市场化相对应的是传统合作医疗制度的解体，农民因病致贫社会问题再度浮现。因此，政府决策着手重建农村医疗保障体系。2002 年中共中央、国务院在总结重建合作医疗的经验和教训基础上，出台《关于进一步加强农村卫生工作的决定》（以下简称《决定》），以顶层政策之力构建了新型农村合作医疗制度。与集体化时期的合作医疗制度只有"新型"一词不同，这是适应市场经济体制、由政府承担积极责任、建立公共经办服务体系、强制实施和治理的医疗保障制度，是对传统合作医疗制度性质的"颠覆性"改革，实现了合作医疗制度的强制性变迁。

（一）政府创制并主导实施新农合制度

自《决定》出台以来，卫生部或单独或与财政部、发改委和人社部等联合、或由国务院办公厅转发的形式颁布近七十余项新农合相关政策文件，界定了政府在新农合制度中的组织、筹资、管理、经办和监督等

---

① 参见程水源、刘汉成：《城乡一体化发展理论与实践》，中国农业出版社 2010 年版，第 7 页。

积极责任，并依靠自上而下的行政力量主导政策试点，鼓励地方自主创新，各试点地区也以地方执行政策的规范性文件形式积极制定试点方案和管理办法。与此同时，成立了由卫生部、财政部等 11 个部委组成的"国务院新型农村合作医疗部际联席会议"，由卫生行政人员、相关院校科研机构专家组成的"新型农村合作医疗技术指导组"，对新农合各项工作进行决策、指导和协调，积极总结试点中的问题与经验，不断完善新农合制度，取得了良好的政策实施绩效。

（二）确立初级社会化筹资机制

新农合制度的筹资突破了传统合作医疗社区筹资的局限，建立了农民个人缴费、集体扶持和政府资助相结合的社会保险筹资机制。其中，参合农民以家庭为单位自愿缴费，集体经济组织给予适当支持，央地政府四级财政则按照实际参合人数予以定额资助，对贫困农民的参保费用由地方财政"兜底"资助。从 2005 年到 2007 年，中央和地方财政对新农合的补助总额分别从 5.4 亿元和 36.9 亿元，增长到 113.5 亿元和 212.4 亿元，增长了 21 倍和 5.8 倍；同期中央财政支出和地方财政支出分别增长了 1.3 倍和 1.5 倍，远低于各级财政对参合农民补助的增长速度。① 因此，新农合是我国政府有史以来首次大范围、大幅度地采用再分配手段支持农民医保的制度建设。就筹资方式而言，在各地试点和创新的过程中，形成了代收、代扣、代办及滚动式筹资，和交纳实物等形式多样的筹资方式。为了增强新农合的抗风险能力，筹资以县级为统筹单位，鼓励有条件的地方逐步向省级统筹升级。但是，新农合制度至今并未建立制度化的筹资增长机制，相对职工医保而言，新农合的筹资水平仍然较低。

---

① 由 2005—2007 年的《中国统计年鉴》及历年新农合统计数据整理而来。

（三）建立初级社会保险治理机制

新农合制度初步确立了社会保险治理格局，从中央到地方构建了由政府领导、卫生行政部门主管、相关部门协同的管理体制；构建了财政保障、社会法人组织形式的新农合经办机构，按照"以收定支、收支平衡、专款专用、专户储存"的原则筹集、管理和运营新农合资金；建立了合作医疗监督委员会、人大监督、审计监督、民主监督等多元监督机制，对新农合资金的管理和使用进行监督等。决策、执行、监督的现代分工负责、权力制衡的新农合治理机制已初步形成。但是，新农合长期处于探索试点状态，治理机制仍存在着多头管理、政出多门；经办机构法人地位不独立、治理不完善、职能错位缺位、服务能力脆弱；[①] 监督机制未能发挥作用等，真正意义上的社会保险治理机制尚未成熟和定型，仅形成了政府占绝对优势，农民及其社团组织有限参与的初级社会保险治理机制。

（四）为农村居民提供初级社会医疗保险待遇

新农合待遇支付制度以大额医疗费用（住院）补偿为主，兼顾小病（门诊）费用补助，试图既提高抵御疾病风险的能力又兼顾农民受益面。但是，受较低水平的筹资局限，新农合医疗保险待遇在"保大"与"保小"之间有些顾此失彼，补偿标准尚未达到农民的期望。并且，新农合的基本药物目录、基本诊疗服务目录及服务设施目录等较城镇医保范围要小，大部分地方对新农合的报销尚有较多的限制，部分诊疗服务及药品尚未纳入报销目录，参合农民只能享有"最基本的服务"，[②] 距离真正意义上的基本医疗保险待遇仍存在较大差距，仅为农村居民提供初级社

---

① 参见孙淑云、朗杰燕：《社会保险经办机构法律定位析论——基于社会保险组织法之视角》，《理论探索》2016 年第 2 期。

② 参见孙淑云、钱文亮：《新型农村合作医疗制度的评析与展望》，《山西大学学报》（哲学社会科学版）2007 年第 5 期。

会医疗保险待遇。

总之，与传统合作医疗制度相比，嵌入在社会主义市场经济体制中的新农合制度，因政府承担积极责任，以国家政策、政府规章、部分地方立法的方式，推进传统合作医疗制度从社区集体保障向强制性的社会医疗保险变迁，初步建立了农村医疗保障和医疗服务体系。但是，囿于城乡一体化渐进性改革的宏观背景中，新农合制度参保主体中农民工群体的流动性、筹资调整的非制度化、管理的粗放性和保障待遇的非基本性，决定了新农合制度自产生之时起就处于与城镇基本医保制度的渐进性整合中而未能定型、未能定局。

五、城乡一体化加速时期与城镇基本医保制度的整合和统一（2008—2019年）

2008年，新农合实现了"制度覆盖"全国农村的目标，同年，中共中央、国务院出台《关于推进农村改革发展若干重大问题的决定》，提出"加快形成城乡经济社会发展一体化新格局"，由此我国进入城乡加速转型期，嵌入在二元经济社会结构中的新农合制度，自下而上渐进性地与城镇基本医保制度整合和统一。

（一）新农合与城镇基本医保整合统一的诱致性与强制性变迁

在加速城乡一体化体制机制建设推动下，农民工基本医保权益维护的诉求进入各级政府决策议题。新世纪之初，整合新农合、城居保和职工医保制度的探索就在广东、浙江和江苏等地方财政雄厚、城乡均衡发展的地方自发开展，以点带面，渐成不可阻挡之势，推进整合城乡基本医保的顶层政策渐次出台。2007年，城居保建制之初，国务院号召探索整合城乡居民基本医保制度；2012年，整合城乡基本医保制度及其管理经办体制成为党的十八大报告的决策①，也是"十二五"和"十三五"政府的民生主题之一②。此后，整合城乡基本医保制度大步跨入全国推进阶段。2016 年 1 月，国务院在总结各地自发整合城乡基本医保经验教训的基础上出台了《关于整合城乡居民基本医疗保险制度的意见》③，统一整合城乡医保的规范，自上而下全力推进城乡基本医保制度的整合。2018 年 3 月，第十三届全国人民代表大会第一次会议审议通过了《国务院机构改革方案》，明确组建国家医疗保障局，统一城乡三项基本医保制度的管理体制，为完成整合和统一城乡基本医保制度确立了组织保障。

（二）社会化筹资机制在整合统一中不断完善

随着城乡三项基本医保制度整合统一步伐的不断推进，新农合逐步进入"定型、稳定与可持续"的制度升级阶段。在参保人制度上，新农合和城居保参保人资格认定从城乡户籍交叉认定标准，逐步整合统一为城乡居住证唯一标准。在筹资制度上，统一为城乡居民个人缴费与政府补助相结合的社会化筹资机制，鼓励集体、单位或其他社会经济组织给予适当扶持或资助。同时，合理划分筹资责任，完善动态调整机制，逐

---

①　党的十八大报告提出："要以增高强公平性、适应流动性、保证可持续性为重点，全面建成覆盖城乡居民的社会保障体系"。党的十八大报告和十八届三中全会公报都明确："整合城乡基本医疗保险制度"是"今后一个时期我国社会保障制度改革的重点任务"之一。

②　《社会保障"十二五"规划纲要》和《"十二五"期间深化医药卫生体制改革规划暨实施方案》要求："探索整合城乡基本医疗保险管理职能和经办资源"；"以促进城乡统筹、更好适应流动性要求为目标，加快社会保障制度整合"。"十三五"规划持续要求"整合城乡基本医疗保险制度"。

③　2016 年 1 月 12 日国务院印发的《关于整合城乡居民基本医疗保险制度的意见》，仅在政策层面上就整合城镇居民基本医疗保险和新型农村合作医疗两项制度，建立统一的城乡居民基本医疗保险制度提出了"六统一"的要求，即一要统一覆盖范围、二要统一筹资政策、三要统一保障待遇、四要统一医保目录、五要统一定点管理、六要统一基金管理。

步建立筹资标准与政府财政收入和城乡居民人均可支配收入相挂钩的制度化动态增长机制。① 按照医保基金收支平衡的原则，统一城乡医保筹资标准，逐步建立与经济社会发展水平、城乡居民承受能力相适应的稳定筹资机制，在城乡医保个人缴费差距较大区域，允许采取差别缴费办法逐渐过渡。

（三）社会保险法治初步形成

2010 年 10 月 28 日颁布的《中华人民共和国社会保险法》将新农合纳入调整范围，该法第 24 条对新农合制度概括规定，"国家建立和完善新型农村合作医疗制度，新型农村合作医疗制度的管理办法，由国务院制定"，表明新农合的社会保险法治初步形成。《社会保险法》是一部原则性、综合性、概括性的法律，在城乡三项基本医保制度尚未整合的情况下依据管理权归属分别予以导向性和授权性规定。值得庆幸的是，新成立的各级医疗保障局不仅结束了城乡居民医保整合管理权归属长期的部门之争。2019 年 7 月 22 日，国家医保局发布《关于建立医疗保障待遇清单管理制度的意见（征求意见稿）》，向全社会征询意见，着力统筹城乡医疗保障待遇标准，建立健全与筹资水平相适应的待遇调整机制，农民享受的医保待遇，不断提升，并逐步走向法制化、规范化保障。

（四）保障水平向基本医疗保险逐步升级

在推进与城镇基本医保制度整合的过程中，各地区以统筹城乡为基本原则，制定城乡统一的医保政策，按照"就宽不就窄"的原则统一城乡居民基本医保三大目录，保障待遇支付范围由大病统筹为主、家庭门诊账户为辅，调整升级为住院统筹加门诊统筹，逐步提高城乡居民医保

---

① 参见国务院 2016 年 1 月 12 日发布的《关于整合城乡居民基本医疗保险制度的意见》（国发〔2016〕3 号）。

统筹层级以增加医保基金的互助共济性。同时，在现有的筹资规模条件下，通过"再保险"的方式购买大病医保，以扩大城乡居民基本医保的报销水平。截至 2016 年，城乡居民基本医保基金"政策范围内"的报销比例由初期的 30%—40%，已经提高到 70%左右。① 当下，正处于城乡基本医保制度整合的关键时期，伴随国家医疗保障局的体制建设，如何改进城乡居民基本医保经办体制，真正发挥基本医保支付功能，推进医保"第三方付费机制"对医疗服务机构和患者的"制衡"，以破解改革滞后的医院和药品费用的加大对医保基金的"虹吸效应"难题，已经成为整合城乡基本医保制度的发展取向。2018 年 3 月成立国家医保局，开启了包括城乡居民医保在内的医疗保障水平提升的再改革，国家医疗保障局坚持按照"保基本、可持续、解民忧、推改革"的总要求，深度推进城乡医保整合统一，集中力量推进抗癌药降税降价，启动国家组织药品集中采购和使用试点，坚决打击欺诈骗保行为。2019 年 7 月 22 日，国家医保局发布《关于建立医疗保障待遇清单管理制度的意见（征求意见稿）》，将着力建立制度化的城乡医保待遇动态调整机制。

新时代是理论与实践创新的新起点，是推进城乡医保治理现代化的重要时机。党的十九大指出，新时代我国社会主要矛盾是人民日益增长的美好生活需要与不平衡不充分的发展之间的矛盾，这一论断同样适用于城乡医保领域。新时代，与人民日益增长的健康保障需要存有不足的是，城乡居民基本医疗保障管理体制和经办公共服务资源不足、运行效率不高等。为此，要瞄准全面建成"覆盖全民、城乡统筹、权责清晰、保障适度、可持续"的社会保障体系发展的目标，在全面整合城乡医保制度体系基础上，对城乡基本医保制度体系进行深度融合和改革，以国

---

① 参见王东进：《全民医保在健康中国战略中的制度性功能和基础性作用》上，《中国医疗保险》2016 年第 11 期。

家医疗保障局大部制体制改革为平台，围绕基本医保的行政主管、经办服务、参保和筹资、医保待遇支付等关键构成要素构建统一的实施机制，全面定型和统一的城乡基本医保制度。一是以统一医保行政管理为突破口，确立城乡统一的医保管理体制。依循"大部制"思维将城乡医保管理和医疗服务管理职能内部化，实现医保基金控费和医疗服务质量的协调管理。二是以社会保险法人定位城乡医保经办机构，建立统一的医保经办机制。加快培育医保、医疗、医药、参保人等各方利益诉求的联合会组织，逐步形成政府部门公正决策监督、经办机构照章办事、（医保）买卖双方（的联合会）平等协商、透明化、专业化、信息化的制衡医保利益各方的"第三方团购"机制。三是以社会原则和保险原则相结合，形成统一的城乡居民医保筹资和待遇机制，针对城乡居民不同医疗风险维度设计统一的结构化、精细化的医保筹资和待遇政策体系，以实现城乡居民医保待遇支付的普惠平等和有机统一。

第一编
合作医疗建制历程与制度内容

　　医保学界，一般依据农村集体经济体制和市场经济体制两种不同体制，将中国特色的合作医疗分为两大历史发展阶段，一是"传统"农村合作医疗制度；二是"新型"农村合作医疗制度。嵌入在不同体制中的合作医疗制度，建制理念、基本原则、制度属性、治理机制、法律关系等各不相同，名称亦有差异。本编依此划分两章，详细梳理合作医疗建制历程与制度内容。

第一章

传统合作医疗建制历程与制度内容

传统农村合作医疗制度，具体指新中国成立后，由农民自发创制，以合作社体制下的农村合作社组织和人民公社体制下的社队集体为管理和经办组织，通过农民、农村合作社组织或者人民公社社队集体多方筹集资金，互助合作，为农民提供基本医疗保健服务的社区互助医疗保障制度。传统农村合作医疗在筹资上依赖合作社组织或者人民公社社队集体的支持；基金管理和医疗服务经办上依赖社队集体；在医疗服务供给上主要依赖农村集体卫生保健组织。

传统农村合作医疗制度作为农村的一项集体保障制度，其保障对象范围、基金筹集、基金管理、基金经办、保障待遇支付及其水平，都嵌合在农村经济社会体制之中，并与之互动。为此，农村社队集体由合作化到人民公社的体制机制变革，会传导影响传统合作医疗的建制历程与制度内容。医保学界一般按照合作化、人民公社化作为阶段划分依据，不同阶段由于公共权力介入程度不同，传统合作医疗制度内容与性质属性呈现动态演进的特征。

一、合作化时期传统合作医疗的产生与制度内容（1955—1958 年）

（一）合作化时期传统农村合作医疗制度的萌芽与产生

传统农村合作医疗制度萌芽于 20 世纪 40 年代，在中国共产党领导的抗日根据地陕甘宁边区就举办了的医药合作社（或者称卫生合作社）。到 1946 年，合作社达到 43 个（内有两个兽医社）。① 其性质被当时的陕甘宁边区政府定位为"民办公助的卫生合作社"②。卫生合作社在医务方面，采取了"中西合作，人兽齐治"的方针；社内有中西兽医门诊和中西药房；合作社医生不受办公时间限制，病人随到随诊，看病免费，药价低廉；工作人员实行供给制，家属吃优待粮，合作社还向群众宣传防病常识，预防接种等。这种合作社性质的卫生医疗机构一直延续到新中国成立初期，从地域分布上看，包括陕北、山西、山东和东北等地区。例如，1945 年，山西省临汾地区安泽县三区（上治）设医药合作社，入股社员医药按八折收费。同年七月，冀氏县四区（东上寨）济民合作药店，入股社员、军属、烈属用药按八折收费，特困户五折或全免。③1945年年底，山东省沂中县崖庄区联社根据群众需要，办起中医合作社，聘请 2 位医生下乡巡回治疗。药价比私人药房低 20%。④ 据原东北人民政府卫生部统计，1952 年东北地区的 1290 个农村区卫生所中，属于合作

---

① 参见王红漫、高红：《中国农村卫生保障制度政策研究（一）：合作医疗路在何方?》，《中国卫生经济》2002 年第 9 期；叶宜德、张朝阳：《新型农村合作医疗操作手册》，中华人民共和国卫生部国外贷款办公室 2005 年编印，第 5 页；伍世安、李国志：《中国农村合作医疗制度：历史、问题与改进》，《江西财经大学学报》2005 年第 4 期。

② 欧阳竞：《回忆陕甘宁边区的卫生工作》下，《中国医院管理杂志》1984 年第 2 期。

③ 参见《临汾市地方志》2006 年 6 月 17 日，见 http://www.linfentong.net/az/Article_Print.asp?ArticleID=41。

④ 参见《大众日报》报道沂中县崖庄区医药合作社情况，《沂水县志》之《大事记》1946 年 9 月 29 日，见沂水县政府公众信息网。

社经营的 85 个，群众集资举办的 225 个，二者合计 310 个，占全区卫生
所总数的 17.4%。其中，原热河和松江省的一些农村地区，还发动农民
群众以粮食、土豆和鸡蛋等实物入股投资，建立了一批医药合作社。①

新中国成立初期（1949—1955 年）为初级合作化时期，初级合作
社多为临时性互助组，是农业生产互助的一种形式。这一时期，基于低
水平经济发展条件下迅速推进工业化进程的考虑，国家确立了农村农民
以"剪刀差"的形式为城市输入资源，支持城市发展。在城市，国家为
城镇职工建立了国家医疗保障制度，又分为公费医疗制度②和劳动保险
医疗制度③。由于财力所限，国家未能顾及农民医疗保障制度建设。初
级合作化时期，农村农民缺医少药，疾病治疗多有不便。④

我国农村正式出现具有保险性质的合作医疗保健制度，是在 1955 年
高级农业合作化时期。⑤ 全国开始了大办高级社的高潮。在合作社经济
互助共济启示下，作为合作化的实践形式之一，乡村医生与农民自发创
造了农村合作医疗制度。1955 年 5 月 1 日，全国第一个卫生保健站——
山西省高平县米山乡米山村联合保健站正式挂牌成立。该保健站是在高

---

① 参见张自宽：《对合作医疗早期历史情况的回顾》，《中国卫生经济》1992 年第 6
期。这段历史，该文作者曾亲自经历。

② 1952 年，政务院和卫生部先后发布了《关于全国各级人民政府、党派、团体及所属
事业单位的国家工作人员实行公费医疗预防措施的指示》、《国家工作人员公费医疗预防实
施办法》等，正式确定了我国的公费医疗制度。公费医疗制度由财政全额承担，通过医疗
卫生部门，向国家工作人员提供制度规定范围内免费医疗和预防服务的一种医疗保障制度。

③ 1951 年 2 月，政务院公布《劳动保险条例》，为国有企业职工建立了劳动保险
制度。享受劳保医疗待遇的是全民所有制企业职工以及国营农、林、牧场等部门的职工
及其供养的直系亲属。保险项目和待遇标准与公费医疗基本相同，但是管理体制、经费
来源和开支范围与公费医疗有所不同。劳保医疗由企业自行管理，医疗经费按照国家规
定从工资总额的 3%—5.5%提取保险金，专款专用，由企业统一使用。

④ 参见李和森：《中国农村医疗保障制度研究》，经济科学出版社 2005 年版，第 166 页。

⑤ 参见张自宽：《关于我国农村合作医疗保健制度的回顾性研究》，《卫生改革与发
展探究》，黑龙江人民出版社 1999 年版，第 231 页。

平县、乡党政领导支持下，由米山村、南竹庄、下冯庄 18 个农业生产合作社的农民联合起来，利用互助共济的办法建起来的保健站。① 保健站的建站资金来源有三：(1) 由 18 个农业社的社员每年出"保健费"5 角，其中 3 角由农业社公积金统 支付；(2) 农业社公益金中提取 15%—20%；(3) 医疗业务收入。医生的报酬采取记工分与支付现金相结合的办法予以解决。它所实行的集体保健医疗制度被称为合作医疗制度的雏形。

米山联合保健站的集体保健医疗制度主要内容是：一是预防保健服务一律免费；二是出诊费、门诊挂号费、诊疗、注射、手术等费用一律免费，只收药费；三是对因公负伤者和鳏寡孤独以及特别贫困的社员，其医药费由农业社公益金支付。俗称"合医合防不合药"的合作医疗。②

之后，米山乡的经验得到推广，在山西、河南、河北、湖南、贵州、山东、上海等地的农村出现了一批由农业合作社举办的保健站和医疗站。③1956 年，河南省正阳县王店乡团结农庄创造性地提出"社办合作医疗制度"一词。④ 到 1958 年，合作医疗制度的村覆盖率达

---

① 参见张自宽：《亲历农村卫生六十年——张自宽农村卫生文选》，中国协和医科大学出版社 2011 年版，第 282 页。

② 参见张自宽：《亲历农村卫生六十年——张自宽农村卫生文选》，中国协和医科大学出版社 2011 年版，第 339 页。

③ 参见南开大学社会调研成果：《合作医疗的前世今生》，2006 年 7 月 3 日，见 www.nfcmag.com；叶宜德、张朝阳：《新型农村合作医疗管理参考手册》，中华人民共和国卫生部国外贷款办公室 2005 年编印，第 1 页；张自宽：《对合作医疗早期历史情况的回顾》，《中国卫生经济》1992 年第 6 期。

④ "社办合作医疗制度"这个提法，从现在所能查到的资料看，最早始于河南。据河南省卫生厅 1960 年的一篇报告介绍，"社办合作医疗制度是 1956 年 9 月原王店团结农庄创始的"。1959 年春，我和陈仲武等同志曾去河南农村做调查，根据调查所见，农业合作化时期，河南农村的"合作医疗制度"，也是采取收"保健费"的办法，并由农业社从公益金中适当给予补助，合作的范围也是"合医合防不合药"。因此，它同山西省高平县米山乡的内容和做法并无差别，只是名称提法不同而已。转引自张自宽：《对合作医疗早期历史情况的回顾》，《中国卫生经济》1992 年第 6 期。

到 10%。①

"合作医疗"一词最早见于 1958 年《健康报》中《让合作医疗遍地开花》一文，它认为"合作医疗是群众性的新的医疗制度，是具有共产主义性质的公共福利事业，便利群众，促进生产，且能贯彻预防为主的方针，加强预防和治疗工作，应当大力推广。"② 在正式的中央文件中出现于 1959 年 12 月卫生部上报党中央的《关于全国农村卫生工作山西稷山现场会议情况的报告》，③ 将社员自发创造的医疗保障制度定为"合作医疗"。

（二）合作化时期传统农村合作医疗制度的内容

从 1955 年中国农民自发创造建立合作医疗制度开始，直到 1957 年，《卫生部关于加强基层卫生组织领导的指示》④ 才对合作医疗予以关注、认可，并做了原则性规定："基层群众性卫生机构……基本上有以下两种：一、个体开业医生自愿组织起来的联合诊所、乡卫生所；……据统计全国已有五万所以上。二、农业生产合作社举办的保健站，在某些农业合作化发展较早的地区建立的较多，目前约有一万余个。农业合作社举办的保健站，是农业生产合作社的卫生福利事业机构，也是农村基层卫生组织之一。……随着农业合作社的巩固和发展，在需要与可能的原则下，稳步地发展。"

根据上述卫生部的规范性文件和集体合作医疗保健站实践，合作化时期产生的传统合作医疗制度内容可以概括为如下几方面：

---

① 参见顾昕、方黎明：《自愿性与强制性之间：中国农村合作医疗的制度嵌入性与可持续性发展分析》，《社会学研究》2004 年第 5 期。

② 健康报社论：《让合作医疗遍地开花》，《健康报》1958 年 9 月 13 日。

③ 参见国务院研究室课题组：《合作医疗发展的回顾性研究》，北京医科大学中国协和医科学联合出版社 1994 年版，第 75 页。

④ 1957 年 8 月《卫生部关于加强基层卫生组织领导的指示》，《农村卫生文件汇编(1951—2000)》，卫生部基层卫生与妇幼保健司 2001 年编印，第 255 页。

1. 合作化时期传统合作医疗制度是集体保健医疗制度。具有特定的内涵和性质，是综合的、多层次的、合作社社员的社区互助的集体医疗保健制度。其制度外延较为丰富，涵盖了低水平的医疗保险、工伤保险、医疗救助和公共卫生服务等。

2. 合作化时期传统合作医疗制度建设的责任主体是村医和合作社社员。新中国成立初期，土地属于农民个人所有，合作社基本上属于初级社，有的是季节性的，有的属于长期性的合作社。初级社是在经济互助合作的基础上"自然"形成，其特点在于："土地入股、按股分红、统一经营、集体劳动、劳动成果按劳动工分和入股股份分配。"① 初级社经济体制之下，农民财产、身份自由独立，协商自主，经济上的互助共济理念延展、激发社会互助共济，在初级合作社基础上，经过村医和合作社精英农民的民主协商，在合作社制度基础上诱致性变迁创制了传统合作医疗制度。

3. 合作化时期传统合作医疗基金筹资遵循自愿原则，资金来源多元。包括合作社社员个人、合作社公益金、医生联合社的公积金。筹资遵循"自愿"原则，每年向社员筹集一次"保健费"，农业社公益金提取，医疗业务收入分摊农民的集体保健费用。

4. 合作化时期传统合作医疗的管理和经办机构为合作医疗保健站。合作医疗保健站"一身三任"，一是农村基层集体性质的卫生组织之一，是一种不同于游医郎中的新办医形式。二是集体医疗保健服务提供者，其工作任务是，贯彻预防为主的方针，坚持防治结合，积极开展群众性卫生保健工作，防治各种传染病、多发病，保护社员健康。三是集体医疗保健基金的管理者和经办者，在乡人民委员会（乡政府）的领导下，

---

① 乜琪：《土地与农民福利：制度变迁的视角》，社会科学文献出版社 2016 年版，第 64 页。

医生分片负责所属村民的卫生预防和医疗保健工作，采取挂签报病、巡回医疗、送医送药上门；采取记工分与发现金工资相结合的办法解决保健站医生的报酬。

5.合作化时期传统合作医疗待遇支付与保障水平。传统合作医疗待遇支付的范围全面而模糊，疾病预防、健康教育、基本医疗服务、工伤医疗待遇、"五保户"的免费医疗、生育服务等等。但是，初级合作社的经济水平决定了传统合作医疗保障水平是初级的、较低水平的"生存照料型"的保障水平，农民享受的是"一把草药一根针"的保健服务，重在对合作社社员提供简单的医疗照护和精神关怀。

6.制度建设秉持互助共济和民主协商的理念与价值。合作化时期传统合作医疗的创制，受合作社互助共济和民主协商理念的支配，是合作社互助共济理念的表达形式之一。合作社时期，土地所有权在农民手里，合作社社员权利平等、民主协商，在经济上的互助共济基础上能够延伸出集体保健合作医疗制度；也唯有基于权利平等、民主协商，才能达成互助共济的理念和共识，才可能激活农村个体游医与合作社协商创制的力量，经过诱致性制度变迁，在合作社基础上才自发生长出互助共济的社区合作医疗制度。

二、人民公社时期传统农村合作医疗的曲折发展与制度内容（1958—1979 年）

（一）人民公社时期传统农村合作医疗制度的曲折发展

1.人民公社化运动与传统合作医疗制度的发展

1958 年 5 月，中共八届二中会议决定"鼓足干劲，力争上游，多快好省地建设社会主义"，"大跃进"开始。同年 8 月，在《关于在年初建立人民公社问题的决议》① 的推动下，人民公社运动达到高潮。到1958年10月底，组成26500个人民公社，全国基本实现农村人民公社化。② 农村人民公社实行"政社合一"的管理体制、"一大二公"、"多级管理"的生产体制、"一平二调"的供给制和分配制相结合的分配制度等。"政社合一"是指人民公社既是生产组织单位，又是年初基层政权。所谓"一大二公"，一是"大"，即将原来一二百户的合作社合并成四五千户以至一二万户的人民公社，一般是一乡一社；二是"公"，就是将几十、上百个经济条件、贫富水平不同的合作社合并后，一切财产上交公社，多者不退，少者不补，在全社范围内统一核算，统一分配。③"多级管理"就是实行公社、大队、生产队三级经营管理农业生产。"一平二调"的"平"，就是在全公社范围内实行平均分配；"调"是指生产队的某些财产可以无偿上调。④

在人民公社土地集体所有、生产统一经营、收入集中分配的体制下，合作医疗制度被作为完善人民公社建设的一个组成部分。1959年，卫生部发布政策文件，将合作医疗制度作为与人民公社相匹配的重要制度加以充实和推广⑤：

其一，建立系统的农村"三级"医疗卫生保健网，作为合作医疗服

---

① 参见王礼生：《中国农村人民公社的回顾与思考》，湖南师范大学2001届硕士论文，2003年9月10日，见http://202.207.210.5/kns50/detail.aspx?QueryID=151&CurRec=14日。

② 参见胡绳：《中国共产党的七十年》，中共党史出版社2004年版，第64页。

③ 在实行"一大二公"时，社员的自留地、家畜、果树等，也都被收归社有。在各种"大办"中，政府和公社还经常无偿地调用生产队的土地、物资和劳动力，甚至调用社员的房屋、家具。农民纷纷杀猪宰羊，砍树伐木，对生产力造成很大破坏，给农业生产带来不良的后果。

④ 参见乜琪：《土地与农民福利：制度变迁的视角》，社会科学文献出版社2016年版，第67页。

⑤ 参见《卫生部关于加强人民公社卫生工作的几点意见》，见《农村卫生文件汇编(1951—2000)》，卫生部基层卫生与妇幼保健司2001年编印，第10页。

务提供的机构。公社设立卫生院，受公社党委和公社管理委员会的领导，并接受县卫生机关的业务领导；生产大队设卫生所，受生产大队的领导，并受公社卫生院的业务领导；每个生产队适当地设不脱产的卫生员（保健员）协助开展群众性的卫生工作。卫生院、卫生所都是人民公社举办的集体卫生福利事业，是综合性的卫生机构，全面担当基本医疗、卫生防疫、妇幼保健、卫生教育等各项卫生工作。

其二，各地人民公社根据经济状况不同，建设了完全公费、完全自费以及互助共济式三种合作医疗制度。当时由农村社队集体提供的完全公费医疗在很多地方也被作为合作医疗制度的一种表现形式①。在人民公社迅速发展的大背景下，合作医疗制度建立出现了发展高潮，覆盖率由 1958 年的 10%上升到 1962 年的 46%。

2.人民公社的调整与传统农村合作医疗制度的萎缩

初期的人民公社不适应农村发展的实际需要，特别是遭遇三年自然灾害，给农村经济和农民生活乃至整个国民经济造成极大困难。人民公社进入调整时期，一是人民公社的基本核算单位下放到相当于原初级社的生产队，"三级所有、队为基础"的经营管理体制正式形成。二是取消了分配的供给制，取消了公共食堂和供给制，生产队对于社员的劳动，按照劳动的数量和质量，按劳动工分分配报酬。三是对以包产到户为主的农业生产责任制进行了一定探索。20 世纪 60 年代初，我国一些地方如安徽省等，实行了包产到户的农业生产责任制，是对人民公社集体经营、统一劳动的生产管理体制的一种突破和调整。但很快被批评

---

① "这种合作医疗大体经历两个阶段，从 1957 年（高级社时）到 1964 年（那时是大队核算），医药费实行大队包干，病者只出挂号费。这种办法，大队每年要付出医药费八千元左右。从 1965 年（生产队核算）开始到现在，采取三级（即大队、生产队、社员）负担医疗费用的办法，在每年分配时，由大队、生产队和社员三者共同筹集医疗资金。"参见《广东省曲江县群星大队坚持合作医疗制度十一年的情况调查》，《人民日报》1969 年 1 月 11 日。

叫停。

这一时期，国家卫生部门出台政策调整传统农村合作医疗制度①：

其一，调整农村基层卫生组织的所有权组成结构。农村基层卫生组织除少数是由国家举办的以外，绝大多数调整由医生集体举办，一小部分属于社、队举办。医生集体举办的医疗机构"是在国家和公社（大队）的扶植下，由医务人员联合举办的社会主义性质的卫生福利事业，是小型的集体所有制。"它们与原来人民公社社办卫生院（所）相比，在性质上虽然都是集体所有制性质的卫生福利事业，但是在管理体制上却存在着本质的不同："这些医疗机构的人权、财权、管理权属于医生集体。它实行看病收费、独立核算、自负盈亏、民主管理、按劳分配等原则。"

其二，传统合作医疗制度覆盖率锐减。这一时期，人民公社经济发展遭遇困难，许多公社财力无法承担合作医疗的公益费用，农民也无力缴纳保健费，"看病不要钱"的状况更是难以维持，出现了大量主张"取消合作医疗"、实行"医疗单干"的情况，到1968年，合作医疗制度的覆盖率锐减到20%。

3. 毛泽东同志的最高指示与传统农村合作医疗制度发展的高潮

1965年6月26日，毛泽东同志批评卫生部只给占全国15%的城市人口服务，指示卫生部要把卫生工作的重点放到农村去。②在此背景下，卫生部于1965年9月作出了《关于把卫生工作重点放到农村的报告》，对合作医疗制度进行了调整。1968年，毛泽东同志肯定了湖北长阳县乐园公社办合作医疗的经验，并称赞"合作医疗好"。当时正处于"文化大革命"期间，搞不搞合作医疗，不仅关乎重视农民医疗保健的问题，

---

① 参见1963年4月《卫生部关于进一步整顿和加强农村基层卫生组织问题的通知》。
② 参见《中央批转卫生部党委关于把卫生工作重点放到农村的报告》，《农村卫生文件汇编（1951—2000）》，卫生部基层卫生与妇幼保健司2001年编印，第26页。

而且还关系到是否执行毛主席革命路线的问题。为此，各级政府把推行合作医疗列入政府重要日程，"在全国农村中掀起大办合作医疗的更大跃进"①，采取"群众运动"办法加以推广。全国绝大多数的社、队都办起了合作医疗，农村合作医疗发展进入第二次高潮，其覆盖率直线上升到 1976 年的 90%。②

（二）人民公社时期传统农村合作医疗制度的内容

1978 年，合作医疗制度被纳入宪法，该宪法第 50 条规定："劳动者在年老、生病或者丧失劳动能力的时候，有获得物质帮助的权利。国家逐步发展社会保险、社会救济、公费医疗和合作医疗等事业，以保证劳动者享受这种权利。"1979 年 12 月，卫生部、农业部、财政部、国家医药总局、全国供销合作总社等部门联合发布《农村合作医疗章程（试行草案)》，1978 年 12 月卫生部发布《全国农村人民公社卫生院暂行条例（草案)》，两个"草案"对合作医疗制度进行了较为系统的法律规范。根据两个"草案"的规定，人民公社时期，传统农村合作医疗制度的内容主要包括如下几方面：

1. 人民公社时期的传统农村合作医疗在性质上已属于强制性的集体福利保障制度。人民公社时期，农民土地已经强制转移给人民公社所有——由生产队代表集体所有。人民公社集体化经济已非合作社时期的"农村社区内农户之间基于私人产权的合作关系，它已是国家控制农村经济权利的一种形式"③。在"政社合一"体制下，社队是生产、教育、医疗、福利的责任主体。加之政府介入，"政府公助"的色彩得到强化，

① 《卫生部关于加强人民公社卫生工作的几点意见》，《农村卫生文件汇编（1951—2000)》，卫生部基层卫生与妇幼保健司 2001 年编印，第 3 页。

② 参见《农村卫生文件汇编（1951—2000)》，卫生部基层卫生与妇幼保健司 2001 年编印，第 40 页。

③ 周其仁：《产权与制度变迁——中国改革的经验研究》（增订本），北京大学出版社 2004 年版，第 6 页。

农民的自愿受到抑制，合作医疗制度在此阶段演变为社队集体组织主办的、强制性的、集体福利性质的医疗保障制度。合作医疗基金的筹集、管理、保障待遇的支付都由社队集体直接强制分配与供给。1979 年虽然颁布《农村合作医疗章程（试行草案）》，规定，"农村合作医疗是人民公社社员依靠集体力量，在自愿互助的基础上建立起来的一种社会主义性质的医疗制度，是社员群众的集体福利事业。"（第 1 条）还提到"自愿"，但农民的"自愿性"和"协商性"实际并不多见。正如有学者研究得出的结论："传统农村合作医疗制度从合作化到人民公社的发展历程，是一个从自愿性合作性质，走向强制性集体福利的过程。"①

2. 人民公社时期的传统农村合作医疗制度具有政府"公助"的特征。"政社合一"体制下，合作医疗基金的管理、经办、服务提供者都是卫生院（所），"合作医疗的经费收支，可以由大队管理，也可以由公社卫生院代为管理。"（第 9 条）这样，形成了"医社合一"体制。卫生院（所）除了一部分是国家举办的外，基本是由社队集体所有、经营和管理的，医务人员的工资也由社队集体负责和国家财政补贴。"国家办的公社卫生院，在财务上实行'全额管理，定项补助，结余留用'的制度。集体办的公社卫生院，国家给予一定的经费补助"（第 14 条）。"公社卫生院的人员编制，按照国家人员和集体人员分别纳入国家劳动工资计划和集体劳动工资计划。职工待遇应与县医院基本一致。"（第 6 条）"公社卫生院集体人员的工资福利待遇，由各省、市、自治区参照国家卫生人员的有关规定执行。"（第 17 条）这种"医社合一"的卫生管理体制，卫生院（所）是依附于政府公权力的医疗机构，它所提供的医疗产品也就因此具有了公共性、福利性，这一点充分体现了政府对合作医疗制度的

---

① 顾昕、方黎明：《自愿性与强制性之间——中国农村合作医疗的制度嵌入性与可持续性发展分析》，《社会学研究》2004 年第 5 期。

"公助"特征。

3. 人民公社时期的传统农村合作医疗基金由社队集体"强制"农民个人和集体分担。人民公社"政社合一"体制下，以土地集体所有的统一生产、统一管理、统一分配，合作医疗基金的筹资，社员"必须"参加。《农村合作医疗章程（试行草案)》规定合作医疗的基金来源为："由参加合作医疗的个人和集体（公益金）筹集，各筹多少，应根据需要和可能，经社员群众讨论决定。随着社队集体的不断发展逐步扩大集体负担部分"。（第6条）合作医疗资金统筹层次为："以大队办为主，确有条件的地区也可以实行社、队联办或社办"。（第4条）

4. 人民公社时期的传统农村合作医疗待遇支付由卫生院（所）提供"低水平"的保健服务。合作医疗制度在人民公社时期，几经调整，即便是发展高峰时期，在政府号召下，有些地方是"一哄而起"，制度设计粗线条，管理粗放，其可持续性发展问题便会经常出现。不少学者的实际调研，也证实了这一点，"在一些地方，在公社最稳定的时期合作医疗便已难以为继。"① 而且，合作医疗缺乏健全的民主管理制度和健全的财务制度，合作医疗的待遇支付也缺少"刚性"规则支持，各地合作医疗自治章程规定的待遇支付范围不同，有的"合药不合医"，有的"合医不合药"，有的"合医合药"。有些社队的合作医疗待遇支付上甚至存在"干部吃补药，社员吃苦药，干部吃好药，社员吃草药"的现象。② 最根本的是，在人民公社"统购统销"上缴国家，农村社队集体负担较多，农民处于基本温饱状态③。在农业剩余有限的条件下，社队集体作

---

① 朱玲：《政府与农村基本医疗保健保障制度选择》，《中国社会科学》2000年第4期。

② 张自宽：《亲历农村卫生六十年——张自宽农村卫生文选》，中国协和医科大学出版社2011年版，第290页。

③ 1978年农民人均从集体分配到的年收入只有88.53元，有30%的生产队人均分配的年收入在50元以下。如此低的经济水平，尚不能解决农民的温饱问题。转引自乜琪：《土地与农民福利：制度变迁的视角》，社会科学文献出版社2016年版，第102页。

为责任主体也没有过多能力提留更多的公益金，合作医疗保障水平只能是低水平的，不能与城市公费医疗和劳保医疗的保障水平相提并论。不能忽略的是，人民公社时期县、乡、村"三级"医疗服务网络和赤脚医生制度这一低成本医疗递送（供给）体系①，计划经济体制对医疗服务的严格价格管制，为农民提供的"一根针"、"一把草药"的简易、便利的、能够解决小伤小病等医疗服务，为传统农村合作医疗以较低筹资水平支持农民享受的集体福利保健提供了重要支撑，农民享受到积极的预防、健康教育、爱国卫生运动、工伤生育等等都包括在内，其综合性保障是值得肯定的，具有合理的积极的意义。

5. 人民公社时期的传统农村合作医疗制度建设贯彻"一大二公"的理念和价值。农村人民公社实行"政社合一"管理体制、"一大二公"的生产体制、供给制和分配制相结合的分配制度、"医社合一"的合作医疗管理经办体制。这一时期，农村合作医疗的筹资、管理、经办、待遇支付各个要素制度建设，都以"一大二公"为理念和价值，合作医疗筹资主要依靠社队集体的公益提留，合作医疗集体保健待遇的实现大部分依靠生产队的赤脚医生以及村卫生室，在不多的农业剩余和温饱生存条件下，集体保健主要采取平均主义分配方式。

综上所述，传统农村合作医疗制度在 20 世纪 50—70 年代经历了自发建立、全面建立、调整适应的兴衰起伏。创制主体从农民到社队集体；从合作社农民自治到社队集体"政社合一"治理；从合作社内部章程治理到人民公社时期的政策治理，到衰弱时期短暂的政府规章治理。这一过程中反映出合作医疗制度并不是国家创设的，而是国家认可并加以规范的一项集体互助医疗保健制度。当然，在传统农村合作医疗制度产

---

① 参见顾昕、方黎明：《自愿性与强制性之间——中国农村合作医疗的制度嵌入性与可持续性发展分析》，《社会学研究》2004 年第 5 期。

生和发展过程中，农村社队集体和政府起了重要的组织和协调作用，农民间的集体互助机制和政府的公助机制一直在相互补充、相互促进。政府不同时期介入合作医疗制度的力度和程度的不同，使得合作医疗制度内容甚至性质经历了一个动态演进和变迁的过程：合作化初期，是"农民自主创造"的自愿型合作医疗制度——人民公社化运动时期，"民办—公助"的强制型集体福利的合作医疗制度——"文化大革命"结束后，政治运动色彩逐渐削弱时，是"政府主导、农民自愿"的合作医疗制度①。

　　当然，传统合作医疗制度基于历史局限，存在较多缺陷和问题，诸如"基金的筹集、管理与使用存在较大的随意性，一些地区财务管理混乱，出现挪用基金、干群差别等问题"；②合作医疗制度以社队为统筹单位，规模小，抗拒风险能力非常有限；特别是党和政府没有出台全国性的政策文件支撑，仅仅卫生部门在1979年出台了《农村合作医疗章程（试行草案）》对合作医疗的做法予以总结或者肯定，基层传统或者医疗制度主要靠集体自治章程规范，没有刚性规则支撑。"在一些地方，在人民公社最稳定的时期合作医疗便已难以为继，它的衰落是自身缺少制度可持续性的结果。"③

---

　　①　1978年宪法对合作医疗制度的规定、《全国农村人民公社卫生院暂行条例（草案）》和《农村合作医疗章程（试行草案）》两个法规的出台为代表，从制度规范、医疗机构建设及财政资金支持方面，都使合作医疗又具备了"政府主导"的色彩，趋向于"政府主导、农民自愿参与"的集体互助医疗保障制度模式。只是，卫生部关于合作医疗的规章出台前后，中国就进入改革开放时期，农村实行家庭联产承包责任制改革，合作医疗制度因失去集体经济组织的支持而发展式微。

　　②　陈竺、张茅：《中国新型农村合作医疗发展报告》，人民卫生出版社2013年版，第8页。

　　③　朱玲：《政府与农村基本医疗保健保障制度选择》，《中国社会科学》2000年第4期。

三、改革开放初期传统农村合作医疗的衰落与重建经验（1979—2002 年）

（一）改革开放初期传统农村合作医疗的衰落与艰难重建

从 1978 年党的十一届三中全会开始，中国农村开始"家庭承包责任制"改革，中央对农村的政策开始发生转变。从 20 世纪 80 年代到 2002 年新型农村合作医疗出台，传统农村合作医疗进入发展衰落，又分两个阶段：

1. 传统农村合作医疗放任自流和迅速衰退时期

从 1979—1989 年，土地承包到户，土地剩余多归入农民手中；"政社合一"体制打破，财权与事权分开，新建立的乡镇财政因农村社队集体经济衰退运转更加困难，原本由农村社队集体承担责任的传统农村合作医疗和乡村卫生机构无从谈起。1981 年开始了农村医疗卫生服务体系市场化改革，特别是到了 1993 年明确了社会主义市场经济体制改革后，农村卫生服务体系基本全部市场化，医疗费用上涨很快，农村合作医疗呈现"网破、线断、人散"的局面。这一时期，中央政府对合作医疗政策没有来得及调整，未有关于农村合作医疗的政策文件。[①] 传统农村合作医疗制度建设处于"被遗忘的角落"，既无政策指导，又无基金支持。[②] 因此，"上面不喊了，中间不管了，下面就散了"。[③] 传统农村合作医疗制度迅速衰退，覆盖的行政村从 1976 年的 90% 降至 1989 年

---

① 顾昕、方黎明：《自愿性与强制性之间：中国农村合作医疗的制度嵌入性与可持续性发展分析》，《社会学研究》2004 年第 5 期。

② 参见乜琪：《土地与农民福利：制度变迁的视角》，社会科学文献出版社 2016 年版，第 133 页。

③ 张自宽：《亲历农村卫生六十年——张自宽农村卫生文选》，中国协和医科大学出版社 2011 年版，第 304 页。

的 4.5%，意味着 90% 以上的农民处于依靠自费实现健康保障的状态，农村因病致贫返贫现象较为突出。

2. 传统农村合作医疗制度重建时期

1977 年第 30 届世界卫生大会提出 "2000 年人人享有卫生保健" 的全球战略目标，1986 年我国政府明确表示了对这一目标的承诺。但是，传统农村合作医疗的滑坡所导致的农村医疗保障缺失，成为农民 "看病难" 的重要原因，并成为农村初级卫生保健规划目标中最难完成的指标之一。① 在此背景下，恢复重建合作医疗制度受到有关部门的重视。1991 年 1 月，国务院批转了卫生部、农业部、人事部、国家教委、国家计委《关于改革和加强农村医疗卫生工作的请示》要求："稳定推行合作医疗保健制度，为实现 '人人享有卫生保健' 提供社会保障。"1993 年，中共中央在《关于建立社会主义市场经济体制若干问题的决定》提出 "发展和完善农村合作医疗制度"。1994—1998 年，国务院研究室、卫生部、农业部与世界卫生组织合作，在全国不同经济发展地区的 7 个省 14 个县（市）开展多种形式的 "中国农村合作医疗制度改革" 试点及跟踪研究工作。1996 年 7 月，卫生部在河南召开全国农村合作医疗经验交流会，提出了发展与完善合作医疗的具体措施。1996 年 12 月，中共中央、国务院召开了新中国成立以来第一次全国卫生工作大会，强调了合作医疗对于提高农民健康、发展农村经济的重要性。1997 年 1 月，中共中央、国务院在《关于卫生改革与发展的决定》中再次要求 "积极稳妥地发展和完善合作医疗制度。"1997 年 5 月，国务院批转了卫生部、国家计委、财政部、农业部、民政部《关于发展和完善农村合作医疗的若干意见》，要求 "各地要把发展和完善农村合作医疗当成农村工作的

---

①　参见李宁：《中国农村医疗卫生保障制度研究》，知识产权出版社 2008 年版，第 78 页。

一件大事来抓,力争到 2000 年在农村多数地区建立起各种形式的农村合作医疗制度"。

尽管国家提出了恢复和重建农村合作医疗制度的宗旨和任务,并为农村合作医疗的恢复和发展作出了很大努力。但进展缓慢。除四川眉山、简阳等试点地区和上海、苏南等城市郊区有较好建设外,其他一些地区农村合作医疗并没有像预期那样恢复和重建。据统计,到 1997 年农村合作医疗的覆盖率仅占全国行政村的 17%,农村居民参加合作医疗的仅为 9.6%。①1998 年,卫生部进行"第二次国家卫生服务调查"显示,全国农村居民中得到某种程度医疗保障的人口只有 12.6%,其中合作医疗的比重仅为 6.5%。合作医疗制度的人口覆盖率在高收入地区达 22.2%,但在中等和欠发达地区仅为 1%—3%。②只有较少的覆盖面,往往也是"春办秋黄,一进、二送、三垮台、四重来"③。2000 年,世界卫生组织在对 191 个会员国进行的医疗卫生公平性评价中,把我国排在倒数第四位,④ 重要原因是农民的医疗保障状况。

传统合作医疗制度重建困难的原因,学者们有许多讨论,诸如,有学者认为:"合作医疗可持续不佳的首要原因在于不可持续的财务制度,合作医疗资金来源有限但医疗费用支出缺乏控制,同时,干部和社员用药的不平等性也是其衰退的原因"。⑤ 还有学者总结:"合作医疗的衰落是各方面因素综合作用的结果,包括:合作医疗政策的变化、政策间的

---

① 参见施育晓:《合作医疗:世界发展与中国经验》2006 年 12 月 4 日,见 http://www.hzyl.org/bbs/showpost.asp?threadid=807。

② 参见朱玲:《政府与农村基本医疗保健保障制度选择》,《中国社会科学》2000 年第 4 期。

③ 唐旭辉:《农村医疗保证制度研究》,西南财经大学出版社 2006 年版,第 33 页。

④ 参见卫生部统计信息中心:《卫生改革专题调查研究——第三次国家卫生服务调查社会评估报告》,中国协和医科大学出版社 2004 年版,第 45 页。

⑤ 朱玲:《乡村医疗保险和医疗救助》,《金融研究》2000 年第 5 期。

相互冲突、集体经济组织的弱化、合作医疗制度本身的缺陷、农村经济政治体制改革、基层卫生管理和组织者积极性下降和农村医疗卫生环境的改变。"[①] 公认有以下几个原因：一是重建合作医疗制度没有责任主体，国家对重建农村合作医疗制度的相关政策性文件中，对举办合作医疗制度的主体并未明确规定过，重建合作医疗陷入社队集体瓦解、国家缺位的局面。二是传统农村合作医疗的筹资、管理、经办等制度结构失去了农村社队集体的支撑，又不适应市场经济体制，没有相对均质化的社会土壤，合作医疗制度是难以存活的。三是合作医疗缺少配套制度，县乡村三级医疗卫生网、赤脚医生队伍等农村低成本提供医疗服务的体系因农村经济体制改革而解体。四是中国当时的市场化改革推崇"效率优先、兼顾公平"的原则，在发展为导向的市场化改革中，合作医疗社会政策被错误地视为增加农民负担、阻碍经济发展的重要因素。[②]

（二）传统农村合作医疗重建时期地方多模式探索的经验

1. 部分地方政府干预下的农村大病保险型合作医疗制度试验

在苏南、上海郊县一带的集体企业蓬勃发展，集体经济有能力为农村合作医疗提供比较充足的资金支持，当地政府也积极发挥组织、引导、管理、监督等职能。如 1994 年江苏省吴县县政府下发《关于建立县乡两级农村大病风险医疗制度的意见》，在全国率先建立了县乡两级大病医疗统筹制度，文件规定，县级大病医疗统筹每人每年 1.5 元，由县财政每人每年 0.5 元划拨，由乡财政按照所辖人口每年 1.0 元上划县基金专用账户；乡级大病医疗统筹基金每人每年 5 元，由乡财政、村集

---

①　王延中：《论新世纪中国农民医疗保障问题》，《战略与管理》2001 年第 3 期。

②　1999 年农业部等五部委颁布的《减轻农民负担条例》中，把"合作医疗集资"视为"交费"项目，列为农民负担不允许征收。2000 年《中共中央关于国民经济与社会发展"十五"计划建议》，把合作医疗制度取消，致使实际执行合作医疗制度政策的干部两头为难，削弱了基层干部发展合作医疗的积极性，也降低了农民对合作医疗的信任度。

体、个人共同筹资；参加合作医疗的农民患病后，医药费在500—6000元的在乡级大病统筹基金中按规定比例补偿，6000元以上的在县级大病医疗统筹基金中补偿。紧随吴县，苏州郊区、太仓、昆山、常熟、张家港等市（区）都陆续建立了以市（区）为统筹单位的农村大病风险型合作医疗。此外，医疗服务也配套进行改革，"苏南和上海郊县的乡医，除少数外都获得了《乡医证》，他们的报酬，全部由乡集体解决，乡医报酬大体相当于副村长待遇。"[1] 有些地方还出现了其他医疗保险形式，如江苏农村乡镇企业的劳保医疗保险，河南洛宁的儿童健康保险，山西运城地区的少年儿童口腔卫生保险等。

2.部分地方政府支持下的合作医疗保健保险试验

1985年，上海金山县亭林镇亭新乡在上海医科大学和上海市卫生局指导下对合作医疗制度进行改革。管理上，由村办乡管，在乡镇自发统一领导下，卫生部门和商业保险公司参与管理，成立了管委会；筹资上，农民每人每年交6元，集体出3元；在待遇支付上，调高了报销比例，保险公司参与并密切协作，只出力，不赚钱。1986年张自宽发表《对金山县亭林镇试办医疗保险的意见》一文[2] 认为："亭新乡搞的健康保险与原来的合作医疗并没有什么本质区别，如果说有点区别的话，现在有保险公司参加进来……也可以考虑将保险二字加上，叫作合作医疗保险，或合作医疗保健保险。"

其后，中部地区也涌现了湖北省武穴市的农民合作医疗代表大会制度下的医疗预防保健模式、河南省武陟县的家庭合同保健模式的合作医

---

[1]　卫生部"卫生经济培训与研究网络"师资考察学习组：《我国经济发达地区农村合作医疗的现状与走势——苏南及上海郊县农村合作医疗考察印象记》，《中国卫生经济》1997年第9期。

[2]　张自宽：《亲历农村卫生六十年——张自宽农村卫生文选》，中国协和医科大学出版社2011年版，第324页。

疗。学者叶宜德将这些地方的试验命名为"农民健康保险制度",具体是指"在党和政府的领导和组织下,以有关法规和政策为依据,以互助共济为特征,与当地社会经济发展水平相适应,由国家、集体、个人等采用多种方式筹集基金、合理分担卫生费用;对农村三级卫生机构实行目标管理、经费包干责任制,向其成员提供医疗预防保健综合服务、多种形式的农民健康保险制度"。[①]

3.政府和农民个人共同筹资的"新型"合作医疗制度试验

1994—1998 年,国务院研究室、卫生部和世界卫生组织在 7 省 14 个县开展的"中国农村合作医疗改革研究",由世界银行卫生Ⅷ项目/卫生Ⅷ支持性项目(H8/H8SP)出资支持试验。坚持项目开展合作医疗的目标不动摇,在重庆巫溪、黔江和甘肃康乐等 5 个县,利用 DFID[②]资助资金模拟政府投入,开展农村合作医疗筹资模式现场实验研究。此项试点研究有三大创新:一是以卫生Ⅷ支持性项目资金模拟政府投资,给每个参加合作医疗的农民补贴 10 元,作为合作医疗引导金,实行政府和农民个人共同筹资的新型合作医疗筹资模式;二是实施以住院补偿为主,门诊与住院统筹相结合的补偿模式;三是逐步实现以县(市、区)为单位统筹。

上述各地重建合作医疗的多模式探索,成为传统农村合作医疗重建时期的"地方品牌"。它们的经验主要体现在:针对传统农村合作医疗制度与改革后家庭联产承包体制的适应性,改革合作医疗的管理和经办主体,即由当地政府能够积极发挥组织、引导、管理、监督等职能。改革试验研究的核心结论是"政府政策和经济支持是合作医疗成败的关键,只有完善合作医疗的管理和监督机制才能保证合作医疗的正常运行和持

---

① 叶宜德等:《90 年代合作医疗保健制度概念与内涵的研究》,《中国农村卫生事业管理》1992 年第 5 期。

② 英国国际发展部的英文简写。

续发展"，这一试点经验"为全国新农合试点工作起到了先导与示范作用"①。更重要的是，在这些多模式探索过程中，逐步形成了政府应当为农民医疗保障承担积极责任的共识，为新世纪初顶层创制新农合制度起到了决定性作用。

---

① 卫生部国外贷款办公室：《卫生八项目合作医疗总结评估报告与秦巴卫生项目急救转诊评价与经验总结报告》，卫生部国外贷款办公室 2007 年编印，第 6、43 页。

第二章

新型农村合作医疗建制历程
及其制度内容

　　进入 21 世纪，进城务工的农民不断增加，农业劳动已经不再是农民的主业。与此同时，医疗服务市场化加速，医疗费用的快速上涨和农民缺乏医疗保障成为社会凸显问题，直接影响农村经济社会的健康可持续发展，逐步引起政府和社会各界关注。相关政府部门和专家学者围绕如何构建农民医疗保障制度进行了大量调研和学术讨论，积累了理论资源；特别是 20 世纪 90 年代以来在政府主导和各种社会力量、世界卫生组织的支持下，重建合作医疗制度的多模式探索，为构建农民医疗保障制度提供了实践经验。2002 年，城乡二元经济社会体制开始松动，改革开放 20 多年综合国力得到快速提升，党的十六大确立了"统筹城乡、全面协调可持续的科学发展"的执政理念和方针，提出"全面建设小康社会目标"，把解决好农业、农村和农民问题作为全党工作的重中之重，将增进农民的健康作为党和政府义不容辞的责任。在中央政府主导和推动下，2002 年 10 月 29 日中共中央、国务院发布《关于进一步加强农村卫生工作的决定》(以下简称《决定》)，创制了新型农村合作医疗制度。

一、新型农村合作医疗建制历程

新型农村合作医疗制度（以下简称"新农合制度"）最早由《决定》提出，该政策文件将新型农村合作医疗制度性质定位为："是由政府组织、引导、支持，农民自愿参加，个人、集体和政府多方筹资，以大病统筹为主的农民医疗互助共济制度。"① 新农合制度是对计划经济体制下的传统农村合作医疗改革创新而成，是政府作为责任主体和创制主体的农村初级医疗保险制度。2003 年起新农合开始试点，根据新农合建制实践，可以将新农合建制历程分为以下四个阶段：

（一）初步试点和配套政策出台阶段（2002—2006 年）

这一阶段，围绕《决定》确立的新农合建制目标，遵循"总体设计、分步实施，在实践中逐步完善制度"的路径，主要围绕新农合的筹资机制、管理机制和经办运行机制进行了四年试点探索，卫生部、财政部、民政部和农业部等相关部门，在《决定》下发后，认真开展调查研究，"加急"制定了新农合相关配套政策，促使《决定》所设立的粗线条的新农合制度框架趋向可操作性和规范性。四年的试点，新农合建制的标志性工作有六方面：

1. 确定新农合试点制度

为贯彻落实《决定》，2002 年 10 月国务院在北京召开了新中国成立以来第一次全国农村卫生工作会议。2003 年 1 月 6 日国务院办公厅转发卫生部、财政部、农业部《关于建立农村合作医疗制度意见的通知》；2003 年 3 月 24 日卫生部发布《关于做好新型农村合作医疗试点工

---

① 参见 2003 年 1 月 16 日国务院办公厅转发卫生部、财政部、农业部《关于建立新型农村合作医疗制度的意见》（国办发〔2003〕3 号）。

作的通知》、2004 年 1 月国务院办公厅转发卫生部等部委联合制定的《关于进一步做好新农合试点工作的指导意见》等，统一思想，确定了新农合试点探索的指导思想、试点方向、目标、路径、方式。确立了第一批试点地方，由各省、自治区、直辖市至少选择 2—3 个县（市）作为第一批试点地方，2003 年先行启动试点，试点地方接受卫生部等部委组织的培训，积极探索建立组织协调和筹资机制，以地方执行政策文件的形式制定了试点方案和管理办法，每县一策。同时，国务院选取浙江、湖北、云南和吉林四省作为新农合政策性、理论性、创新性的"领头羊"和重点"示范地"。

2. 建立新农合管理制度

一是在中央政府建立了合作医疗部际联席会议制度。2003 年 9 月 3 日国务院出台《关于同意建立新型农村合作医疗部际联席会议制度的批复》；成立由卫生部、财政部等 11 个部委组成的"国务院新型农村合作医疗部际联席会议"，并建立了专门的会议制度，每半年召开一次会议，负责建立完善新型农村合作医疗制度，研究制定相关政策；并负责组织协调和宏观指导工作，督促检查资金筹措等政策的落实。二是卫生部建立新型农村合作医疗技术指导组制度。2004 年 4 月 1 日，卫生部发布《关于成立卫生部新型农村合作医疗技术指导组的通知》，成立由"卫生行政人员和相关院校、科研机构专家组成"的技术指导组，受国务院新型农村合作医疗部际联合会议办公室和卫生部农村卫生管理司领导。其职责是固定专人对国务院确定的四个重点地方进行调研、指导和评估；提出政策建议，参与讨论有关政策措施的完善；及时发现问题，与地方共同总结经验，完善方案；参与全国新型农村合作医疗培训工作。三是从不同角度细化和增强了新农合的管理规范。2006 年 2 月 6 日，卫生部发布《关于加强新型农村合作医疗管理工作的通知》，要求各试点县建立新农合的管理委员会、合作医疗经办机构、合作医疗监督委员会制度，互相制衡相互监督的管理体制，分别负责新农合的组织协调、管理经办和指导监督工作。

3.建立新农合基金筹集和经办制度

2003 年 8 月 25 日，财政部、卫生部共同颁发《关于中央财政资助中西部地区农民参加新型农村合作医疗制度补助资金拨付有关问题的通知》；2004 年 10 月 22 日，财政部、卫生部发布《关于建立新型农村合作医疗风险基金的意见》等；重点建立了如下制度：一是建立了基金管理制度和基金会计制度，采取"以收定支、收支平衡、专款专用、专户储存"的原则，形成了基金专户管理、封闭运行制度。二是建立新农合基金筹集制度，各个试点地方不断创新和细化基金筹集制度，诸如定期地点缴费模式、代扣代缴模式、滚动筹资模式等。三是基金支付实行县级统筹、县乡两级审核制度。四是建立新农合基金监督制度，包括组织监督、民主监督、制度监督、审计监督等。

4.建立新农合待遇支付制度

2005 年 11 月 7 日，卫生部发布《关于加强新型农村合作医疗定点医疗机构医药费用管理的若干意见》。一是建立了大病统筹基金与家庭账户相结合的待遇支付模式，尝试以大额医疗费用报销为主、兼顾小额医疗费用报销，既提高抗风险能力又兼顾农民受益面的基金支付方式。二是建立了医疗保险费用第三方支付制度，由专门的合作医疗经办机构作为第三方，监督和控制医疗服务方费用和参合农民的医疗消费。当然，试点初期的新农合待遇支付制度，"受基础数据、相关理论、实际经验以及各地管理经办能力的影响，缺乏足够的科学依据，"[1] 待遇支付办法处于初级和经常调整状态。

---

[1]　陈竺、张茅：《中国新型农村合作医疗发展报告》，人民卫生出版社 2013 年版，第 26 页。

5.建立配套衔接的农村医疗救助制度

2003 年 11 月 18 日，民政部、卫生部、财政部颁发《关于实施农村医疗救助的意见》；2004 年 1 月 5 日，财政部、民政部发布《农村医疗救助基金管理试行办法》等，建立了政府拨款和社会各界自愿捐助等多渠道筹资，对患大病农村"五保户"、农村贫困残疾人和贫困农民家庭实行医疗救助的制度。

6.建立新农合定点医疗服务制度

《决定》明确要求"农村卫生服务网络由政府、集体、社会、个人举办的医疗卫生机构组成……建立起以公有制为主导、多种所有制形式共同发展的农村卫生服务网络……以县(市) 为主的农村卫生管理体制，对农村公共卫生工作承担全面责任。"《决定》颁布以来，卫生部等部委2002 年和 2003 年连续两年下发了四个配套政策文件：《关于农村卫生机构改革与管理的意见》、《关于农村卫生事业补助政策的若干意见》、《关于加强农村卫生人才培养和队伍建设的意见》、《关于城市卫生支援农村卫生工作的意见》等。2005 年至 2006 年卫生部紧锣密鼓下发了《关于加强新型农村合作医疗定点医疗机构医药费用管理的若干意见》、《关于加快推进新型农村合作医疗试点工作的通知》、《关于加强新型农村合作医疗管理工作的通知》等，从不同角度又增强了新农合的定点医疗服务机构的管理规范。同时，也加快了农村卫生服务体系建设的政策支持，如 2005 年 12 月《中共中央、国务院关于推进社会主义新农村建设的若干建设意见》、2006 年 8 月卫生部、财政部等四部委《农村卫生服务体系建设与发展规划》出台，以增加财政投入做坚强后盾，以乡镇卫生院建设为重点，完善农村卫生机构功能和提高服务能力，从整体上为提高新农合运行效率提供保障条件。

总之，随着试点的不断探索，新农合制度不断得以完善，截至2006 年年底，全国开展新农合试点的县（市、区）达到 1451 个，占全国总县（市、区）数的 50.7%；参合农民已达 4.1 亿人，占全国农业人口的 47.2%；参合率为 79.06%，补偿农民 4.7 亿人次，累计补偿 243.9 亿元。几年来，各级财政累计投入资金 215 亿元，2007 年中央财政将安排补助资金 101 亿元。新型农村合作医疗制度框架和运行机制已基本形成。①

（二）全面推进与规范化建设阶段（2007—2008 年）

这段时期以 2007 年 1 月 22 日全国新农合第三次工作会议为起算时间，这是新农合从试点到全面推进的一次关键性会议，会议总结了四年来合作医疗制度建设的经验，认为全面推进新农合已具备了基本条件，要求从 2007 年开始，全面推进新农合，并确保 2007 年覆盖全国 80% 以上县（市、区），2008 年基本上覆盖全国县市区。这次会议上，时任国务院副总理、国务院新型农村合作医疗部际联席会议组长吴仪出席会议并强调，全面推进新农合，就是要努力把新农合覆盖到全国所有农村地区，就是要逐步扩大受益面，提高受益水平，就是要着力于制度的完善和管理的创新，要逐步将新农合纳入规范化、法制化发展的轨道。这一阶段，新农合的制度完善主要围绕如下三个方面进行②：

一是探索建立稳定的筹资机制。2007 年财政部、卫生部发布《关于调整中央财政新农合制度补助资金拨付办法有关问题的通知》，进一步简化新农合补助金拨付办法，实行了"当年全额拨付、次年据实结算、差额多退少补"的办法，确保中央财政和地方财政补助资金及时足额拨付到新农合账户。同时，积极探索稳定可靠、合理增长的筹资机制。

---

① 参见新华社：《总结经验、扎实工作、确保新农合深入持续发展》，《健康报》2007 年 1 月 24 日。

② 参见新华社：《总结经验、扎实工作、确保新农合深入持续发展》，《健康报》2007 年 1 月 24 日。

二是形成规范的新农合待遇支付方案。2007 年至 2008 年，卫生部联合相关部委出台了一系列设计新农合支付范围与标准、方式方法等方面的政策文件：《关于完善新农合统筹补偿方案的指导意见》、《卫生部关于规范新农合健康体检工作的意见》及其 2009 至 2010 年颁发的政策文件：《卫生部关于在省级和设区市级新农合定点医疗机构开展及时结报工作的意见》、《卫生部关于调整和制订新农合报销药物目录的意见》等，明确了大病统筹加门诊家庭账户、住院统筹加门诊统筹和大病统筹三种统筹模式及其医保待遇支付要点；明确当年筹集的新农合统筹基金结余一般不得超过 15%，当年基金结余较多的地区，县级新农合管理部门可结合当地实际，酌情组织开展"二次补偿"；加强医疗服务和医药费用的监管机制建设；开展县内就医及时结报探索、简化县外就医转诊手续、加强定点医疗机构管理和异地就医报销。

三是加强基金运行管理和经办能力建设。2008 年，财政部会同卫生部下发了《新农合基金财务制度》、《新农合基金会计制度》、《新农合补助资金国库集中支付管理暂行办法》等，形成有效的基金监管机制，提高工作效率和质量；加强经办能力建设，不断提高管理水平和效率。

截至 2008 年 6 月底，全国 2729 个应该开展新农合的县（市、区）已经全部实施了新农合制度，提前两年实现了新农合制度全覆盖的政策目标。2008 年 9 月 25 日，时任总理温家宝在联合国千年发展目标高级会议上向全世界庄严宣布，中国在 8 亿农民中建立了以政府投入为主的新农合制度。[①]

（三）"新医改"下新农合制度的巩固、提高阶段（2009—2012 年）

2009 年 3 月 17 日，中共中央、国务院联合发布《关于深化医药卫

---

① 参见陈竺、张茅：《中国新型农村合作医疗发展报告》，人民卫生出版社 2013 年版，第 37 页。

生体制改革的意见》，其后颁发《关于医药卫生体制改革近期重点实施方案（2009—2011 年)》，启动了"新医改"，对新农合的参合率、补偿标准以及农村三级医疗卫生网络建设都提出了具体要求，新农合嵌入在"新医改"体系中巩固和提高阶段，其建制主要围绕如下十个方面试点和发展：

1. 试点提高新农合的统筹层级

2008 年新农合制度覆盖全国后，根据 2008 年全国新农合工作会议的要求，2009 年，全国除了西藏以外的 30 个省（区、市）共辖 410 个地（市、州)，有 17 个地（市、州）试点将新农合原来的县级统筹层级提高到市级统筹①，以提高基金的抗风险能力。

2. 提高新农合筹资水平与改革筹资管理方式

其一，提高新农合筹资水平。2009 年新农合筹资水平已达到人均100 元人民币，2010 年又提高到 150 元，2012 年提高到 290 元。从新农合 2003 年试点开始到 2012 年，中央政府相继五次提高了财政补助标准，已由最初的 20 元，农民的缴费额也增长过三次，由 10 元增长到2012 年的 50 元。2012 年，农民缴纳保险金占比变为 1/6，政府四级财政补助比例变为 5/6。

其二，开展了大病统筹与门诊统筹相结合的基金管理模式改革试点。新农合试点之初，全国新农合保障的给付有多种模式：住院＋家庭账户模式、住院 门诊统筹模式、住院模式、住院＋门诊大额模式、住院＋家庭账户模式＋门诊统筹模式等。至新农合制度覆盖全国后，卫生部专家组不断引导，至 2011 年，绝大多数新农合统筹地区实行了门诊统筹，基本调整成两种模式：一种是住院统筹加门诊统筹模式，一种

---

① 参见陈竺、张茅：《中国新型农村合作医疗发展报告》，人民卫生出版社 2013 年版，第 40 页。

是大病统筹加门诊家庭账户模式。①

3. 改革新农合医保支付制度

其一，开展新农合支付方式改革试点。2010 年年初，卫生部在云南省昆明市召开全国新农合支付方式改革工作交流会，会议要求各省（区、市）选择部分县（市、区）开展新农合门诊和住院支付方式改革试点。至 2011 年 65% 地区开展了新农合支付方式改革，包括住院按病种定额付费、住院按床日付费、门诊总额预付、住院总额预付等，或者是四种支付方式的混合改革。②

其二，推行重大疾病医疗保险试点。2010 年 6 月卫生部、民政部发布《关于开展农村儿童重大疾病医疗保障水平试点工作的意见》，在新农合基金受限情况下，由新农合和医疗救助提供主要资金，尽力选择集中危及儿童生命健康、医疗费用高、经积极治疗预后较好的重大疾病开展试点，探索有效的补偿和支付办法。2012 年 8 月 24 日国家发展改革委、卫生部、财政部、人社部等联合发布的《关于开展城乡居民大病保险工作的指导意见》要求，利用新农合基金中一定比例额度资金或者基金当年累计结余的资金购买商业保险，作为大病补充保险，以放大基本医保的效用。

其三，做好与国家疾病药物制度的衔接。2009 年 9 月卫生部发布《关于调整和制定新农合报销药物目录的意见》，一是根据《国家基本药物目录（基层医疗卫生机构配备使用部分）》（2009 年版），调整和制订新农合报销药物目录，将国家基本药物全部纳入新农合报销药物目录。二是针对基本药物和非基本药物确定差异化的报销政策。

---

① 参见 2009 年 7 月 2 日卫生部《关于巩固和发展新型农村合作医疗制度的意见》（卫农发〔2009〕68 号）。

② 参见陈竺、张茅：《中国新型农村合作医疗发展报告》，人民卫生出版社 2013 年版，第 45 页。

4. 探索商业保险机构参与新农合经办服务机制

根据卫生部《关于进一步加强新型农村合作医疗基金管理的意见》（卫农卫发〔2011〕52号）："县级卫生行政部门要设立专门的经办机构，强化管理经办队伍建设。"在全国普遍设立单一公办保险人，即新型农村合作医疗管理办公室作为新农合经办机构。然而合管办编制经费普遍不足，无法满足参保人的服务需求。①2009年《中共中央国务院关于深化医药卫生体制改革的意见》（中发〔2009〕6号）提出：在确保基金安全和有效监管的前提下，积极提倡以政府购买医疗保障服务的方式，探索委托具有资质的商业保险机构经办各类医疗保障管理服务的要求，深入推进医药卫生体制改革，加快建设适应我国社会主义市场经济要求的基本医疗保障管理运行机制。2012年卫生部、保监会、财政部和国务院医改办联合印发《关于商业保险机构参与新型农村合作医疗经办服务的指导意见》（卫农卫发〔2012〕27号），探索引入竞争机制，改革政府公共服务提供方式，创新社会事业管理。典型有江苏省江阴市和河南省新乡市从新农合试点开始就委托商业保险公司经办，各地探索商业保险经办机构参与新农合经办的主要做法有：一是采取公开招标方式选择和委托保险机构经办新农合；二是建立征缴、经办、监管、服务相分离的管理体制。②

5. 加快推进新农合的立法工作

2008年开始，卫生部着手起草《新型农村合作医疗管理条例》（草

---

① 调查结果显示，平均1名县级新农合经办人员的服务人口大约为3.88万名参合农民，而国际经验认为，医疗保险经办人员与服务人口之比在1∶2 000—3 000较为适宜，一般不应该超过1∶5 000。2005年，全国有200个试点县（市、区）的经办机构出现了工作经费超支的情况。参见宋大平、赵东辉、杨志勇、刘永华、汪早立：《新型农村合作医疗管理与经办体系建设现状及对策》，《中国卫生经济》2008年第2期。

② 参见陈竺、张茅：《中国新型农村合作医疗发展报告》，人民卫生出版社2013年版，第50页。

案）。2010 年 10 月 28 日颁布的《中华人民共和国社会保险法》将新农合纳入调整范围，仅第 24 条对新农合制度做了概括规定："国家建立和完善新型农村合作医疗制度。新型农村合作医疗的管理办法，由国务院制定。"2010 年 7 月 2 日卫生部将《新农合管理条例》（送审稿）上报国务院法制办待审①。

　　2012 年，新农合参合率达 98.3%。自 2002 年建立新农合制度，至 2013 年，"新农合制度运行良好，在即时结报、信息公开、门诊统筹、大病保障、支付方式改革、商保经办及支持传染病防控等方面，引领医保政策的改革与发展。筹资水平从人均 30 元逐步提高到 300 多元，实际报销比例从不到 20% 提高到 55%，县、乡级医疗机构实际报销比例分别达到 62% 和 77%，成为国际公认的绩效最高的基本医保制度之一"。②

（四）新农合与城镇医保的整合和统一阶段（2013 年至今）

　　改革开放以来，依据社会主义初级阶段的国情，城乡三项基本医保制度于 1994 年、2002 年、2007 年在顶层政策引导下，分项建制③，并以管理分割、城乡分割、地区分割的路径"渐进性"演进。2002 年，在党的十六大"统筹城乡、全面协调可持续的科学发展"的执政理念和方针政策指导下，我国城乡"二元"体制④ 松动并向"一体化"转型的大背景下，农民工、失地农民不断增多，身份转换频繁，出现了"基本

---

①　参见詹晓波：《新农合立法进程的示范效应》，《健康报》2011 年 8 月 29 日。

②　韩璐：《实现卫生计生事业"双加强"》，《健康报》2013 年 6 月 19 日。

③　1994 年出台了《国务院关于建立城镇职工基本医疗保险制度的决定》和《关于职工医疗制度改革的试点意见》；2002 年中共中央、国务院《关于进一步加强农村卫生改革的决定》提出建立新型农村合作医疗制度；2007 年国务院印发了《关于开展城镇居民基本医疗保险试点的指导意见》。

④　城乡"二元体制"不同于城乡"二元结构"，城乡二元结构自古就有，而且今后较长时间内还会存在，但城乡二元体制是计划经济体制的产物，是城乡居民权利不平等的制度安排。参见厉以宁：《中国经济双重转型之路》，中国人民大学出版社 2013 年版，第 7 页。

医疗保障关系跨城乡、跨地区转移与接续等问题"。① 卫生部新农合"技术指导组"对地方自发开展新农合与城镇两项医保制度的跟踪调研与指导工作。与此同时，人力资源和社会保障部门也对城镇两项医保制度与新农合的衔接整合开展跟踪调研与指导工作，两个部门之间甚至展开了"竞争性"指导，共同推进城乡医保的"整合和统一"。

1. 地方自发衔接和整合城乡三项医保

地方自发衔接和整合城乡三项医保以珠三角地区为先导，早在1992 年 5 月，深圳市取消了公费医疗制度，在全国率先开展统一的社会医疗保险制度建制，根据其规定，无论是否有深圳户籍，都可以参保享受统一的医疗保险待遇。② 广东省东莞市则在 2000 年取消了职工医保的户籍限制，"直接扩面"将外来务工人员医保纳入职工医保进行管理，佛山市于 2004 年开始整合城乡居民医保，随后东莞、珠海等地也将新农合和城镇居民医保"制度并轨"。地方整合城乡基本医保立法多以地方政府的红头文件或者行政规章表达。

2. 卫生部门指导下衔接和整合城乡三项医保

2008 年，新农合实现制度覆盖全国的政策目前前后，卫生部门就开始指导城乡三项医保的衔接和整合。典型的有三种模式：一是 2004年至 2008 年江苏省常熟市、浙江省嘉兴市的"完全融合模式"③；二是青海省的"部分整合型模式"④；三是镇江市的"合作管理型模式"。⑤

① 陈竺、张茅：《中国新型农村合作医疗发展报告》，人民卫生出版社 2013 年版，第 43 页。

② 参见郑功成、黄黎若：《中国农民工问题与社会保护》下，人民出版社 2007 年版，第 373 页。

③ 具体指城乡居民医保两项制度行政管理、经办机构、基金账户整合和统一。

④ 指乡医保制度基金是管理整合，两项医保的基金并未整合，各自独立运行。

⑤ 即城乡医保制度并轨，基金进入统一账户，医保管理由社保部门和卫生部门合作管理。

3.人社部门指导下衔接和整合城乡三项医保

人社部门制定《社会保障"十二五"规划纲要》规定:"探索整合城乡基本医疗保险管理职能和经办资源"。人社部门指导下的城乡医保衔接和整合模式与卫生部门指导下没有实质差异。一个省整合后归人社部门管理的,典型的有重庆市、宁夏回族自治区、山东省等地,整合城乡医保制度后,都成立了城乡居民合作医疗保险管理中心。

4.全国"整合和统一"城乡医保政策的出台

地方自发衔接和整合城乡医保,渐成不可阻挡之势,推动全国整合城乡医保顶层政策不断"加码"出台。2007 年,国务院发布的《关于开展城镇居民基本医疗保险试点的指导意见》和 2009 年中共中央、国务院发布的《关于深化医药卫生体制改革的意见》均要求"有效整合基本医疗保险经办资源,逐步实现城乡基本医疗保险行政管理的统一。"国家医改办公室的《"十二五"期间深化医药卫生体制改革规划暨实施方案》以及其后的"十三五"规划都做了相同规定:"探索整合城乡基本医疗保险管理职能和经办资源"。党的十八大报告和十八届三中全会公报提出:"要以增强公平性、适应流动性、保证可持续性为重点,全面建成覆盖城乡居民的社会保障体系",同时,明确"整合城乡基本医疗保险制度"是"今后一个时期我国社会保障制度改革的重点任务"之一,号召"以增强公平性、适应流动性、保证可持续性"为方针,建立"更加公平、可持续"的城乡基本医保制度。

但是,2013 年两会期间,围绕国务院部分部委合并与职能改革,特别是卫生部与计生委合并的职责、内设机构、人员编制的"三定"方案拟定过程中,卫生部门和人社部门之间就医疗保障的行政管理模式开展了"竞争性"讨论。国务院办公厅 2013 年 6 月印发《国家卫生和计划生育委员会主要职责内设机构和人员编制规定》回避了矛盾,"整合城镇职工基本医疗保险、城镇居民基本医疗保险、新型农村合作医疗,是一项系统工程。有关部门正在多方听取意见，审慎研究。具体管理体制问题不在本次'三定'范围内，将另行规定。在管理体制明确前，国家卫计委将继续承担新农合管理职责"。①

2016 年 1 月 3 日国务院出台《关于整合城乡居民基本医疗保险制度的意见》，要求各省（区、市）要于 2016 年 6 月底前对整合城乡居民医保工作作出规划和部署，明确时间表、路线图，实现城乡居民医保"统一覆盖范围、统一筹资政策、统一保障待遇、统一医保目录、统一定点管理、统一基金管理"等"政策上"的"六个统一"。该《意见》对于长期争执的基本医保管理体制问题仍然没有提出可操作办法，只是建议"鼓励有条件的地区理顺管理体制，创新经办管理，提高管理效率和服务水平"。

2018 年第十三届全国人大一次会议决议国务院组建"国家医疗保障局"，统一城乡医保管理体制。截至 2018 年年初，全国共有 23 个省份实现了城乡居民基本医保制度的统一，合作医疗制度作为单项医保制度即将结束历史使命。

二、新农合制度的框架与内容

现行新型农村合作医疗制度，是由中共中央和国务院的执政纲领文件创制，在长期试点过程中，由卫生部和政府各相关部门的规范性政策文件、地方法规、地方人民政府规章以及县级政府执行政策的规范性文件"渐进性"完善表达出来的。具体而言，这一制度框架和内容包括如下几个方面：

---

① 韩璐：《国家卫生计生委"三定"规定公布》，《健康报》2013 年 6 月 19 日。

（一）新农合的基本医疗保险属性被法律确定

2002 年 10 月 29 日中共中央、国务院发布的《关于进一步加强农村卫生工作的决定》确定新农合制度的性质为："是由政府组织、引导、支持，农民自愿参加，个人、集体和政府多方筹资，以大病统筹为主的农民医疗互助共济制度。"[①] 是解决农民基本医疗的一种农村医疗保障制度。[②]《决定》指出新农合制度的政策目标是："重点解决农民因患传染病、地方病等大病而出现的因病致贫、返贫问题。"当然，随着新农合政策不断完善，新农合筹资与待遇不断提高，2010 年 10 月 28 日颁布的《中华人民共和国社会保险法》将新农合纳入第三章的"基本医疗保险"之中，依法肯定了新农合的基本医疗保险属性。

（二）农民自愿参加、政府财政资助相结合的多元社会化筹资制度

新型农村合作医疗"实行农民个人缴费、集体扶持和政府资助相结合的筹资机制"。农民个人缴费，集体扶持，中央、省、市（县）三级财政资助，医疗救助资金对贫困对象的资助，集体基金对农民筹资的扶持等，多元筹资方式相结合，决定了新型农村合作医疗的筹资具备了社会化、风险共担的筹资特点。

（三）政府主导下的多元合作管理体制

新型农村合作医疗制度初步构建了"政府主导，农民参与，合作举办"的多元合作组织的管理体制。"政府主导"是指各级政府在合作医疗中扮演组织者、管理者、筹资者、宣传者的主角地位。"农民参与"则是指参合农民代表参加县、乡两级合作医疗管理委员会、监督委员

---

① 2003 年 1 月 16 日国务院办公厅转发卫生部、财政部、农业部《关于建立新型农村合作医疗制度的意见》（国办发 [2003] 3 号）。

② 参见 2005 年 9 月 13 日全国新型农村合作医疗试点工作会议材料之十一，卫生部新型农村合作医疗技术指导组关于《不断总结实践经验，为新型农村合作医疗的健康发展当好参谋》的报告。

会，县级人民政府可根据本地实际，成立由相关政府部门和参加合作医疗的农民代表共同组成农村合作医疗基金管理委员会，定期检查、监督农村合作医疗基金使用和管理情况。村民自治组织参与新型农村合作医疗基金的筹集、宣传、监督等工作。① 这是农民与政府"合作"管理体制的体现，"合作"体现在合作医疗基金筹集、管理与监督的全程合作，新农合政策在基金监督方面，还建立了财政日常监督、审计定期监督等政府监督制度和参合农民的公示监督制度。因而，新农合建立了一种政府主导下的多元合作的管理体制。

（四）卫生行政部门下设医保经办机构的经办体制

新型农村合作医疗基金以县（市）为单位进行统筹，条件不具备的地方，在起步阶段可采取以乡（镇）为单位进行统筹，逐步向县（市）统筹过渡；新型农村合作医疗基金由同级卫生部门下设合作医疗经办中心，采取"以收定支、收支平衡、专款专用、专户储存的原则"运营合作医疗基金。

（五）采取指定与市场竞争相结合的"双轨制"方式选择医疗服务方

在新型农村合作医疗有限筹资以及我国农村医疗服务质量落后的限制下，为了参合农民能获得最大的医疗保障回报，2004 年 1 月国务院办公厅转发卫生部等部委联合制定的《关于进一步做好新农合试点工作的指导意见》，规定："各地区要将新型农村合作医疗试点工作和农村卫生改革与发展有机结合起来，大力推进县（市）、乡（镇）、村三级农村医疗卫生服务网的建设"；"县级卫生行政部门要合理确定新型农村合作医疗定点服务机构，制定完善诊疗规范，实行双向转诊制度。"可以看出，卫生行政部门处在"一手托两家"的行政管理位置，一手要托起新

---

① 参见 2003 年 1 月 16 日国务院办公厅转发卫生部、财政部、农业部《关于建立新型农村合作医疗制度的意见》（国办发 [2003] 3 号）。

型农村合作医疗行政管理，另一手还要托起农村医疗服务的行政管理。实践中，各试点县新型合作医疗实施方案或管理办法都纷纷指定，由政府资助并承担一定公共卫生服务职能的村卫生室、乡镇卫生院、县级医疗机构为新型农村合作医疗的定点医疗机构，同时，根据医院级别高低设置累退报销比例，[①] 引导参合农民向村卫生所和乡镇卫生院流动。此外，有些试点县规定符合条件的民办医疗机构可竞争加入定点医疗机构行列。

（六）对参合农民的医疗保障采取社会医疗保险的支付方式

新农合试点政策规定，各试点县(市) 要在大病统筹为主的原则下，积极以大额医疗费用统筹补助为主、兼顾小额费用补助的方式；在建立大病统筹基金的同时，可建立家庭账户；可用个人缴费的一部分建立家庭账户，由个人用以支付门诊医疗费用；个人缴费的其余部分和各级财政补助资金建立大病统筹基金，用于参加新型农村合作医疗农民的大额或住院医疗费用的报销；要科学合理地确定大额或住院医疗费用补助的起付线、封顶线和补助比例。新农合制度覆盖全国后，卫生部门更是指导新农合机构 进行了医保支付方式综合改革，包括住院按病种定额付费、住院按床日付费、门诊总额预付、住院总额预付等，或者是四种支付方式的混合改革。[②]

综上可见，我国新型农村合作医疗制度是由政府创制，政府主导、农民参与组织管理的、多元社会化筹资以解决农民基本医疗风险的初级基本医疗保险制度。是一种参与主体多元、决定因素复杂的制度。

---

① 如贵州省晴隆县 2004 年合作医疗补偿标准为：村卫生室补偿 50%，转诊到乡镇卫生院补偿 30%，经乡镇卫生院同意转诊到县及县以上医院的补偿为 20%。

② 参见陈竺、张茅：《中国新型农村合作医疗发展报告》，人民卫生出版社 2013 年版，第 45 页。

三、新农合制度的初级社会保险特征

新农合制度的参保人制度、筹资制度、待遇制度、管理与经办制度等新农合制度的基本构成要素[1]和关键环节都待完善、拿不定、未定型，存在"初级性"特征，具体表现在以下几个方面。

（一）参保主体范围不确定

新农合政策将参保主体称为"农民"，以户籍作为农民身份和参保主体范围确定的标准。这种基于城乡二元户籍制度的认定标准，在实践中遭遇了城乡经济社会一体化加速转型，工业化、城镇化、农业现代化发展产生了农民工、失地农民、返乡农民[2]等特殊主体，新农合政策努力将他们纳入参保范围；与此对应的是，城镇职工医保和城镇居民医保政策基于保险的大数法则考虑，也纷纷将上述主体纳入参保范围。这些交叉的政策规定，在城乡医保管理分割下，卫生、人社部门各自为政，信息系统不统一，为完成参保率任务互争参保资源，造成城乡居民重复参保。据有关消息，我国 1 亿城乡居民重复参保，财政重复补贴 120 亿元。[3]

（二）筹资调整的非制度化

新农合筹资通过"政府财政补贴形成了低收入和无收入农村居民参加社会保险的缴费能力，由此创新了社会保险的运作模式"。[4] 但是，

---

① 任何社会保障制度都由参保人制度、筹资制度、待遇支付制度、管理制度等基本要素构成。参见覃有土、樊启荣：《社会保障法》，法律出版社 1997 年版，第 109—114 页。

② 返乡农民指原农村户籍人口因就学、服兵役等原因将户口迁出、后又回到原籍居住的农村居民。

③ 参见赵鹏：《我国 1 亿城乡居民重复参保财政重复补贴 120 亿元》，《京华时报》2010 年 9 月 17 日。

④ 杨燕绥：《社会保险法精释》，法律出版社 2011 年版，第 18 页。

筹资组合中，农民筹资和政府补助各交多少，并无保险精算依据，采取了"低水平起步、定额缴纳，逐步探索增长"的策略。2003年新农合制度试点之初，国务院暂定人均筹资水平最低为30元，其中，农民缴纳1/3，政府四级财政补助2/3。随着我国财政收入连年增长，特别是社会主义新农村建设开始，① 中央政府相继五次提高了财政补助标准，已由最初的20元增长到2012年的250元；与此同时，农民的缴费额也增长过三次，由10元增长到2012年的50元。2012年，农民缴纳保险金占比变为1/6，政府四级财政补助比例变为5/6。② 这种筹资调整的非制度化③，农民筹资与财政筹资增长的非均衡化，增长幅度的随机性，不仅脱离基本医疗保险筹资与经济增长，与农民收入增长相衔接的动态增长机制的要求，还缺乏筹资调整决策的法律保障机制。

（三）保障待遇的非基本性

保基本，是社会保险的基本特征。新农合作为一项社会医疗保险制度，要保障参保农民享有"基本医疗"，即指"在农民患病时，能得到

---

①　2008年我国人均GDP国内生产总值达到22698元，经济发展进入中等发展国家水平；2008年《中共中央国务院关于切实加强农业基础建设进一步促进农业发展增收的若干规定》提出："建立以工促农，以城带乡长效机制，形成城乡经济社会发展一体化新格局。"党的十七届三中全会通过的《中共中央关于推进农村改革发展若干重大问题的决定》第一次从国家战略层面明确城乡一体化目标，到2020年基本建立城乡经济社会发展一体化体制机制。参见程水源、刘汉成：《城乡一体化发展理论与实践》，中国农业出版社2010年版，第6—8页。

②　新农合与财政居民医保整合后，每年筹资都在不断提高，2019年，国家医保局下发《关于做好2019年城乡居民基本医疗保障工作的通知》要求，到2019年，人均财政资助每人每年达到520元，城乡居民个人缴费每人每年缴纳达到250元。

③　这一问题还不断改革和完善，2018年7月19日，国务院办公厅关于印发《医疗卫生领域中央与地方财政事权和支出责任划分改革方案的通知》规定，医疗保障主要包括城乡居民基本医疗保险补助和医疗救助明确为中央与地方共同财政事权，由中央财政和地方财政共同承担支出责任。支出责任中央财政根据不同地区分5档10%、30%、50%、60%、80%分担。

提供给他的、能支付得起的适宜的治疗技术，包括基本药物、基本服务、基本技术和基本费用等"①。低水平的、非精算化的筹资决定了新农合医疗保障水平也低水平起步，粗略给付农民医疗保障待遇，并且，新农合的基本药物目录、基本诊疗服务等"基本医疗服务包"的容量较城镇医保小，"绝大部分地区对新农合的报销范围做了较大限定，很多药品和诊疗服务都未纳入报销范围，因而参保农民只能利用基本医疗中的'最基本服务'"。②2004 年，"各地试点，住院费或大额医疗费用报销一般占总费用的 30%左右"。③"2009 年虽然政府加大了投入，报销比例仍然只占农民医疗代价的 40%多"。④2012 年卫生部明确的目标是50%。世界卫生组织提出，一个国家的个人卫生支付比重降到 15%—20%才能够基本解决因病致贫和因病返贫。⑤所以，新农合的待遇支付远远保障不了参保农民的基本医疗需求，充其量只能是"大病补助"。⑥

（四）管理的"单飞"和粗放性

基于对计划经济时期传统农村合作医疗管理的路径依赖，以及对新

---

① 余少祥：《新农合：是大餐？还是鸡肋？——新农村合作医疗发展研究报告》，2011 年 11 月 20 日，见 http://www.iolaw.org.cn/shownew.asp?id=22842。

② 新型农村合作医疗试点评估组：《发展中的中国新型合作医疗——新型农村合作医疗试点工作评估报告》，人民卫生出版社 2006 年版，第 76 页。

③ 邵海亚：《对新型农村合作医疗属性、目标及评价的思考》，《卫生软科学》2006年第 4 期。

④ 王东进：《关于基本医疗保障制度建设的城乡统筹》，《中国医疗保险》2010 年第2 期。

⑤ 参见张晋龙：《十年来医疗费用负担个人支付比例已从 60%下降到 35.5%》，2012 年 3 月 10 日，见 http://www.zkec.cn/news/bencandy.php?fid=112&id=4233。

⑥ 新农合与财政居民医保整合后，每年筹资和待遇水平都在不断提高，2019 年，国家医保局下发《关于做好 2019 年城乡居民基本医疗保障工作的通知》要求，降低并统一大病保险起付线，原则上按上一年度城乡居民（包括农村居民）人均可支配收入的50%确定，政策范围内报销比例由 50%提高至 60%，加大大病保险对贫困人口的支付倾斜力度，贫困人口起付线降低 50%，支付比例提高 5 个百分点，全面取消建档立卡贫困人口大病保险封顶线。

农合社会保障属性的定位，卫生部门被赋予新农合经办和医疗服务管理的双重监管责任，[①] 并单设新农合管理与经办组织体系、信息系统和决策体制。由于新农合发展迅猛，以及参保人数的庞大，凸显经办资源短缺。在卫生部内部，没有专设合作医疗管理司，只是农卫司下面有一个合作医疗处，处里只有几个专职人员。属地化管理的省级医疗保险管理中，卫生厅的农村卫生处承担专业行政管理；农村卫生行政处下设独立事业单位的"新农合管理办公室"，人事权属于卫生行政部门，财权由政府财政拨款；作为专业性极强的新农合办公室，对县级新农合经办进行业务指导。实际管理中，由于新农合的专业性，省级合管办事业单位经常"越俎代庖"地代替农村卫生处制定新农合的行政管理政策。在县级新农合具体经办中，由于专业经办资源的短缺，"临时抱佛脚"从卫生部门借调人员，致使不少地方没有居于"第三方的经办机构"，"而是依托乡镇卫生院——集提供医疗服务与保障经办于一身，自拉自唱，既当会计，又当出纳"。[②] 卫生部门双重管理职责，经办机构人员的临时组成，将本应该处于博弈、制衡关系的医保部门和医疗部门放置在卫生部门管理，为此，有学者批评："提供医疗服务和购买医疗服务正如左手与右手的关系，这种供需合一的管理体制，无异于将狐狸和鸡放进一个笼子，使一些医疗机构不费吹灰之力就攫取了国家给予农民的有限医疗福利。"[③]

（五）与城镇居民医保制度整合模式的多样性

新农合制度构建的 2002 年，正是"我国城乡二元结构改革的分

---

①　参见孙淑云、柴志凯：《新型农村合作医疗制度的规范化与立法研究》，法律出版社 2009 年版，第 197 页。

②　王东进：《关于基本医疗保障制度建设的城乡统筹》，《中国医疗保险》2010 年第 2 期。

③　余少祥：《新农合：是大餐？还是鸡肋？——新农村合作医疗发展研究报告》，2011 年 11 月 20 日，见 http://www.iolaw.org.cn/shownew.asp?id=22842。

界点，之前为城乡二元结构加强甚至固化时期，之后城乡进入加速转型时期，减轻城乡二元结构"。① 在城乡加速转型期，嵌入二元经济社会结构的新农合制度的设计和运行，都遭遇了城乡一体化体制机制加速建设的严峻挑战。一些地方政府，遵循城乡经济社会一体化加速的客观需求，自觉探索城乡医保制度的整合。但囿于地方政策的探索，整合模式多样。据中国卫生经济学会的调研结果，分部分整合模式②、完全融合模式③。完全融合模式又分四种行政管理模式，一是由卫生部门管理，如浙江省的嘉兴市；二是由人社部门管理，如天津市；三是第三方独立管理，如成都市医保局在行政上既独立于卫生部门，也独立于人社部门；四是合作管理，由卫生部门和社保部门合作管理，社保部门负责医保基金的征缴，卫生部门负责对医疗机构的监管和基金结算，如江苏省镇江市。这些地方试验的探索和创新，无疑顺应了时代的要求。但是，各种整合模式利弊兼有，加之卫生部门和人社部门利益博弈，何种管理模式有利于新农合，成了久议不决的问题。

总之，新农合制度建设的历程，是试点先行、循序渐进、摸着石头过河的过程，这种方式固然有它的时代必然性和合理性，以及我国传统政策治理社会的惯性，因此新农合制度是未定型的和初级性的。

---

① 程水源、刘汉成：《城乡一体化发展理论与实践》，中国农业出版社 2010 年版，第 7 页。

② 即新农合与城镇居民医保在统一行政管理资源上实现部分整合，统一经办、统一由卫生部门管理，但是，"两制"基金账户各自独立运行。

③ 即新农合与城镇居民医保两制统一制度、统一经办、统一筹资标准、统一补偿水平、统一行政管理部门。参见王禄生、苗艳青：《城乡居民基本医疗保障制度案例研究：试点实践、主要发现》，卫生部农村卫生管理司、中国卫生经济学会编：《基本医疗卫生制度建设与城乡居民基本医疗保障制度研讨会会议资料汇编》，2011 年刊发资料，第 53 页。

四、新农合建制的经验

中国是农业大国，农民是国民中最大的群体，在社会主义初级阶段下，中国探索建立适应市场经济体制的基本医保制度的最大难题是农民问题。新农合创制走出了一条中国特色的农民基本医保发展道路，其建制经验值得历史铭记，主要有以下几方面。

（一）新农合建立了向基本医保不断升级的初级医保机制

新农合建立了向基本医保不断升级的"初级性"社会化医保机制，与城乡一体化体制机制转型扣合，试验、纠偏、完善，渐进式向基本医保升级，走出了一条中国特色的农民基本医保发展道路，表现在：一是建立了农民缴费、四级财政分担、集体扶持的初级社会化筹资机制，确立了中央财政向中、西部地区分类①转移支付资助农民参保的筹资机制，实现了国家医保福利责任由城市到农村的制度化转变。二是建立了低水平起步、粗略给付、不断提高的医保待遇支付机制。三是建立了卫生部门主管和经办"一手托两家"的初级管理经办机制，在农村医保经办资源严重短缺时期，借用和依赖庞大的卫生人力资源取得了初级发展成果。四是建立了与城镇医保竞争性整合并向基本医保升级的机制，初级性决定新农合建制的开放性，试点伊始，适应农民工流动性的社会结构，就在筹资、待遇支付、经办机制上探寻与城镇医保衔接机制，并逐步改革完善政策，稳扎稳打提升新农合筹资、待遇水平，提高管理经办服务质量，不断向基本医保升级。可以说，新农合是一项伴随城乡一体

---

① 2018年7月19日，国务院办公厅关于印发《医疗卫生领域中央与地方财政事权和支出责任划分改革方案的通知》规定，医疗保障主要包括城乡居民基本医疗保险补助和医疗救助明确为中央与地方共同财政事权，由中央财政和地方财政共同承担支出责任。支出责任中央财政根据不同地区分5档10%、30%、50%、60%、80%分担。

化转型不断改革完善、不断升级的医保制度。

新农合由初级医保向基本医保不断升级的经验，成为转型时期解决农民、非正式从业居民和无业居民社会保险的成功范例，这一经验很快被其后的城镇居民医保制度、新型农村养老保险制度、城镇居民养老保险制度所复制和光大。可以说，新农合超越了基本医保范畴，对整个社会保障城乡转型都起到了深远影响，产生了加快城乡一体化体制机制转型的"战略"效应。

（二）新农合攻克了中国"规模空前"的社会医疗保险覆盖难题

在社会主义初级阶段下，公认中国探索建立适应市场经济体制的基本医保制度的最大难题是农民问题。新农合建制的难度在于社会现实与理想目标之间的差距，转型期更是艰涩叠加：一是新农合制度建设基础十分脆弱，与早期西方工业社会基本医疗保险创制先解决城镇居民、再行解决农民的国家相比，中国农民的绝对数量远远超过任何一个国家，相对数量在世界也是名列前茅，区域差异也是世所罕见；而且，中国农民组织化程度较低、就业不稳定、收入低下、贫困人口集中。二是中国正处于由计划经济体制向市场经济体制转型、从农业社会向工业社会转型的"双重转型期"，宏观政策不确定较多，新农合制度建设环境错综复杂，必须与转型期中国社会分层、公共财政、公共管理、医保经办、医疗服务体系、农民工体制等诸多紧迫的、重大的、争论不休的改革议题"同步进行"。三是新农合建制需要更正中国长期以来相关农民土地保障的价值观念，消除社会排斥、消除城乡差异，以城补乡、以工补农，促进社会融合，树立农民全面发展的医疗保险社会政策的基本价值和理念。转型期中国经济社会的复杂性和特色性问题，导向新农合建制成为一项社会医疗保险攻坚工程：从集中社会医疗保险实务界和理论界的智慧，到艰难达成政治共识；从顶层政策框架设计，到"摸着石头过河"试点，顶层设计与地方创新相结合，政策建制与政策执行互动，渐进性、连续性、系列性推进新农合政策完善，并"以点带面"实现制度覆盖全国；从政策施治，到纳入《中华人民共和国社会保险法》的法治实施；从单行建制实施，到与城镇居民医保整合实施，并且融入 2009年启动的"新医改"综合改革实施。新农合制度建设 17 年可谓波澜壮阔，制度建设的过程不仅集中了各级政府和社会医疗保险界的智慧，更是不断地兼顾发展与公平、协调中央与地方、平衡城乡差距的系统社会工程，创造了中国社会医疗保险建制的辉煌。这种独特之处既是新农合制度建设的难点和关键所在，又是新农合制度建设吸引全世界目光的最大亮点，对世界医疗保障制度的建设也产生了积极影响，世界银行 2005年称新农合建制为"大胆的历史性开端"，2016 年 12 月国际社会保障学会授予中国政府"杰出成就奖"，新农合为之画上浓墨重彩。

（三）新农合是中国推进城乡一体化体制机制的"标志性"制度

新农合建制于新世纪之初，正值中国长期实施的城乡二元体制解冻之时，新农合制度需要覆盖人口基数最大的农民，与早期进入工业社会、解决城镇居民社会医疗保险后再行解决农民社会医疗保险的国家相比，中国农民的绝对数量远远超过任何一个国家，相对数量在世界也是名列前茅，中国城乡差距也远远大于发达国家。新农合制度建设无疑具是鲜明的中国特色，这意味着新农合制度建设走了一条截然不同于欧美社会医疗保险制度城乡一体化的发展道路。新农合制度建设紧密嵌入在城乡二元经济社会体制向城乡一体化的"战略"转型中，其制度创新和渐进性完善贯穿于中国城乡一体化体制机制建设中。自 2002 年新农合创制伊始，深圳、佛山、东莞等地以参保"扩面"至城镇居民的形式，以新农合制度为基础创建了统一的城乡居民医保制度；2007 年城镇居民医保顶层政策出台后，各地就自发探索新农合与城镇居民医保整合，并推进整合城乡居民医保顶层政治共识之达成，2012 年党的十八大报告号召推进新农合与城镇居民医保制度整合；2016 年 1 月 3 日，国务院在总结地方自发整合城乡医保制度经验教训的基础上，出台了《关于整合城乡居民基本医疗保险制度的意见》，明确了整合的"路线图"和"时间表"，自上而下全面推进整合新农合与城镇居民医保，力图解决城乡居民社会医疗保险制度的二元结构问题。可见，新农合制度建设过程本身就是一场拆除城乡社会医疗保险"分割"壁垒、追求再收入分配公平和渐进性实现城乡一体化的过程。

（四）新农合是我国政府公共管理现代化转型的"制度性"载体

新农合作为一项政府主导的公共事业，其制度建设凸显了政府公共管理的内容和灵魂。特别是新农合创制开启我国政府为农民承担社会保险责任的"新纪元"，逐步建立起了政府公共管理由城市向农村转型、由国家管理到社会治理转型的系列体制机制，成为我国政府公共管理现代化转型的典型"制度性"载体。诸如，一是新农合制度明确了县级以上政府将新农合纳入经济社会发展规划，确立了政府在农民社会医疗保险事务中的责任主体制度，实现了政府社会保险责任由城市到农村的转变。二是新农合建立了农民缴费、四级政府财政分担和集体扶持的筹资机制，实现了国家福利责任由城市到农村的制度化转变。三是新农合建立了中央政府筹资向中、西部地区倾斜的机制，确立了政府向中、西部农民健康福利倾斜支持的转移支付机制。四是新农合制度建立了"部级联席会议制度"，建立了中央和省级的"技术专家组制度"，建立了县级新农合基金统筹单元的"管理委员会制度"，初步形成了常态化、社会化、专业化、民主化的社会医疗公共治理决策机制，实现了社会保险公共事务决策由政府到社会的转变。五是建立医保与医疗服务统筹管理体制，促进新农合医疗保障与农村医疗服务体系的良性治理等等。新农合政府公共管理转型的有效性，保证了新农合制度落地，取得了保障农民健康权利很好的社会效应，彰显了党和政府执政为民的政治效应。新农合制度为此成为解决我国非正式从业居民和无业居民社会保险的成功范例，很快被其后产生的新型农村养老保险制度、城镇居民社会医疗保险制度、城镇居民社会养老保险制度所复制和光大，产生了广泛的加快城乡一体化体制机制的"战略"转型效应。

第二编
合作医疗制度变迁的逻辑和理路

  中国农村合作医疗制度 70 年变迁，农村合作医疗制度的"参保、筹资、待遇、管理、经办、监督"等核心要素机制与宏观经济社会体制变革互动和扣合，不仅构成了合作医疗制度 70 年演进和变迁的微观图景，还形成了合作医疗制度变迁的逻辑理路，通过各个要素机制的渐进性变革，积累变量，最终整体推进合作医疗制度变迁。

第三章

中国农村合作医疗制度变迁的逻辑

从新中国成立初合作社时期互助共济背景下农民自发探索社区互助合作医疗，到人民公社时期集体经济体制下的强制集体福利保健制度，从改革开放初期市场经济体制改革下治理真空造就低效非均衡的合作医疗，到城乡一体化初期政府承担积极责任的初级社会医疗保险，直至城乡一体化加速时期整合统一过程中的过渡型社会医疗保险，中国农村合作医疗制度走过了跌宕起伏的 70 年。其创制主体从基层自发探索到顶层政策设计，参保对象从合作社社员到全体城乡居民，筹资机制从社区互助共济到社会统筹分担，治理机制从"俱乐部"式农民自治到"大部制"式医保局统一管理，经办机制从微型社区民主协商经办到国家设立专门机构统筹经办，保障水平从初级医疗保健向基本医疗保障升级，建制形式从自治章程到社会政策再到法制。如今，恰逢合作医疗制度作为单项医保制度的历史使命终结之际，但改革未有穷期，制度变迁一直在路上，站在新的历史起点上对合作医疗制度变迁逻辑进行分析和总结，是新时期全民医保制度发展和完善的必然之举。

历史演进过程决定合作医疗的制度形态、制度性质，要理解现在、展望未来，必须重新认识过去。① 统观学术界已有的研究，论述合作医疗制度变迁成果众多，但是，大多集中于梳理变迁历程，乏见对合作医疗制度变迁逻辑的分析，更鲜见对 70 年制度变迁逻辑理路进行长时段、全方位、系统性论证。基于此，本书借助历史制度主义的分析视角，从整个 70 年合作医疗的要素制度结构与中国经济社会政治宏观环境相扣合的逻辑出发，在 70 年的历时性变迁中透析合作医疗整体制度的嬗变逻辑，以期为进一步完善中国农村社会保障制度和统一城乡医保制度改革提供智识。

一、农村合作医疗制度变迁逻辑的解释框架：历史制度主义范式

反思批判传统制度主义和行为主义、吸收借鉴理性选择理论和社会学制度主义的基础上形成的第一个新制度主义流派②，历史制度主义界定"制度"为"嵌入政治体制、经济组织或社会文化中的正式或非正式程序、规则、规范和惯例"③，并"通过中间层次的制度来联结宏观层面上的经济社会政治背景和微观层面上的政治行为"④。制度变迁是一系列制度均衡调整和重塑的过程，基于历史制度主义范式审视合作医疗制度变迁，既要重视宏观经济社会政治环境对合作医疗制度结构的制约，亦

---

① 参见卢现祥：《新制度经济学》，武汉大学出版社 2004 年版，第 30 页。

② 参见 James G.March, Johan P.Olsen, *The New Institutionalism: Organizational Factors In Political Life*, American Political Science Review, 1984, vol.78, pp.734-749。

③ 彼得·豪尔、罗斯玛丽·泰勒：《政治科学及三个新制度主义》，《经济社会体制比较》2003 年第 5 期。

④ 何俊志：《结构、历史与行为——历史制度主义对政治科学的重构》，复旦大学出版社 2004 年版，第 29、228—232、236 页。

要重视行为主体与合作医疗制度结构在制度变迁中的联动关系，重点关注宏观环境及行为主体如何在具体的制度演进过程中发挥作用并共同塑造出某种政治结果。同时，历史制度主义强调现在与未来的发展取决于过去的选择，而过去只有在制度演进的过程中才能被深刻理解[1]，主张在历史中分析制度变迁的根源，用长时段的视角来解释发生在均衡状态中的历时性制度变迁，为合作医疗制度变迁提供了一种穿越时代、跨越地域的观察理论和方式，凭借"均衡断裂"和"路径依赖"成为合作医疗制度变迁的主流分析方法。

（一）宏观环境：为合作医疗制度变迁提供动力和源泉

历史制度主义强调将制度放在特定环境下加以考察，突出经济、社会、政治宏观环境在制度变迁中的重要作用。第一，医疗保障支撑国民健康，国民健康关系国运。[2]中国是农业大国，农民是国民主体，在城乡二元体制下，农民为国家建设作出巨大贡献的同时，其生活状况和社会保障与城镇居民相去甚远，为农民提供医疗保障制度是各项社会保障制度的重中之重。第二，包括合作医疗制度在内的所有社会保障制度，是"将国家领导和社会力量结合在一起发挥作用的政治制度"[3]，具有政治塑造性，其制度设计理念体现了国家的治理理念，合作医疗制度的发展变迁与政府的重视程度和支持力度休戚相关。第三，作为一项"用经济手段、解决社会问题、实现政治目标"的农村社会保障制度之一，合作医疗制度是再分配的重要工具，参保主体、资金筹集、管理经办、待遇支付等核心要素机制的发展，与计划经济向市场经济体制转轨、城乡

---

① 参见 John Ikenberry, *Constitutional Politics in International Relations*, European Journal of International Relations, 1998，Vol.4, p.2。

② 参见孙淑云：《改革开放 40 年：中国医疗保障体系的创新与发展》，《甘肃社会科学》2018 年第 5 期。

③ ［德］汉斯·察赫：《福利社会的欧洲设计——察赫社会法文集》，刘东梅、杨一帆译，北京大学出版社 2014 年版，第 20、22 页。

二元结构向一体化转型嵌连耦合，无不关涉城乡社会分层、财税体制、收入分配与再分配、中央与地方财权事权划分、医疗服务体系等诸多方面的体制机制改革。因此，合作医疗制度是特定历史环境的产物，其制度变迁与国家经济体制、社会结构、社会背景，以及医疗服务体系共同构建的宏观环境内在扣合，这种宏观环境为合作医疗制度变迁提供动力和源泉。

（二）制度 ① 结构：为合作医疗制度变迁提供突破点和契机

每一阶段的新制度一旦形成，其自我强化机制促使新制度不断巩固甚至锁定，遵循既有路径循序渐进发展，在一定时期内保持均衡，直至新危机出现。历史制度主义关注动态的制度冲突，倾向于将合作医疗制度变迁归结于宏观环境以及制度的责任主体对合作医疗制度结构内部造成的压力冲突，从而引发既有制度均衡断裂，为实现可持续发展，必须对制度结构进行适时动态调整，从而引发合作医疗制度由非均衡向均衡状态变迁。中国农村合作医疗制度变迁的全过程与我国经济社会政治体制改革变迁相扣合，与合作医疗制度的责任主体价值偏好和利益诉求相关联，其制度设计理念、参保主体、基金筹集、管理经办、待遇支付等各个要素机制紧密嵌入在政治经济社会体制改革的宏观环境，以及制度责任主体的自觉选择中，任何一个要素制度环节，都会因宏观环境和制度责任主体变化而进行相应调整，并积累变量，从而对其他要素制度环节产生旧均衡调节之突破。

（三）行为主体：为合作医疗制度变迁提供价值和理念

"历史制度主义如果不能包括某种动态的行动者概念以及政治冲突的重要角色，那么就不能对制度变迁提供足够的解释。"[2] 在制度变迁过

---

① 历史制度主义强调制度在政治生活中的重要作用，其内涵既包括促进合作医疗产生的各项制度的总和，又专指合作医疗制度本身，但此处所指制度仅为合作医疗制度本身。

② Colin Hay, Daniel Wincott, *Structure, Agency and Historical Institutionalism*, Political Studies，1998，p.952.

程中，常常通过对现存利益格局的分析影响制度的责任主体，即行为主体的理念和价值偏好，引导行为主体重新审视既有制度，并在此基础上完善或变革以实现个人或团体目标。因此，合作医疗制度的变迁是以制度的责任主体，即行为主体的理念、价值偏好和利益诉求为方向、行动纲领等，来推动制度结构不断优化的过程，亦是各行为主体之间利益诉求、博弈，直至形成共识性决策的结果。本书涉及的行为主体主要指对构建合作医疗制度起主导作用的利益主体，各种利益主体在特定历史时期发挥主导作用，包含政府（国家）、农民、社队集体以及乡村医生、乡村医疗服务机构等。在一定情况下，政治权力的优先性和社会资源力量的对比会包含某些非自愿性成分，拥有较大权力和掌握较多资源的主体在理性支配作用下，结合自身理念、价值偏好和利益诉求，对制度变迁的影响无疑较大，并运用与其他相关主体之间权力的非对称性，迫使其他主体接受并服从既定制度，进而为推动制度变迁提供激励和机会。

二、新中国成立70年农村合作医疗制度结构及其性质变迁的历程

根据合作医疗制度变迁时间、制度结构的要素机制和制度性质，宏观上将合作医疗制度70年发展历程划分为五大阶段。

其一，合作社时期，合作医疗制度是在生产资料互助的合作社基础上，通过自下而上的合作社制度的诱致性变迁而产生了合作医疗制度。它是由农民自发组织、自愿联合、自筹资金，以合作社为组织主体和筹资单元，通过合作社社员的互助共济形成保障基金，为合作社社员提供初级医疗卫生保健的一种医疗保障制度。这一时期的合作医疗制度以合作社社员为参保主体，由社员自愿缴纳保健费、合作社社区医务人员集资，以及合作社公益金共同组成合作医疗基金，构建社员互助共济筹资

机制① 以抵御疾病导致的经济风险，避免传统家庭自给性保障的分散性和脆弱性。由农民代表、基层干部、社区医务人员组成合作医疗管理委员会，在"微型社区"内部，对合作医疗日常事务进行管理和监督，形成了"俱乐部"式农民自治机制。② 对农民提供"自医自防不自药"的基本医疗卫生保健。这种微型社区互助合作医疗制度，改变了原来自费看病的医疗结构，构建了第三方合作社社区医疗保健组织加入的医疗保障关系，暂时结束了农民自费看病的历史，使农村有限的医疗卫生资源呈现"帕累托最优"配置，真正做到了"无病早防，有病早治，省工省钱，方便可靠"③，绝大多数农民进入"基本看得起病"的行列。

其二，人民公社时期，合作医疗制度依附大型公社集体经济，遵循既有的路径依赖，诱致性变迁为一种具有集体福利性质的医疗保健制度。这一时期的合作医疗，通过"政社合一"、"医社合一"的人民公社体制，强制性地将剩余产品分配用于社员的医疗卫生保健，全体人民公社社员是集体福利分配的被动接受者。资金筹集上，掌握分配权的社队集体经济在发放社员年终收益时，提前扣除合作医疗费上缴大队，形成合作医疗资金的主要来源，而几乎不占有任何生产资料的社员则象征性投入一小部分资金。因此，依靠农民个体自愿互助的筹资机制被强制性预留扣除方式所取代，从而有效避免社员自愿缴纳参合费的逆向选择。管理体制上，人民公社包揽一切的体制深入合作医疗治理之中，组建由卫生行政部门主管，既提供基本医疗保健服务，又负责合作医疗资金筹集、管理经办、监督的公社卫生院，实行"医社合一"的管理体制，在

---

① 参见孙淑云、任雪娇：《中国农村合作医疗制度变迁》，《农业经济问题》2018 年第 9 期。

② 参见孙淑云、任雪娇：《中国农村合作医疗制度变迁》，《农业经济问题》2018 年第 9 期。

③ 张自宽：《亲历农村卫生六十年》，中国协和医科大学出版社 2011 年版，第 283 页。

福利集体所有的条件下，合作社时期"俱乐部"式农民自治，演变为人民公社"医社合一"体制下的多层级集体福利治理机制①。待遇给付上，公社卫生院负责全公社的医疗保健服务和社员的一般疾病诊疗，生产队的卫生室及赤脚医生负责本生产队的简单医疗卫生保健；政府通过振兴中医、利用中草药和自制药及培养赤脚医生的途径，以较小投入有效地满足了农民的医疗服务需求，极大地提升了农民的医疗保健水平，获得农民"天灾靠人民公社，人病靠合作医疗"②的高度赞扬。20 世纪 70 年代末，合作医疗覆盖率达 90%，中国已然成为世界上第一个在全国范围内建立起合作医疗制度的大国。

其三，改革开放初期，政府对合作医疗责任的"全面收缩"，导致合作医疗因参保主体不稳定、筹资机制不明确、管理经办体制未建立而处于低效有的甚至无效的非均衡状态。就参保主体而言，土地所有权与经营权分离使得农民在生产经营上获得更多自主权，有机会从土地中解放出来并向非农产业转移，乡镇企业改制和城镇化也为"农民非农化"提供了重要条件③，农民由互助合作走向流动和分散，参保意愿由强制性变迁为自愿性。从筹资机制看，"以个人缴费为主，集体予以扶持，政府适当支持"的政策，不仅模糊化了集体和政府的筹资分担责任，更为农民个体的逆向选择提供了便利。这一时期，国家未明确规定公共卫生支出项目和投资政策，各级财政仅象征性投入少许资金；集体扶持因社队集体经济的解体而消散，缺乏强制参保和筹资支撑的合作医疗成为无源之水。从治理机制看，"医社合一"的管理经办体制随人民公社

---

① 参见孙淑云、郎杰燕：《中国农村合作医疗治理六十年变迁》，《甘肃社会科学》2017 年第 1 期。

② 张自宽：《合作医疗好处多——麻城县乘马区卫生院所长座谈合作医疗情况纪要》，《卫生部湖北农村卫生工作队简报》1966 年第 4 期。

③ 参见张明霞：《新中国成立以来农民身份变迁论析》，《求实》2012 年第 10 期。

体制的解体不再有效，国家也未对新组建的村委会自治组织负有管理和经办合作医疗相关事务的责任，合作医疗缺乏治理主体。体制机制的不匹配导致合作医疗制度变迁困难，合作医疗制度的覆盖率由鼎盛时期的92.8%猛降至 1989 年的 4.8%。即使 20 世纪 90 年代卫生部及其他政府部门、世界卫生组织、世界银行、美国兰德公司等国际组织在小范围内进行改革试点及跟踪研究，尝试恢复和重建合作医疗，但是结果却不尽如人意，制度结构尚未定型，覆盖率仅提升至 10%，难以适应市场经济宏观环境。

其四，城乡一体化初期，为摆脱"城乡分治，一国两策"的公共政策与公共物品安排制度①，中央政府在总结传统合作医疗重建的经验和教训基础上，以顶层政策和强制性制度变迁之力，为具有农村户籍的非正式从业者、无业者的农村居民建构了新型农村合作医疗制度，确立了"初级性"②社会医疗保险机制。一是建立了农民个人缴费、四级财政资助和集体扶持相结合的初级社会化医保筹资机制，明确了中央财政向中西部地区转移支付的责任。二是建立了卫生行政部门主管、相关部门协同的初级医保管理体制。三是建立了社会化、属地化的初级经办机制，以县（市）为统筹单位，按照"以收定支、收支平衡、专款专用、专户储存"的原则管理运营新农合资金。四是构建了合作医疗监督委员会、人大监督、审计监督、民主监督等多元监督机制，对资金的管理和使用进行监督③。五是形成了"以大病统筹为主，家庭门诊账户为辅"的低

---

① 参见陆学艺：《农村发展新阶段的新形势和新任务——关于开展以发展小城镇为中心的建设社会主义新农村运动的建议》，《中国农村经济》2000 年第 6 期。

② 初级性是指新农合制度的成长性和未定型，具体表现在新农合筹资的低水平和筹资调整的非制度性、保障水平的非基本性、管理的粗放性与单飞。详见孙淑云：《中国基本医疗保险立法研究》，法律出版社 2012 年版，第 70 页。

③ 参见孙淑云、任雪娇：《中国农村合作医疗制度变迁》，《农业经济问题》2018 年第 9 期。

水平起步、粗略给付的初级医保待遇支付机制。新农合以强制性变迁从制度非均衡再次走向均衡，基本实现了农村地区的全覆盖，不仅减轻农民的看病负担，而且提高了农民的健康水平，对缩小城乡发展差距和促进基本公共卫生服务均等化均具有重要作用。但是，这一时期的新农合是一项成长中、未定型的医保制度，筹资标准的低水平、筹资调整的非制度性、管理的粗放性、经办机构的非独立性、监督机制的非制衡性、保障待遇的非基本性等，要求新农合亟待向基本医保不断升级。

其五，城乡一体化加速时期，人口流动、职业变换、身份转化比以往任何时期都更加频繁，以户籍为"标尺"分割建制的新农合与城居保制度，难以适应城乡居民频繁流动的医疗保障公平享受的需要。消弭城乡二元"鸿沟"、推动城乡一体化建设的背景下，建立公平可持续的城乡基本医保制度是大势所趋。几乎与城乡医保"分割"建制的同一时代，我国自下而上、自上而下开始推进城乡基本医保制度整合统一，新农合逐渐由初级社会医疗保险变迁为过渡型的社会医疗保险，渐次进入定型、稳定与可持续发展阶段。参保对象上，打破城乡户籍认定标准，以城乡居住证为标准识别参保人。资金筹集上，统一城乡筹资标准，明确筹资分担比例，逐步建立筹资标准与经济社会发展水平、财政收入水平和城乡居民人均可支配收入相挂钩的制度化动态增长机制[1]。管理经办上，2018 年组建国家医疗保障局，统一管理体制，在《社会保险法》原则性、综合性、概括性规定的基础上，细化医保管理和经办的行政立法和政策体系。待遇支付上，统一基本医保三大目录，扩大支付范围，实行"住院统筹＋门诊统筹"；并且，逐步提升统筹层级以增强医保基金互助共济能力，保障适度、持续性强的城乡居民统一的医保待遇支付

---

① 参见国务院 2016 年 1 月 12 日发布的《关于整合城乡居民基本医保制度的意见》（国发〔2016〕3 号）。

机制正在形成。

三、基于历史制度主义范式的中国农村合作医疗制度变迁逻辑

回顾中国农村合作医疗70年嬗蜕，几经周折，新中国成立初至改革开放前的二十余年，在一个缺乏医疗保障传统的中国，首创了以互助共济的农民医疗保健制度，最深刻的意义在于，政府深刻认识到医疗保障对于国家治理具有重大意义，并进行政治干预。改革开放后的前二十余年，是反思合作医疗政策并企图恢复重建的阶段，由于缺乏经济社会政治条件和行为主体的强力支持，这一阶段的探索并未成功，合作医疗在曲折中前进。由此表明，维持合作医疗制度结构平衡，应嵌入在适宜的宏观经济社会体制中；同时，行为主体的理念和行动在制度变迁中的重要作用不可或缺。2002年至今，政府承担积极责任的新农合作医疗制度取得巨大成就，在与城居保进行整合和统一过程中，为实现统一的全民医保而努力。在70年的制度变迁过程中，合作医疗阶段划分的关键节点与覆盖率的拐点大致吻合，呈现"马鞍式"的发展形态（见图3—1）①。透过跌宕起伏的覆盖率不仅能看出合作医疗发展的曲折性和渐进性，也可以窥探出其独特的变迁逻辑。

---

① 鉴于合作医疗制度是中共领导下农民自发创造的产物，且面对合作内容合医合药、合医不合药、合药不合医及管理形式村办村管、村办乡管、乡办乡管的复杂性，统计数据存在一定缺失。自2007年城居保制度建立之时起，城乡居民基本医保制度整合陆续展开，2012年中央顶层推进基本医保制度整合，因此自2007年起部分地区合作医疗制度被城乡居民基本医保制度所取代，合作医疗覆盖率出现下降趋势。图3—1由既有统计数据绘制而成。（资料来源：中华人民共和国国家统计 http://data.stats.gov.cn/search.htm?s= 合作医疗；World Bank, China:The Health Sector, 1984, p.155；中华人民共和国卫生部网站资料库；世界卫生组织网站 http://www.who.int/zh/；中国卫生统计年鉴；中国经济与社会发展统计数据库 http://tongji.cnki.net/kns55/brief/result.aspx?stab=shuzhi&t=1&f=1&tt= 合作医疗）

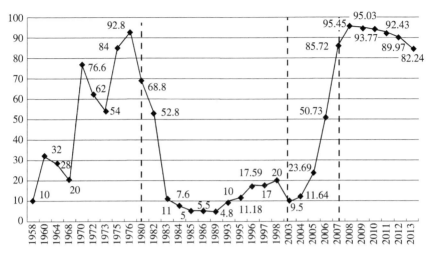

图3—1　合作医疗制度覆盖率统计图（%）

（一）"宏观环境—制度结构"的变迁逻辑：与宏观环境桴鼓相应的制度变迁

中国农村合作医疗制度变迁的历次选择和设计，都根植于中国宏观经济体制、社会结构及政治社会环境中，其产生、发展、衰落、复兴以及与城镇医保的整合全过程，都与计划经济向市场经济转轨、城乡二元结构向一体化转型、集权政治向民生政治转变的宏观环境存在紧密的耦合关系。传统合作医疗制度创立前，低层次的经济发展水平和互助机制的缺乏，决定了广大农村只能依靠血缘纽带建立家庭保障，农民看病实行"家庭自费"。在国家集中力量进行社会主义工业化建设，在农村医疗保障和土地保障不足的情况下，经济合作社互助共济经验的积累，成为农民自发创制合作医疗制度的有利条件。人民公社时期，之所以出现合作医疗"一片红"的大好局面，在制度环境上与人民公社"政社合一"、"医社合一"体制、农村三级预防保健网络和集体经济组织的发达密切相关。改革开放初期，市场经济体制改革、人民公社体制解构、"二元社会中国"的存在，客观上促使合作医疗赖以生存的宏观环境发生根本性转变，合作医疗难以为继。城乡经济社会体制从二元分割走向一体化，以及农村地区医疗保障长期缺失"倒逼"新农合制度产生，作为城乡一体化的重要内容，打破城乡居民基本医保二元分割格局，走向城乡统筹规划、统一标准、统一管理、统一经办的法治化整合型基本医保是大势所趋。

（二）"行为主体—制度结构"的变迁逻辑：多元主体角色转换的制度变迁

在中国农村合作医疗制度发展的各个阶段，主导制度变迁的行为主体在排序、强度和频率等方面存在差异。合作社时期，农民和互助经济组织发挥主体作用。人民公社时期，国家（政府）的行政动员、社队集体经济的鼎力相助、县乡村低成本医疗服务体系、农民的积极参与共同推动了人民公社时期合作医疗的发展和繁荣。改革开放初期，社队集体经济解体、市场化的医疗服务价格攀升、农民参与意愿下降的多元主体非合作博弈，共同导致合作医疗制度重建艰难。城乡一体化初期，政府干预回归并承担积极责任、医疗机构服务能力提升以及农民积极配合的多元主体合作博弈，成为新农合制度建立的重要条件。城乡一体化加速时期，政府内部的人社部门和卫生部门之间医保管理权的博弈，导致城乡基本医保制度整合滞涩艰难。

1. *政府*

合作医疗在某种程度上是政治共同体的体现，它的发展变迁与政府的重视程度和支持力度休戚相关。体现在两个方面：一是合作医疗相关法律法规与政策文件的多寡。作为权威性公共权力主体，政府对合作医疗的重视程度可以通过法律法规和"通知、意见、指示"等政策文件的多寡来体现。据笔者统计，70年来中央先后出台合作医疗相关法律法规、政策文件126项，合作医疗覆盖率基本与当期文件数量呈正相关关系。二是国家财政占合作医疗筹资的比重。为农民提供基本医疗保障是历届政府不可推卸的责任，不仅在组织和政策上给予充分支持，财政上也应予以配套投入，且财政投入的数量和比率随经济发展水平、财政收入增长幅度和物价上涨指数而相应提高。合作医疗制度初创和改革开放初期国家财政支持城乡失衡，政府在合作医疗筹资中出现"断层"，致使这两个阶段合作医疗覆盖率较低。20 世纪 90 年代，中央政府划拨专项资金 9500 万元、全国 28 个地方财政提供配套经费 25 亿元对其进行扶持，合作医疗覆盖率逐渐回暖。2005 年至 2007 年，央地财政对新农合的补助总额分别从 5.4 亿元和 36.9 亿元增长到 113.5 亿元和 212.4 亿元①，为新农合的大发展大繁荣奠定了经济基础。

2. 农民

"经济活动中的农民是精明的、讲究实效和善于盘算的"②，是否参加合作医疗取决于参保的收益与成本之差，因此，中国特有的农民理性③的扩张造就举世公认的"中国奇迹"。④ 在合作医疗制度变迁过程中，农民推动作用最强的时期，正是政府介入最为薄弱的时期，当国家力量未能覆盖农村医疗保障时，基于生存需求的农民采取"俱乐部"式的互助共济来为自身谋福利、保健康。20 世纪四五十年代，"家底薄、生活差、体质弱，小病拖、大病扛，生命、保健无保障"⑤ 的农民，在

---

① 上世纪 90 年代以及 2005—2007 年央地财政对新农合的补助数据由《中国统计年鉴》及历年新农合统计数据整理而来。

② [美] 西奥多·舒尔茨：《经济增长与农业》，郭熙保、周开年译，北京经济学院出版社 1991 年版，第 13 页。

③ 农民理性是农民在长期的农业生产环境中通过自身及其前辈的活动经验形成的意识、态度和看法，它们不是来自于经典文献，而是来自于日复一日的日常生产和生活。

④ 参见徐勇：《农民理性的扩张——"中国奇迹"的创造主体分析》，《中国社会科学》2010 年第 1 期。

⑤ 张自宽：《合作医疗好处多——麻城县乘马区卫生院所长座谈合作医疗情况纪要》，《卫生部湖北农村卫生工作队简报》1966 年第 4 期。

微型社区内部共同集资，选择具有医疗保健技术的人提供医疗服务，以最小的投入改善了缺医少药局面和分散疾病风险。1955 年合作医疗制度在山西省高平市米山乡正式产生，这一创举是对传统社会农民"狭隘保守、目光短浅、缺乏向心力和自主性"负面存在①的一次猛烈回击。在新农合制度实施过程中，随着农民对政策理解和认知程度的日益加深，参保态度由"消极抵抗"逐渐转变为"积极应对"，参保意愿逐渐增强。

3.医疗服务机构②

作为农村医疗服务的供给方，医疗机构具有公益性与营利性共存、专业性与垄断性并重的特点。计划经济时期，赤脚医生用"土方土法"治疗本地病，国家定期给予医疗机构定量的财政补贴以维持正常运营，更多的体现公益性特点。市场经济体制改革初期，赤脚医生演变为自食其力的乡村医生，趋利性的医疗机构成为追求自身利益最大化的市场成员，集体办医、个体办医层出不穷，支撑合作医疗制度发展的配套资源发生深刻改变。囿于医疗服务技术的专业性、垄断性和医疗供需双方的信息不对称性，加之政府监管不力，在医疗服务供给领域存在"市场失灵"，供方诱导需求比比皆是，导致农民就医费用迅猛增长。与此同时，传统农村合作医疗因筹资断裂、治理真空而让农民重返自费医疗。新农合规定参合农民发生就医行为时，必须到定点医疗机构接受治疗方能享受相关待遇支付；卫生行政主管部门"一手托两家"的管理体制，尚未对定点医疗机构的不合理行为进行有效约束，农民看病就医负担依旧较为沉重。2018 年，统一城乡医保"大部制"管理机构——国家医疗保障局成立，城乡一体化的医保管理和经办运行机制还在探索中。

---

① 参见李里峰：《乡村精英的百年嬗蜕》，《武汉大学学报》（人文科学版）2017 年第 1 期。

② 新农合制度实施以后主要指定点医疗机构，包括村级卫生室、乡镇卫生院和县级定点医疗机构等。

（三）"创制理念—制度结构"的变迁逻辑：遵循"互助共济"理念的制度变迁

疾病是"人类面临的诸多社会风险中危害最严重、涉及面广、纷繁复杂、直接关系到人类生存权利的一种特殊风险"[1]，由疾病风险带来的生存和经济不安全之状态影响重大，且时有发生。合作社时期，农村医疗卫生资源匮乏，医疗保健水平低下，疾病带来的主要是生存风险而不是经济风险，因此，在合作社体制下，理性的农民为谋求健康保障，开创了以互助共济形式解决农民医疗保障问题的先河。人民公社时期，互助共济的范围从合作社微型社区扩大到大型社队集体。新农合创制，政府将互助共济范围进一步扩大至农村社会互助，形成初级社会医疗保险制度，不仅解决农民因疾病带来的生存风险，更为遭际疾病及其治疗的经济风险时提供经济安全保障。城乡一体化加速时期，再次将互助共济的范围扩大为城乡居民互助，试图在县级统筹的基础上提高统筹层次，以进一步扩大互助共济范围，实现更大范围内的互助共济，促进城乡基本医保一体化和城乡居民医保的均衡协调发展。尽管合作医疗制度一直在制度变迁的存续中发展，且每一阶段存在不同的发展目标，在路径依赖惯性下，自始至终都通过"互助共济"的方式达到"减轻农民看病负担"的目的，制度创设的初衷和"维护公民基本健康权利"的理念一直被坚守。

（四）变迁方式分析：合作医疗制度的演化与变迁

1. 遵循既有路径依赖的渐进式制度变迁

中国农村合作医疗制度变迁并非一蹴而就，而是在一定的经济社会政治宏观环境下，多方行为主体在有限理性支配下，依赖旧制度的逻辑和路径，吸收借鉴新经验而进行的循序渐进式调整。人们过去作出的选

---

[1]　王保真：《医疗保障》，人民卫生出版社2005年版，第8页。

择决定了其现在可能的选择，路径依赖是合作医疗制度变迁过程中无法绕开的重要问题。但是，一方面，不同时期不断涌现的新情况、新问题给予合作医疗制度以重大挑战，为应对挑战和适应新的生存环境，必须对合作医疗制度进行渐次创新，实现制度发展的与时俱进。另一方面，路径依赖下传统桎梏的顽固性与非易性无疑增加了合作医疗制度变迁的难度。因此，在路径依赖的惯性下，合作医疗制度变迁的方向和速度均受限制，通过不断探索、试错、纠错和完善逐渐突破传统路径依赖的羁绊，呈现连续、缓慢、渐进性的变迁特点。

2. 诱致性与强制性相辅相成的制度变迁

在林毅夫看来，制度变迁存在两种方式：诱致性制度创新和国家强制性干预。其中，"诱致性制度变迁是由个人或一群个人在响应获利机会时自发倡导、组织和实行制度变更或替代的过程"①，微观的个人或群体是制度变迁的主体，是一种自愿行为。与此相反，"强制性制度变迁由政府命令和法律引入和实行，国家是制度变迁的主体，是一种自上而下的强制行为。"② 当某一不均衡制度严重影响行为主体的利益，且进行制度变迁的成本小于收益时，行为主体即产生推动制度变迁的动机，在外界环境适宜条件下，新制度被创造或旧制度被更新。传统合作医疗制度的生成就是在"一国两策"的城乡二元福利体制下，理性的农民深知制度变迁的收益高于成本，为实现"基本看得起病"的目标而自发组织、自愿联合、自筹资金进行的自下而上诱致性制度变迁。但诱致性变迁并不能改变所有的制度非均衡状态，当制度环境发生改变，诱致性制度变迁难以为继时，国家强制干预并通过新一轮的制度变迁可重新实现制度

① 林毅夫：《关于制度变迁的经济学理论——诱致性变迁与强制性变迁》，见《财产权利与制度变迁——产权学派与新制度学派译文集》，三联书店 1991 年版，第 384 页。

② 林毅夫：《关于制度变迁的经济学理论——诱致性变迁与强制性变迁》，见《财产权利与制度变迁——产权学派与新制度学派译文集》，三联书店 1991 年版，第 384 页。

均衡，如人民公社实行的强制性社区医疗福利保健制度。强制性制治变迁凭借"时间短、力度大、见效快"的优点广受政府青睐，诱致性制度变迁能够充分调动各微观主体的积极性并弥补强制性制度变迁所造成的效率损失，因此两种变迁方式各有千秋。2002 年创制的新农合，其制度变迁明显兼具诱致性与强制性的双重特点，既保留微观主体"自愿参加"的自主性，又具备政府领导、组织、行政推行的强制性因素。综上所述，合作医疗制度的变迁方式由诱致性制度变迁转向强制性制度变迁，继而转为诱致性与强制性相结合的制度变迁方式。

四、新时代中国农村合作医疗制度的发展趋向

中国新农合制度经过二十余年整合和统一的制度变迁，目前已经发展成为城乡居民经办医疗保险制度。今日之中国，全民族皆翘首以盼统一的全民基本医保法律出台，普惠公平的全民基本医保制度理应成为治国理政的重要部分，成为国家治理持续性发展的"调节剂"和"稳定器"，成为衡量中国社会保障事业达到新高度的重要标志。但是，在经济、社会和政治全面转型的新时代，与城乡居民基本医保制度的全覆盖相伴而生的是，城乡居民对医疗保障需求的持续加速释放，城乡居民基本医保制度不充分、不平衡的发展与城乡居民日益增长的医疗保障需求之间的矛盾日益凸显。因此，为了适应新时代城乡基本医保发展的新要求，站在历史制度主义的视角上，遵循"互助共济"理念的同时，亟须从以下三方面发力，助推城乡基本医保制度建设成"更加公平、更可持续、更加成熟、更加定型"[1] 的"四更"医保。

---

[1]　党的十八大和十九大报告提出，新时代建设"更加公平、更可持续、更加成熟、更加定型"的"四更"社会保障体系是社会保障制度建设的目标。

第一，优化整合和统一城乡基本医保制度的宏观环境，制定法治化的整合型基本医保制度，促进基本医保法治化发展。在基本医保制度城乡分割建设过程中，部分地方政府根据城镇化发展的需要，已实现区域局部多模式的整合型城乡医保立法。2010 年《社会保险法》的出台拉开了整合基本医保全国性立法的序幕，但这一综合性、原则性、纲要式立法的具体规范"更多价值在于'里程碑'式的宣示"①，缺乏"具体性、操作性"配套的实施细则。需要在"增强制度公平性"的整合立法理念和统一的医保管理体制下，以《社会保险法》的统一原则和基本框架为基础，推进整合型"基本医疗保险条例"出台，将相关整合城乡医保的发展性、方向性、空白性规范予以具体化、明确化、操作化。

第二，以国家医疗保障局成立为契机，围绕城乡基本医保制度结构构建统一的实施机制，推进整合型基本医保制度成熟、定型。首先，从根本上推进基本医保治理，建立统一的医保"大部制"管理体制，统筹管理医疗保险和医疗服务，变基本医保相关管理部门协调为机构内部协调②，实现医保控费与医疗服务质量的协调管理。其次，着力推进基本医保经办体制机制改革，确立职权与职责相统一的"独立社会保险法人"地位，建立独立于政府行政管理机构的社会保险经办服务体系，由经办机构依法独立自主办理医疗保险费的征缴、基金运行和待遇给付业务。再次，在参保主体和筹资机制上，以体现身份平等的居住证为城乡居民基本医保参保资格的唯一识别标准，按照社会团结原则和保险原则，建立统一的、过渡型阶梯式量能负担筹资机制，筹资标准与政府财政收入和城乡居民人均可支配收入相挂钩。最后，在待遇支付上，以

---

① 郑尚元：《我国社会保险制度历史回眸与法制形成之展望》，《当代法学》2013 年第 2 期。

② 参见曹克奇：《部门利益与法律控制：我国城乡医保管理统筹的路径选择》，《社会保障研究》2013 年第 1 期。

"保基本"为原则建立统一的结构化、精细化、透明化的医保待遇给付范围和标准及动态化的医保目录调整机制，确保城乡基本医保待遇给付的普惠公平和有机统一。

第三，合理划分责任边界，规范各方主体行为，建立政府、城乡居民、医疗服务机构以及其他行为主体责任明确、分担合理、相互协作、良性互动的社会医疗保险治理关系，实现医保治理社会化。其一，现代社会保障制度是以政府为主要责任主体的强制性事业，政府责任的合理界定是保证城乡基本医保制度持续、健康发展的核心和基础。因此，必须明确政府的医疗保障主导责任，在医保相关理论指导下制定统一的制度规范，并提供一定的财政支持和进行统一的管理监督等。其二，医保治理社会化的关键在于树立共建、共享、共治的现代医保治理理念，构建多元合作、有机联动的现代化医保治理体系。因此，在政府主导的前提下，拓宽城乡居民参与医保治理的渠道，充分保障城乡居民的知情权和参与权，在参与中提升对医保政策的认知度和满意度。其三，规范医疗服务机构行为，通过"三医联动"改革的方式，不断提高医疗服务质量，促进医疗服务效率与服务水平提升，实现从"病有所医"到"病有良医"的良性发展。

第四章

中国农村合作医疗治理之变迁

合作医疗作为一项公共事业，其制度建设是公共治理的内容和灵魂，紧密嵌入在特定历史条件下的社会治理环境之中，深刻反映政府治理的变革。本章以中国不同经济体制下政府与农民的社会治理关系为根据，以合作医疗制度变迁五个阶段划分为依托，以社会治理理论为指导，从治理结构、治理机制、治理手段、治理绩效四方面论述合作医疗治理 70 年变迁，探究其背后得失，说明合作医疗治理变迁中政府和农民的社会治理关系与制度创新之间的关系，以此突出政府与农民的社会治理关系在合作医疗制度变革与转圜中的作用，并展望未来合作医疗治理之中国特色及其法治化、社会化内涵。

一、合作化初期的农民医疗互助自治（1955—1958 年）

新中国成立初期，为巩固新生政权，将历经革命洗礼的农民"组织起来"，逐步纳入国家政权治理体系之中，是基层社会治理的首要任务。

作为农民自发成立的互助组劳动合作组织，在一定程度上使农民从分散走向整合，得到了国家的认可，并通过典型示范、政策支持、政党渗透等多种方式推进合作化普及农村。如周其仁所讲："农村社区内农户之间基于私人产权的合作关系，已是国家控制农村经济权利的一种形式。"①伴随合作社的推进和普及，农民走上社会主义集体化道路。依循合作化的互助共济逻辑，在缺医少药以及政府卫生部门尚未顾及农村的大背景下，1955 年山西高平米山乡在地方政府引导下，制定《米山乡、下冯庄、南朱庄关于成立农业生产合作社联合卫生保健委员会及开办农业生产合作社联合预防医疗保健站计划方案》，建立了首个由农村社员、医务人员和农业生产合作社共同集资的保健站，开创了合作医疗的先河。之后，米山乡的经验得到推广，在山西、河南、河北、湖南、贵州、山东、上海等地农村出现了一批由农业合作社举办的保健站和医疗站。②1956 年，河南省正阳县王店乡团结农庄创造性地提出"社办合作医疗制度"一词。③"从1955 年中国农民自发创造建立合作医疗制度开始，直到1957 年，才有国家有关部门的零星关注、认可与原则性规定。"④ 考虑到合作医疗"合

---

①　周其仁：《产权与制度变迁——中国改革的经验研究》（增订本），北京大学出版社 2004 年版，第 6 页。

②　参见叶宜德、张朝阳：《新型农村合作医疗管理参考手册》，中华人民共和国卫生部国外贷款办公室 2005 年编印，第 1 页；张自宽：《对合作医疗早期历史情况的回顾》，《中国卫生经济》1992 年第 6 期。

③　"社办合作医疗制度"这个提法，从现在所能查到的资料看，最早始于河南。据河南省卫生厅 1960 年的一篇报告介绍，"社办合作医疗制度是 1956 年 9 月原王店团结农庄创始的"。1959 年春，张自宽和陈仲武等同志曾去河南农村做调查，根据调查所见，农业合作化时期，河南农村的"合作医疗制度"，也是采取收"保健费"的办法，并由农业社从公益金中适当给予补助，合作的范围也是"合医合防不合药"。因此，它同山西省高平县米山乡的内容和做法并无差别，只是名称提法不同而已。参见张自宽：《对合作医疗早期历史情况的回顾》，《中国卫生经济》1992 年第 6 期。

④　孙淑云、柴志凯等：《新型农村合作医疗制度的规范化与立法研究》，法律出版社 2009 年版，第 42 页。

医"又"合药"的特性，国家卫生部将之归入卫生事业治理的大框架中兼顾，《1957 年 8 月卫生部关于加强基层卫生组织领导的指示》中指出："农业合作社举办的保健站，是农业生产合作社的卫生福利事业机构，也是农村基层卫生组织之一。"① 政府并未直接介入合作医疗的具体治理之中，合作医疗的治理主要以合作社组织为基础，以集体互助共济为原则，实行农民合作自治。

（一）构建了微型社区的合作社自治结构

合作化初期，集体化程度较低，农民以初级农业合作社之核算单元为依托，在合作社组织基础上建立了"合作医药社"、"卫生保健站"、"医疗卫生保健站"等多种形式的农村基层医疗卫生组织。这些医疗组织都以合作社"微型社区"为单元，由社区内部的医务人员、社员和合作社集体自愿集资形成合作医疗资金，并在社区成员的参与和监督下管理合作医疗基金及其医疗保障待遇支付，形成微型社区的农民合作医疗互助自治结构。

（二）形成了"俱乐部"式的农民自治机制

合作医疗的治理机制嵌于微型社区合作社的治理结构中，形成"俱乐部"式的农民自治机制。一是成立由医务人员、农村基层干部、农民代表组成的合作医疗管理委员会，对合作医疗的日常事务进行管理，并定期召开合作医疗代表会，对合作医疗运行中的问题积极反馈改进；二是合作医疗管理委员会主动征求贫下中农的意见，完善合作医疗的治理规则和运行程序；三是定期主动公开合作医疗账目，如有异议及时解决，并积极向参保社员报告工作，接受农民社员的监督，形成双向互动的"俱乐部"式农民自治机制。

---

① 卫生部基层卫生与妇幼保健司：《1957 年 8 月卫生部关于加强基层卫生组织领导的指示》，《农村卫生文件汇编》（1951—2000），卫生部基层卫生与妇幼保健司 2001 年编印，第 255 页。

（三）以"超级民俗"①为主要治理手段

这一时期，卫生部将合作医疗当作卫生事业兼顾，并没有具体介入合作医疗的治理。因此，合作化初期的合作医疗主要以"超级民俗"为治理手段，乡土熟人社会的文化网络仍旧维持，"信任"、"人情"等"超级民俗"成为合作医疗的基本治理手段。并在医务人员、社员和合作社组织的相互信任中，形成互通有无的信息网络，增加了合作社社员的社会资本，降低了合作医疗的管理成本，使合作医疗取得了较为良好的运行效果。

（四）实现了为农民提供"一把草药一根针"的低水平的初级医疗保健绩效

到 1958 年，合作医疗制度的村覆盖率达到 10%。② 虽然合作医疗制度覆盖面很小，但是，农民自治的合作医疗制度创新打破了传统"谁看病谁付钱"医患双方民事服务协议关系，建立了第三方医疗保健组织加入的医疗保障关系，并在微型社区自治结构中，通过"超级民俗"治理手段增强了医、患、保三方之间的信任。同时，合作医疗采取"合医合药合防"的运营模式，提倡"三土"、"四自"③，通过开发本土药品满足了当时农民的用药需求，并且治疗过程鼓励采用"土方"、"土法"，预防为主、群防群治，使农民获得了"一把草药一根针"的低水平的初级医疗保健，实现了"无病早防、有病早治、省工省钱、方便可靠"的医疗目标。

---

① 美国社会学家萨姆纳将制度分为"长成的制度"和"法定的制度"，前者是一种比较永久的"超级民俗"，即一组定型化的民德，而民德是经由民俗到风俗而长成的。参见［英］邓肯·米切尔：《社会学词典》，蔡振扬等译，上海译文出版社 1987 年版，第176 页。

② 参见顾昕、方黎明：《自愿性与强制性之间——中国农村合作医疗的制度嵌入性与可持续性发展分析》，《社会学研究》2004 年第 5 期。

③ "三土"是指"土医、土药、土药房"；"四自"是指"自采、自种、自制、自用"。

二、人民公社时期的农民集体福利治理（1958—1979 年）

1955 年 7 月，毛泽东同志在《关于农业合作社问题》报告中批判当时的合作化方针为"小脚女人"，要求尽快"上马"，掀起了高度集体化浪潮。农业合作社从初级社走向高级社，土地收归集体所有，农民没有了自由退社的权利，伴随集体化程度逐步加深，1958 年建立了"一大二公"、"政社合一"的人民公社体制。人民公社除了政治统治外，还具有组织生产、社会服务、宣传教育等全部功能。因此，"传统农村合作医疗制度也就嵌入于高度集权的、全能主义的'政社合一'的人民公社体制之中"①，政府权力通过人民公社体制全面介入并改革了合作医疗制度。1959 年，卫生部将合作医疗作为与人民公社相匹配的重要制度加以充实和推广，提出"根据公社的生产发展水平和群众的觉悟程度，逐步改变为集体保健医疗制度"，②1978 年合作医疗被纳入宪法，③1979年 12 月卫生部发布《农村合作医疗章程（实行草案）》，合作医疗治理呈现出显著的集体福利性。

（一）合作医疗被置于"政社合一"与"医社合一"相结合的治理结构中

这一时期，人民公社实行"政社合一"的管理体制，并全面介入合

---

① 顾昕、方黎明：《自愿性与强制性之间——中国农村合作医疗的制度嵌入性与可持续性发展分析》，《社会学研究》2004 年第 5 期。

② 卫生部基层卫生与妇幼保健司：《关于全国农村卫生工作山西稷山现场会议情况的报告》，《农村卫生文件汇编（1951—2000）》，卫生部基层卫生与妇幼保健司 2001 年编印，第 13 页。

③ 1978 年《宪法》第 50 条规定："劳动者在年老、生病或者丧失劳动能力的时候，有获得物质帮助的权利。国家逐步发展社会保险、社会救济、公费医疗和合作医疗等事业，以保证劳动者享受这种权利。"

作医疗治理，组建由卫生部门主管的公社卫生院，国家财政以补助公社卫生院为手段，支持公社卫生院管理合作医疗基金；卫生院不仅负责提供基本医疗服务，还负责合作医疗筹资、基金运行，形成了"医社合一"管理体制；合作医疗的医务人员工资由人民公社统一发放。"政社合一"与"医社合一"的结合，使得"政府计划性的、行政统管制的职能也在合作医疗制度的建设发展中凸显出来，乡、村基层政府既是传统合作医疗的筹资者，也是组织管理者、监督者，同时，还是合作医疗服务提供者的供养者。"① 在这样的治理结构下，合作医疗组织不仅隶属于人民公社，还隶属于政府卫生行政部门，成为既要完成国家下达的卫生行政任务，又要保证农民社员身体健康的多功能组织。

（二）构筑了层级化的集体福利治理机制

在"政社合一"与"医社合一"相结合的合作医疗治理结构中，合作医疗资金由举办地的人民公社或生产大队从农民的分红中直接扣除，实行强制性筹资。卫生院管理合作医疗资金，其人员任免由人民公社联合农业生产合作社和卫生保健委员会推荐，并上报县委决定。由卫生院和赤脚医生负责为农民提供集体福利型的医疗保障服务，国家对卫生院实行一定程度的财政补贴并下放国家干部、医疗专家为农民提供医疗卫生服务；赤脚医生实行集体工分制。同时，合作医疗所需药品由国家统一提供。这样的治理机制之下，农民没有了合作医疗初建时期的退保权利，也失去了参与、监督合作医疗治理的权利，合作化初期的合作医疗民主自治机制演变成了"医社合一"体制下层级化的集体福利治理机制。

（三）采用意识形态和政治运动的治理手段

这一时期，意识形态和政治运动治理手段不断加强，合作化初期微

---

① 孙淑云、柴志凯等：《新型农村合作医疗制度的规范化与立法研究》，法律出版社 2009 年版，第 59 页。

型社区内"超级民俗"的治理手段失去了效能，国家政权不断渗透到合作医疗治理之中。1956 年全国人民代表大会通过的《高级农业生产合作社示范章程》指出，农民的医疗保障不仅仅是个人之事，更是集体之事。特别是毛泽东同志发表的一系列指示提升了意识形态治理手段在合作医疗制度建设中的作用，1965 年毛泽东同志发表了"六·二六"指示，要求医疗资源向农村倾斜；1968 年发表"合作医疗好"指示下，办不办合作医疗，如何办、如何经营管理已不是合作医疗治理关注的主要问题，而成为是否拥护社会主义制度的政治问题。这一阶段，合作医疗发展以政治运动方式推进，通过塑造典型、多样化宣传、多渠道造势，使合作医疗进入鼎盛时期，覆盖率直线上升到 1976 年的 90%。①

（四）合作医疗的全面覆盖提升了农民的医疗保健水平

这一时期，"政社合一"与"医社合一"相结合的治理结构、层级化的集体福利治理机制与政治性运动相结合，以及政府积极的社会政策供给等都给予合作医疗重大支持，"政治上的高度重视和强大的政治动员力使合作医疗获得了无与伦比、举世无双的外部支持"。② 即便"文化大革命"期间，过度强制性的农民集体福利的合作医疗也取得了不可估量的社会效果，被世界卫生组织称赞为合作医疗的"中国模式"。同时，还形成了三级医疗卫生预防保健网，基本上实现了"小病不出村，大病不出乡"、"哪里有人，哪里就有医有药"的目标。并且，政治动员下的一些"国家医生"服务于农村乡镇卫生院，对赤脚医生的培训和指导，提高了农村医疗技术和水平，进而提升了农民的医疗保健水平。当

---

① 参见卫生部基层卫生与妇幼保健司：《关于全国农村卫生工作山西稷山现场会议情况的报告》，《农村卫生文件汇编（1951—2000）》，卫生部基层卫生与妇幼保健司 2001年编印，第 40 页。

② 顾昕、方黎明：《自愿性与强制性之间——中国农村合作医疗的制度嵌入性与可持续性发展分析》，《社会学研究》2004 年第 5 期。

时农民称赞："天灾靠人民公社，人病靠合作医疗"。

三、改革开放初期多元主体探索治理（1979—2002 年）

合作医疗从产生之日起，就对当时的经济社会组织存在依附性。然而，自 1978 年开始，中国实行市场化导向的改革开放政策，农村改革统一经营、统一分配的集体经济组织，实行家庭联产承包责任制，农民重返家庭经营的分散状态；合作医疗资金筹集所依附的集体经济组织式微；合作医疗所依托的"医社合一"的卫生组织在集体财力支持不断减弱下衰落等，导致集体福利性质的合作医疗下滑。传统农村合作医疗制度的覆盖率从 1976 年的 90% 急剧下降至 1989 年的 4.5%。[①] 农民又陷入自费医疗的境地。不过，在少数集体经济发达的农村和国际组织进行试验项目的地方，合作医疗一息尚存。至此，合作医疗进入多元主体探索治理的曲折发展阶段。

（一）重建合作医疗政策引导下的多元主体探索治理

改革开放初期，人民公社解体，基层经济、政治、社会组织分离，乡镇卫生院随着"以经济建设为中心"的政策指引走向市场，农村卫生室也因失去集体经济支持而转向营利性组织，"医社合一"的治理结构分化。这一时期，政府关注农村集体经济体制改革，"从 1979—1989 年，政府对合作医疗采取了放任自流的做法，中央政府几乎没有出台任何关于合作医疗的专门文件。"[②] 进入 20 世纪 90 年代，农民"因病返贫"问题凸显，1991 年 1 月卫生部等部门下发《关于改革和加强农村医疗卫

①　参见孙淑云、柴志凯等：《新型农村合作医疗制度的规范化与立法研究》，法律出版社 2009 年版，第 56 页。

②　顾昕、方黎明：《自愿性与强制性之间——中国农村合作医疗的制度嵌入性与可持续性发展分析》，《社会学研究》2004 年第 5 期。

生工作的请示》开始探索重建合作医疗，1993 年中共中央发布的《关于建立社会主义市场经济体制若干问题的决定》和1997年1月中共中央、国务院下发的《关于卫生改革与发展的决定》中都要求："积极稳妥地发展和完善合作医疗制度"。1994—1998 年，国务院研究室、卫生部、农业部与世界卫生组织合作，在全国经济发展程度不同的 7 个省 14 个县(市) 开展"中国农村合作医疗制度改革"项目试验与跟踪研究工作。[①]与此同时，苏南、上海一带集体企业实力雄厚的地区，在地方政府支持和引导下，加强基层卫生组织建设，实行集体办医，解决乡医报酬，实现了合作医疗的区域性发展。

(二) 探索中国特色的合作医疗社会化治理机制

苏南、上海一带的合作医疗自治与世界卫生组织合作的项目创新治理实践中，探索中国特色合作医疗的社会化治理机制。一是政府承担筹资责任，引导和扶持合作医疗筹集资金，形成地方财政、个人和集体共同负担的合作医疗筹资机制；二是设立专业机构和人员负责合作医疗的组织、协调、管理和监督；苏州等试验地方还下发文件，要求每个乡镇配备 2—3 名专门人员，工资由财政负担，负责合作医疗运营相关事宜等，合作医疗的社会化治理初见端倪。

(三) 矛盾反复的政策治理造成合作医疗重建艰难曲折

为了加强合作医疗制度建设，1978 年的《宪法》明确规定："劳动者在年老、生病或丧失劳动能力的时候，有获得物质帮助的权利。国家逐步发展社会保险、社会福利、公费医疗和合作医疗等事业，以保证劳动者享受这种权利"，首次将农民的合作医疗保障权赋予宪法保护。次年，卫生等部门联合下发的《农村合作医疗章程 (试行草案)》指出：

[①] 参见孙淑云、柴志凯等：《新型农村合作医疗制度的规范化与立法研究》，法律出版社 2009 年版，第 57 页。

"农村合作医疗是人民公社社员依靠集体力量，在自愿互助的基础上建立起来的一种社会主义性质的医疗制度，是社员群众的集体福利事业。"[①] 随后，卫生部相继出台配套政策，积极支持农村合作医疗制度的发展。但是，农业部认为合作医疗费用是加重农民负担的重要因素之一，为了减轻农民负担，农业等部委于1999年出台《减轻农民负担条例》，明确规定禁止征收合作医疗费用。2000年《中共中央关于国民经济与社会发展"十五"计划建议》取消了合作医疗制度。相关合作医疗的支持性政策和抵制性政策相互矛盾，使得合作医疗重建无所适从、徘徊不前。

（四）缺乏统一治理的合作医疗衰落导致农民重返自费医疗

改革开放后，一些地方合作医疗自治以及世界银行等国际组织的合作医疗创新项目治理虽然取得一定成效，但是覆盖范围极其有限。据统计，到1997年农村合作医疗的覆盖率仅占全国行政村的17%，农村居民参加合作医疗的仅为9.6%。[②] 加之，各级政府极力追求高GDP，有关政策不配套，农村合作医疗调整也无法避免，农民重返自费医疗。据北京大学研究人员2001年调查，农民家庭两周患病率在48.65%，应就诊而未能就诊的比率达81.25%，其中属于经济原因的占了一半以上。[③] 当疾病缠绕于身时，广大农民在"拖"、"等"的恐慌、无奈之下，深陷一个十分确定的"风险社会"之中。[④]

---

① 徐杰：《农村合作医疗应由互助共济向社会统筹转变》，《卫生经济研究》2004年第3期。

② 参见孙爱琳：《中国农村医疗保险：现状分析与对策构想》，《江西财经大学学报》2003年第2期。

③ 参见国家计委社会司编：《区域卫生规划论文集》，中国计划出版社1999年版，第241页。

④ 参见胡宜：《送医下乡：现代中国的疾病政治》，社会科学文献出版社2011年版，第186—187页。

四、城乡二元解冻时期政府主导新农合的初级社会保险治理（2003—2009 年）

新世纪之初，中国经济、政治、社会体制纵深改革，城乡二元结构开始解冻，特别是经历 2003 年"非典"危机的磨砺，政府深刻认识到中国脆弱的农村医疗保障体系的重大社会风险。面对农村医疗保障长期的"短板"状态，政府开始通过持续性社会政策供给，着力提升农村医疗保障的治理水平，2002 年 10 月中共中央、国务院出台《关于进一步加强农村卫生工作的决定》（以下简称《决定》），明确规定改革传统农村合作医疗制度，建立新型农村合作医疗制度（以下简称"新农合"）。此后，从 2002 年到 2010 年的《社会保险法》颁布，卫生部、财政部、民政部等部门单独、或联合、或由国务院办公厅转发，相继颁发了 60 余项相关新农合制度的政策文件，助推合作医疗进入到政府主导的初级社会保险治理阶段。

（一）建立政府主导下"公民合办"的治理结构

2002 年《决定》规定："新型农村合作医疗是由政府组织、引导、支持，农民自愿参加，个人、集体和政府多方筹资，以大病统筹为主的农民医疗互助共济制度。" 2003 年《关于建立新型农村合作医疗制度的意见》（以下简称《意见》）中明确建设新农合的治理结构，成立由卫生、财政、民政等 7 部门组成的合作医疗协调小组，要求在各级卫生部门内部设立新农合管理机构，新农合统筹区域政府组织成立由相关部门和农民代表参加的新农合管理委员会，并在新农合管理委员会下设新农合经办机构，其运行经费由财政负担。同时，要求设立新农合监督委员会对合作医疗运行过程进行监督。合作医疗管理委员会、经办机构、监督委员会等治理组织的建立和社会化筹资机制的确立，强化了政府主导职责①，形成了政府主导下"公民合办"的新农合治理结构。

（二）形成了"初级"社会保险治理机制

"公民合办"的新农合治理结构基本建立，并初步形成了不同于传统农村合作医疗的社会保险治理机制。一是提高了合作医疗的社会统筹层次，基本实现了县级统筹，建立了新农合的社会性统筹基金单位。二是由卫生行政部门设立合作医疗管理委员会组织协调、管理合作医疗事宜；并建立合作医疗经办机制，按照"以收定支、收支平衡、专款专用、专户储存"的原则运营与管理新农合基金。三是建立由政府正式监督和农民等社会力量参与的非正式监督相结合的合作医疗监督机制，对合作医疗基金运营进行监督。总之，新农合形成了由政府卫生部门、新农合经办机构、新农合监督委员会等主体共同参与、共同管理的社会保险治理。但是，毋庸讳言，新农合治理机制建设之初，基层新农合临时搭建的班子负责管理与经办；加之卫生行政主管部门与新农合经办机构、与新农合的定点医疗服务机构之间的"管办不分"、"政事不分"之体制困局；以及农民信息不对称、参与新农合管理与监督的渠道有限等因素制约，导致新农合未能实现真正意义上的社会保险治理，而形成政府占绝对优势，农民及其社团组织有限参与的"初级"社会保险治理机制。

（三）政策治理作为主要治理手段

从 2002 年初建新农合制度，到 2010 年《社会保险法》颁布，中共中央、国务院及其各部委密集出台新农合政策，以政策主导新农合的治理，彰显了巨大的政策治理效应，不仅推动了新农合试点前期开创性工作的展开，还保证了新农合较为平稳的运行。但是，新农合基金以县为统筹单元，在长期的试点中，以政策创新为旗号，导致"一县一策"的

---

① 参见孙淑云：《新型农村合作医疗制度的自愿性与强制性》，《甘肃社会科学》2013 年第 2 期。

"碎片化"治理格局,未能建立起节省制度资源、普遍适用的新农合社会保险法治机制,无以全面胜任保障新农合健康稳定运行的重任。

(四) 新农合为农民提供了初级医疗保障

城乡二元解冻时期,新农合建制的目标是以大病统筹为主,重点解决农民因传染病、地方病等因病致贫、返贫的问题。据李华对全国 30 省 1451 个行政村 14510 户的实地调查发现,全国有 87.1% 的农民对新农合报销比例还表示满意,87% 的农民认为能够满足一般医疗服务,81.8% 的农民对药品和诊疗项目感到满足。[1] 在群众对"看病难、看病贵"局面之时,农民能够获得初级医疗保障并提高了对新农合的满意度实属难得。然而,在经济社会有限条件约束下,由于新农合较低的筹资水平,"保大"或"保小"难免顾此失彼,农民只能获得初级的医疗保障,离农民所需的基本医疗保障还有一定距离。据统计,2006 年农民住院费平均补偿水平仅有 25.7%[2],直到 2010 年,新农合政策范围内住院补偿水平才提高到 60%[3]。

五、城乡一体化加速时期整合城乡医保的过渡型社会保险法治 (2010 年至今)

2008 年党的十七届三中全会《关于推进农村改革发展若干重大问题的决定》提出了"加快形成城乡经济社会发展一体化新格局"的社会政策,其中,建立促进城乡社会保障制度一体化体制机制是一项关键

---

① 参见李华:《新型农村合作医疗制度的效果分析——基于全国 30 省 1451 行政村 14510 户的实地调查》,《政治学研究》2011 年第 2 期。

② 参见陈燕南:《关于如何相对提高"新农合"保障能力问题的研究》,2012 年 12 月 23 日,见 http://www.docin.com/p-561070440.html。

③ 参见辛毅、邓丽颖:《我国新型农村合作医疗制度实施效果、原因及建议》,《价格理论与实践》2011 年第 4 期。

任务。2009 年国家出台《中共中央国务院关于深化医药卫生体制改革的意见》，明确指出："探索建立城乡一体化的基本医疗保障管理制度"。2010 年 10 月《中华人民共和国社会保险法》颁布实施，新农合被纳入基本医疗保险范围统一调整。2016 年 1 月 3 日国务院出台《关于整合城乡居民基本医疗保险制度的意见》，要求整合新农合与城乡居民基本医疗保险为统一的"城乡居民医疗保险制度"。这一阶段，建立公平、一体化的城乡基本医保是主题，依法治理成为包含新农合制度在内的基本医疗保险治理的主要手段。但是，在推进城乡医保制度整合的过程中，新农合治理正向基本医疗保险治理升级，呈现明显的"过渡型"社会保险法治特性。

（一）形成"过渡型"基本医疗保险的社会化治理结构

城乡二元解冻时期政策要求建立"公民合办"的新农合治理结构，但是，实践中却因为过度强调政府责任，形成了卫生行政部门主导设立、举办、管理、监督的新农合治理格局。《社会保险法》明确规定我国实行的是社会基本医疗保险制度，需要建立社会化治理结构与之相适应。为此，在城乡一体化加速推进期，以建立公平、一体化的城乡医保为目标，通过整合城乡医保，优化新农合治理结构已成为政治和社会共识。截至 2016 年 6 月，已有广东、青海等 12 省份将"分割"于卫生部门和人社部门的城乡医保管理体制予以整合、统一由人社部门主管①，改变了新农合由卫生部门"一手托两家"的治理结构。同时，福建三明市等一些地方积极探索"大部制"管理，成立专门的医疗保障管理局，负责药品集中采购、医疗服务集中谈判、定点医疗机构统一管理等各项医保相关事宜，将管理协调成本内部化，促进医保基础性作用的充分发

---

① 参见李唐宁：《12 省明确整合城乡医保制度划归人社部门管理》，2016 年 6 月 17 日，见 http://news.xinhuanet.com/fortune/2016-06/17/c_129069962.htm。

挥。另外，城乡医保整合中各地将"分割"设于卫生部门下属的新农合经办机构与人社部门下设的城镇医保经办机构进行整合，既提高了医保经办运行效率，又节约经办资源、提供统一的经办服务。与此同时，佛山、东莞等少数地方积极弘扬社会医疗保险的社会团结互助原则，鼓励社会办医，积极培育农民医保社会团体，并倡导农民和专家团体参与医保的管理与监督。从而使新农合从政府强力主导的集权型治理格局走向由政府、农民、社会等多元主体共同参与的社会化治理格局。然而，我国社会组织尚不发达，从根本上改变政府主导社会保险事务处理的集权型治理结构尚需时日。

（二）逐步构建多元主体合作基础上的社会保险法治机制

城乡医保整合进程中，先行整合的地方开始从如下方面积极探索社会保险法治机制。一是在城乡医保管理和经办机构整合的基础上，拆解行政主管部门对医保经办机构的利益，将行政主管部门履行的行政管理职能和医保经办公共服务的职能分开，使行政主管部门从医疗保险的"举办者"转变成为医、患、保三方利益的规划者、监管者、调控者，使城乡医保经办机构朝独立社会保险人的方向发展①。例如：山东淄博、安徽铜陵、湖南益阳、四川巴中等地将新农合行政管理职能统一划入人社部门，并将新农合经办人员和业务统一于城乡居民医保服务中心，由医保事业管理部门统一管理、统一服务，分离医保行政管理和经办服务职能。二是成立由政府、农民、专家共同参与的社会保险委员会来管理社会保险事务，使其既独立于政府，又能兼顾各方利益。比如：福建三明市正在积极探索社会保险事务的独立运行机制。三是鼓励农民积极参与医保政策制定、基金管理与监督过程，通过信息化平台的充分利用

---

① 参见孙淑云：《整合城乡基本医保立法及其变迁趋势》，《甘肃社会科学》2014 年第 5 期。

拓宽农民参与渠道，增强医保基金的安全性和制度的可持续性。比如：2013 年 7 月，辽宁盘锦市在制定《城乡居民基本医疗保险试行办法》时，深入农村征求农民意见。天津市于 2011 年建立起医保在线实时监控系统，为农民监控医保治理提供平台，利于医保运行质量的提高。此外，神木在整合城乡医保基础上形成竞争性的医疗服务市场，赋予参保人自由选择权，打破了医疗服务市场的垄断。成都也充分发挥医保主导配置医药资源的作用，以医保机构为需方总代表，推进与医药、医疗的协商谈判，提升医保治理能力。

（三）法律渐成主要治理手段

2010 年 10 月 28 日《中华人民共和国社会保险法》颁布，将新农合纳入调整范围，并对新农合的管理监督体制、经办服务做了方向性、原则性规定，为新农合治理提供了法律依据，结束了新农合"无法可依"的历史，法律渐成新农合治理的主要手段。但是，《社会保险法》基于城乡医保状况，仍对城乡三项医保制度分别进行规范，如第 24 条明确规定："新型农村合作医疗的管理办法，由国务院制定"，相信随着全面依法治国战略的推行，国家应该尽快出台整合型的"基本医疗保险条例"，完善《社会保险法》，引导和规范包括新农合在内的城乡基本医疗保险实现典型社会保险之法治治理。①

（四）初级保障水平的新农合逐步向基本医疗保障水平提升

各地在推进整合城乡医保过程中，积极贯彻以城带乡、统筹城乡的基本原则，围绕整合城乡医保筹资和待遇这两个关键环节制度，在统一城乡医保管理体制前提下制定统一的城乡医保政策，按照"就宽不就窄"的原则统一城乡医保目录，并通过提升城乡医保统筹层级，增强基金的

---

① 参见孙淑云、郎杰燕：《社会保险经办机构法律定位析论——基于社会保险组织法之视角》，《理论探索》2016 年第 2 期。

互助共济功能，依据"就高不就低"的原则逐步提升城乡居民基本医疗保险待遇水平。截至 2016 年 6 月，已有天津、山东、广东等 12 个省份实现了城乡居民基本医保的整合。从先行医保整合地区的实践看，农民的医疗保障水平明显提高。例如：山东省东营市城乡居民医保整合后，农民普通门诊报销水平提高了 10.6%，住院报销水平提高了 9.3%，门诊慢性病提高了 22.1%。[①] 天津市农民住院报销水平从 2009 年新农合的 30% 提高到 2014 年的 66%，其中在社区医疗机构就医的报销比例高达 76%。[②]

合作医疗 70 年历史变迁不仅仅是制度变迁的平面过程，而是由政府、农民共同参与的合作医疗治理的动态多维嬗变，虽历经曲折，但目前发展态势良好。这一过程，政府的治理变革意义重大且不可替代，政府为谋求农民获得更好的医疗保障，介入合作医疗的程度逐步加深，从引导农民实行集体互助合作的医疗保障，到政府承担主导责任的初级医疗保险，其治理结构、治理机制、治理手段不断提高，治理绩效日益增强。当前整合城乡基本医保进程中的新农合制度以及城乡居民基本医疗保险制度还未定型，随着政府进一步推进，城乡居民医保治理要保证城乡居民参与基本医疗保险的管理监督权。为此，基于典型的基本医疗保险的社会化、法治化治理要求，合作医疗善治需要建立政府与农民以及其他社会主体相互协作、良性互动的社会保险治理关系。然而，这一关系的建立还必须创造两个基本前提条件：

其一，根据责任共担原则明确各方责任，避免政府将社会保险治理职能过于集中。包括政府、农民的基本医疗保险费供款责任、农民和社

---

① 参见王东进：《山东整合城乡居民医保实践的启示》，2015 年 8 月 6 日，见 http://www.zgylbx.com/tbmvpokpnew92386_1/。

② 参见刘允海：《城乡居民医保整合的底气和效应——以天津市为例》，《中国医疗保险》2015 年第 9 期。

会专家参与管理和监督的责任等，都需要厘清边界。目前，要避免政府对包括新农合在内的城乡居民基本医疗保险费的供款责任非制度化、过度福利化倾向、政府集中管理和经办城乡医保的管理体制。全国人大需要尽快修改完善《社会保险法》，国务院尽快出台"基本医疗保险条例"，为包括新农合在内的城乡居民基本医疗保险的责任共担机制提供明确的、可操作的规范，以及稳定的法律依据。

其二，推进政府赋权社会，实现真正的基本医疗保险社会化治理。基本医疗保险治理需要有成熟的政府，也需要成熟的保险经办组织、被保险人组织和专业社会组织。首先，政府应当明确，承担自己的基本医保公共管理监督职责。其次，确立城乡居民基本医疗保险经办机构的独立法人地位，并在社会团结原则基础上，形成网络化的城乡基本医疗保险实施系统。同时，政府还得通过相应的财政税收政策积极培育被保险人和医疗医药专业社会组织，引导农民和专业社会力量参与并分担社会保险治理事务。农民和专业社会力量应当从过度分散走向联合，通过专业社会组织保证参保农民的利益。政府管理监督职责明确，与被保险人和专业社会组织的适度跟进，将是政府与农民以及其他社会主体相互协作、良性互动的社会保险治理关系走向成熟的基础性条件。

第五章

中国农村合作医疗 70 年
微观要素机制的演进和变迁

　　合作医疗制度是新中国成立初期合作化运动的实践与创造，自产生之日起，就与合作社体制、人民公社体制、以家庭联产承包为基础的集体经济体制、城乡一体化体制转型相适应，历经跌宕起伏的 70 年制度变迁历程。"对国家而言，社会保障是社会经济发展进程中的维系、润滑和稳定机制，属于国家宏观调控机制的范畴；……因此，社会保障理论的核心即是讨论社会保障制度与社会发展、经济发展、现实政治乃至道德文化之间的相互关系，而社会保障实践的关键无疑是尽可能地妥善处理好这些涉及全局与整体的宏观关系。"① 合作医疗制度 70 年的制度变迁，正是合作医疗的参保主体、基金筹集、管理经办和待遇支付等微观要素机制适应宏观经济社会政治体制变革的结果，合作医疗各个要素制度的变革不断积累，互相激发，不仅构成了合作医疗制度 70 年演进

---

　　① 郑功成：《社会保障学——理念、制度、实践与思辨》，商务印书馆 2000 年版，第 179 页。

和变迁的微观图景，还铸就了合作医疗制度整体的发展趋势。在新中国成立 70 周年这一重要时间节点，梳理和审视合作医疗微观要素机制与中国宏观经济社会政治体制变迁之间的磨砺与联动，是透析合作医疗制度变迁逻辑理路的独特视角，可为解决当下新型农村合作医疗制度与城镇居民基本医保制度整合中出现的难题提供参考路径。

一、参保机制：由农村户籍社员到城乡居民的参保识别机制

参保识别机制是互助共济医疗保障制度的"关口"要素机制，是确定被保障主体范围的关键环节。合作医疗制度是"为农民提供基本医疗保健服务的集体互助医疗保障制度"①，从产生之初，就以"农村户籍"作为识别参保主体及其范围的要素标准。但是，随着经济社会体制从城乡二元向一体化转型和变革，"农民"的身份内涵、就业方式、内部结构和居住地点不断变化，由此，合作医疗的参保机制由"农村户籍"逐步演变为"城乡居民"的参保识别机制。

（一）由农民个体到微型合作社社员的参保识别机制

新中国成立初期，国家为城镇职工及其家属建立的与就业相配套、覆盖率低的医保制度将占中国人口总数 86.5% 的农民排除在外②，形成以城乡二元户籍制度为表征、社会保障制度为内容的城乡二元就业、工资和福利体系。而包括农民医疗保障的农民福利，则依附于土地和农民家庭为单位的互助共济之上，这一时期，农民医疗保障的主体是农民个体。

---

① 孙淑云、柴志凯：《新型农村合作医疗制度的规范化与立法研究》，法律出版社 2009 年版，第 38 页。

② 参见周弘、张浚：《走向人人享有保障的社会——当代中国社会保障的制度变迁》，中国社会科学出版社 2015 年版，第 32 页。

新中国成立初期，农民在土地等生产资料自愿互助共济基础上开展农业合作化运动，经互助组、初级社逐步走向高级社，农业生产合作化使带地入股的分散小农走上了互助合作的道路，土地所有制由农户私有变为合作社集体所有，农民身份由此转变为合作社社员，自由进退合作社，所有社员共同拥有生产资料、共同生产劳动、共同享有劳动成果。这样，合作社社员的一切福利包括医疗保障，与合作社社员就业、劳动分成相随，与合作社体制紧密地联系在一起。依循经济合作社互助共济逻辑，山西、河南、河北、山东、上海等地的农民领袖及乡政府精英分子以合作社组织为依托，自发组织、自愿联合，为全体合作社社员创建了社区互助合作医疗制度。合作社社员参保，是合作医疗创制之初的参保主体识别机制。据统计，截至 1957 年年底，全国农村地区合作医疗覆盖率达 10%。①

（二）由合作社社员到人民公社社员的参保识别机制

1958 年年底，全国范围内 99.1% 的农村实现了人民公社化，"一大二公"、"政社合一"的人民公社体制随之建立。农村土地集体所有、统一经营，政府政权通过人民公社严密的行政管理体制，对农村的生产生活实行全面管理，合作医疗制度的参保者农民在人民公社范围内，作为人民公社社员，享有一切福利，凡人民公社社员，不分男女老幼，均共同参加劳动，在全社范围内统一管理、统一核算、统一分配。在公社化的有利形势下，全国农村掀起卫生工作的更大跃进②，合作医疗制度也被作为与人民公社体制相匹配的重要制度改变为集体福利制度，在"三级所有，队为基础"的前提下，公社社员要求参加合作医疗，集体福利

①　参见王红漫：《大国卫生之难：中国农村医疗卫生现状与制度改革探讨》，北京大学出版社 2004 年版，第 3 页。

②　参见《卫生部关于加强人民公社卫生工作的几点意见》，《农村卫生文件汇编（1951—2000）》，卫生部基层卫生与妇幼保健司 2001 年编印，第 3 页。

公益金成为支撑合作医疗发展的经济来源，公社社员的医疗保障演变为集体医疗福利的统一、公平分配。20 世纪 70 年代末，全国实行合作医疗制度的生产大队高达 90%①，中国成为世界上第一个在全国范围内建立起合作医疗制度的大国。

（三）由人民公社社员到家庭联产承包制下失去集体福利保障的农民

党的十一届三中全会后，以家庭联产承包责任制为基础的集体经济体制改革在全国各地陆续展开，原本集体所有、统一经营、集中分配的集体经济不复存在，建立在集体经济基础上的集体组织也名存实亡。这一时期，合作医疗制度的参保者农民就业趋于自由与灵活，逐渐形成依靠家庭联产承包土地经营获取收入，或者入职乡镇企业和进城务工谋生的多元就业格局。据统计，1978 年至 1987 年间我国共有 4577.5 万农村劳动力从农副业转向非农产业②，1978 年至 1997 年农村劳动力流动总量达 8600 万人。农民的就业范围从农村内部扩大至城乡之间，居住地点随就业地点相机而动，社会身份转换较传统时期更为自由。农民由限制流动的公社社员走向独立、分散和竞争，给人民公社体制下的合作医疗参保机制带来极大挑战，自愿原则下农民参保出现了严重的逆向选择，导致参保率急速下降，由 1976 年的 90% 猛降至 1989 年的 4.5%，农民重返自费医疗。在此背景下，政府开始谋求改革和重建传统农村合作医疗制度，20 世纪 90 年代，在卫生部及其他相关政府部门的支持和世界卫生组织、世界银行及美国兰德公司等国际组织的积极参与下，全国不同地区进行了传统合作医疗的小范围改革试点和跟踪研究。然而，除部分试点地区和上海、苏南等集体经济发展较好地区外，合作医疗恢复重

---

① 参见乜琪：《土地与农民福利：制度变迁的视角》，社会科学文献出版社 2016 年版，第 84 页。

② 参见周其仁、邱继成：《我国农民社会身份变迁的自由》，《未来与发展》1987 年第 1 期。

建效果不彰，覆盖率仅仅提升至 10%。

（四）由农村居民到城乡居民的参保识别机制

2002 年，在总结恢复重建传统农村合作医疗制度经验教训基础上，借鉴社会团结互助共济经验和商业保险的制度参与，国家以顶层之力主导创制了政府承担积极财政责任的新农合制度，以农村户籍为参保识别标准、农户家庭为参保单位、自愿参合为原则，构建了新农合的参保机制。

新农合创制的 2002 年，恰逢中国城乡二元隔绝社会结构开始解冻，城乡人口流动渐进性加速，大规模农村剩余劳动力、失地农民向城市流动，农民内部结构不断分化，突破了传统"国家农民"和"集体农民"的身份桎梏，成为具有独立地位和职业特征的"社会农民"，开始追求城乡资源分配均衡和个人权利平等的多元化社会农民。几乎与新农合创制同一时段，顺应这一宏观经济社会体制变革，城乡一体化发展迅猛的东南沿海局部地区，自发探索将新农合与城镇医保衔接整合为"城乡居民合作医疗制度"，以"农村户籍"为区分的"农民参合"机制，渐进性演变为"以城乡居民"为标准的参保机制。2008 年《关于推进农村改革发展若干重大问题的决定》要求"加快形成城乡经济社会发展一体化新格局"后，中国就处于从农业社会向工业社会、从乡村社会向城市社会转型加速时期，人口流动、职业变换、身份转化比以往任何时期都更加频繁，"城乡居民重复参保、财政重复补贴、各地重复建设城乡医保机构和网络，不利于体现公平、不利于人力资源流动、不利于制度可持续"①，以户籍为"标尺"分割覆盖的新农合与城居保制度难以适应宏观经济社会发展的需要，在消弭城乡二元"鸿沟"、推动城乡一体化建

---

① 王东进：《关于基本医疗保障制度建设的城乡统筹》，《中国医疗保险》2010 年第 2 期。

设的背景下，2016 年 1 月 3 日国务院出台《关于整合城乡居民基本医疗保险制度的意见》，建立了以城乡居民为参保主体的城乡居民基本医保制度，全力推进新农合与城居保制度的整合与统一。

二、筹资机制：由社区自愿互助共济到社会性统筹分担机制

任何性质的医疗保障制度，其本质都是对疾病风险共同承担责任的互助共济机制。随着合作医疗参保主体的结构性变化，合作医疗制度的筹资机制也历经多次变迁：合作化时期的微型社区自愿互助共济机制——公社化时期的半强制性集体互助共济机制——缺乏统筹责任主体的筹资机制——新农合政府承担主导责任的初级社会化筹资机制——城乡一体化时期的社会化筹资机制，合作医疗筹资来源不断扩展，筹资水平逐步提高，筹资标准渐进调整，社会化程度日益提高，互助共济能力不断增强，从而明显地提高了合作医疗制度的抗风险能力。

（一）从微型社区自愿性到半强制的集体互助共济机制

合作化时期的合作医疗筹资机制，适应集体化程度较低的合作社经济体制和微型合作社的社区组织结构，由合作社社员自愿缴纳的保健费、合作社医务人员集资、合作社公益金中的 15%—20%共同组成合作医疗资金，形成了微型社区合作社社员互助共济的筹资机制[1]，以抵御和分担疾病经济风险，避免了传统家庭自给性医疗保障的分散性和脆弱性。但是，以相对独立、自我封闭的微型社区为统筹单位的合作医疗筹资，因地域窄、规模小、参保少，且受当时低层次经济发展水平所限，筹资标准过低，抗拒风险能力很有限。

---

[1]　参见孙淑云、任雪娇：《中国农村合作医疗制度变迁》，《农业经济问题》2018 年第 9 期。

人民公社化时期，将农民个体私有的生产资料收归公社集体的公社化运动，打破了传统的农户个体经营模式，变革了农村原有的经济社会关系，确立了生产资料集体所有的社会主义经济制度，社队集体经济的积累能力大幅增强，"在农业全盘集体化基础上发展起来的人民公社化经济，已经不仅仅是农村社区农户之间基于私人产权合作关系，其实质是国家控制农村经济权利的一种形式"①，作为集体福利性质的合作医疗资金筹集，采取"集体经济为主、个人负担为辅"的半强制性集体互助共济机制，掌握社队收益分配权的社队集体提取公益金和公积金，在发放社员年终收益时提前扣除合作医疗费上缴社队，而几乎不占有任何生产生活资料的农民社员不出资或象征性缴纳小额费用，五保户、贫困户等缴费困难群体，生产大队可从公益金中直接予以医疗救济。这样，合作化时期农民自愿互助的合作医疗筹资机制，被集体强制性预留扣除所取代，从而有效避免了社员自愿缴纳合作医疗费的逆向选择现象，因此，合作医疗制度得以迅速覆盖全国。

（二）从缺乏统筹责任主体到新农合初级社会化筹资机制

改革开放打破了束缚生产力发展的体制性障碍，农村生产经营体制由传统高度集中的公社集体经济体制，变革为家庭联产承包责任制为基础的集体经济体制，农业生产经营主体由唯一的公社集体经济组织分化为农户个体和乡村集体双层经济组织，公益性事业归属乡镇政府和村民委员会主管。与此相适应，合作医疗筹资演变为"农民个人投入为主，集体扶持，政府适当支持"的筹资机制。然而，第一，农户虽然获得了剩余劳动产品的支配权，但在缺乏强制筹资的约束下，农民筹资呈现严重的逆向选择，导致合作医疗资金入不敷出；第二，集体经济组织原有

---

① 许经勇：《我国农村的三次历史性变革——人民公社·家庭承包·乡镇企业·城镇化》，《广西经济管理干部学院学报》2002 年第 1 期。

的生产资料已分包到户，逐渐退出生产、经营、管理和分配环节，绝大多数乡村集体经济衰落，集体扶持落空；第三，政府扶持尚无具体措施，国家未明确规定公共卫生支出项目和投资政策。总之，这一时期的农民、乡村集体经济、政府都不是合作医疗的主要筹资责任主体，缺乏统筹责任主体的合作医疗筹资机制式微。

2002年创制的新农合制度，总结了改革开放前十年合作医疗缺乏统筹责任主体及筹资机制式微的教训，将缺位的"政府筹资"调整为"政府主导、财政资助"的筹资机制，由此，新农合的筹资机制突破了传统合作医疗筹资的局限，建立了以县级为统筹单位的农民个人缴费、四级财政资助和集体扶持相结合的"初级"[1]社会化医保筹资机制。其中，农民以家庭为单位自愿参保缴费；中央和地方政府成为筹资的主体，四级财政根据东中西部区域经济发展水平和实际参保人数，以转移支付的形式有针对性地确定补贴标准，予以定额资助，并在部分贫困地区通过"地方财政补贴和'兜底'提高低收入和无收入农村居民的参保缴费能力，由此创新社会保险的运作模式"[2]；农村集体经济组织一改传统合作医疗筹资的主体地位，转而变迁为多元社会化筹资中的"辅助性筹资主体"[3]，在集体经济条件允许的情况下对新农合筹资予以适当扶持，具体出资标准由县级人民政府确定。

（三）从局限于农村居民到城乡统筹的社会化筹资机制

2008年，新农合实现了制度覆盖全国的目标。与此同时，城乡一

---

① 筹资机制的初级性是指因新农合制度的成长性和未定型，在筹资机制上表现为筹资的低水平和筹资调整的非制度性。详见孙淑云：《中国基本医疗保险立法研究》，法律出版社2012年版，第70页。

② 杨燕绥：《社会保险法精释》，法律出版社2011年版，第18页。

③ 实际上，新农合试点中，对于"集体扶持"仅仅做了原则性、倡导性、模糊性规定，缺乏明确的扶持标准和强制性筹资手段，使新农合集体扶持的筹资机制落实不到位。

体化进入加速转型期，城乡居民人均可支配收入持续提高，中央政府转移支付力度不断加大，2011 年起中央政府在地方的一般性转移支付中专门列出了"新农合等转移支付项"，2016 年开启了理顺中央与地方财权事权"城乡同治"责任划分的基础性、全局性改革，逐步缩小城乡居民收入差距、规范收入分配秩序。在城乡一体化体制机制改革过程中，新农合加速与城镇居民基本医保制度的整合和统一，逐渐由初级社会医疗保险变迁为过渡型社会医疗保险，并渐次进入稳步发展阶段，新农合局限于农村居民的筹资机制也随着城乡医保的整合和统一，变革为城乡统筹的社会化筹资机制。

毋庸讳言，从局限于农村居民的筹资机制，到城乡统筹的社会化筹资机制变迁，最艰难的是城乡居民基本医保社会筹资动态调整"初级"机制的改革。建立稳定、持续增长的筹资机制，需要完善的配套制度改革，诸如城乡收入分配和再分配、中央和地方财权事权划分、公共财政，人口结构、社会阶层结构和家庭结构调整等。[1] 随着城乡居民基本医保制度的整合和统一，财政资助城乡居民的筹资水平不断提升，城乡居民个人缴费水平也不断提高，2019 年 7 月 22 日，国家医保局就《关于建立医疗保障待遇清单管理制度的意见（征求意见稿）》提出改革城乡居民基本医保的初级社会化筹资机制，"组织制定医疗保障筹资和待遇政策，完善动态调整和区域调剂平衡机制，统筹城乡医疗保障待遇标准，建立健全与筹资水平相适应的待遇调整机制。"据此，城乡居民基本医保的"初级"社会化筹资机制，逐步改革为"基本"社会医疗保险筹资机制已经可期可望。

---

[1]　参见孙淑云：《社会保险立法的多维审视》，《理论探索》2013 年第 6 期。

三、治理机制：由"俱乐部"农民自治到社会保险法治

包含管理、经办和监督在内的治理机制是合作医疗制度变迁过程中"牵一发而动全身"的关键要素机制。合作医疗属于农村再分配领域，政府介入和政治塑造性也是其基本属性，以政府为代表的政治力量不同时期介入的力度和方式的差异，形成合作医疗中政府与农民的不同社会治理关系，进而成为影响合作医疗治理机制变迁的重要因素，为实现各个时期合作医疗"治理有效"的制度目标，合作医疗治理机制历经多次变迁。

（一）从"俱乐部"农民自治到"政治化"集体福利治理

合作化时期，国家将各项经济社会活动建设的重点放在城市，对农民在合作化基础上自发创制的合作医疗的介入及治理几乎处于空白状态，既无财政资金支持，也无管理监督指导，只有宣传式的政策肯定。在国家管理与建设缺位的情况下，合作社社员获得对农村事务的治理自主权，成为合作医疗的治理主体，以"微型合作社社区"为单元，成立由合作社社员代表、农村基层干部、合作社医务人员组成的合作医疗管理委员会，依靠农村熟人社会的"信任"、"人情"等"超级民俗"手段，对合作医疗的日常事务进行经办、管理和监督，形成了"俱乐部"式的自治机制。①

人民公社时期，国家治理以"政治挂帅"为特征，采用意识形态和政治运动的治理手段推广合作医疗制度建设，合作医疗治理也无条件服从于政治，呈现"政社合一"、"医社合一"体制下的多层级集体福利治

---

① 参见孙淑云、任雪娇：《中国农村合作医疗制度变迁》，《农业经济问题》2018 年第 9 期。

理机制①。国家通过"政社合一"的人民体制将离散的农村社会整合进国家集权治理体系之中，以"医社合一"体制全面介入和改革合作医疗制度。在农村地区普遍建立了以县级（公立医院）为核心、公社（卫生院）为纽带、生产大队（卫生所）为网底的三级医疗卫生保健网络，并承担部分建设和运营补贴，控制医疗服务供给、药品资源配置和药品价格管制，实行统一的医疗服务集体化供给。其中，受公社党委、公社管理委员会领导及县卫生行政部门业务指导的公社卫生院不仅需完成国家的卫生行政指令、为社员提供基本医疗保健服务，还负责合作医疗资金筹集、管理、经办和监督。同时，1978 年《宪法》、卫生部出台的《农村合作医疗章程（试行草案）》和《全国农村人民公社卫生院暂行条例（草案）》也对合作医疗进行规范和予以官方政策指导。

（二）从治理缺失、多元探索到新农合的"初级性"社会保险治理

改革开放初期，以家庭联产承包责任制为标志的农村经济社会政治体制改革，解构了"政社合一"、"医社合一"的合作医疗集体福利治理机制。与此同时，国家对合作医疗治理没有进行适应性调整，1979 年至 1989 年的十年间，没有出台任何关于合作医疗的专门文件②，1982 年《宪法》也删除了合作医疗的内容。③ 央地分权制改革增强了地方政府的行政自主性，在缺乏中央支持的同时因合作医疗"投入大、收益小"而迅速退出合作医疗治理的主体地位，甚至将合作医疗当作"文化大革命"产物全盘予以否定。作为国家在基层社会的"代理人"，村委会自治组织理应承担包括合作医疗在内的农村社区性公共事务治理责任，但

---

① 参见孙淑云、郎杰燕：《中国农村合作医疗治理六十年变迁》，《甘肃社会科学》2017 年第 1 期。

② 参见顾昕、方黎明：《自愿性与强制性之间：中国农村合作医疗的制度嵌入性与可持续性发展分析》，《社会学研究》2004 年第 5 期。

③ 参见王绍光：《学习机制与适应能力：中国农村合作医疗体制变迁的启示》，《中国社会科学》2008 年第 6 期。

国家却未对其管理和经办合作医疗的职责予以明确规定。总之，合作医疗缺乏恒常治理主体后迅速衰落。

20世纪90年代，中国农民医疗保障的问题被世界卫生组织所关注，卫生部联合农业部、财政部等有关部门决定重建合作医疗，世界卫生组织、世界银行及美国兰德公司等多元主体联合中国专家开展了合作医疗的社会化治理探索工作，虽成效不大，但积累了宝贵的经验教训。在多元探索启示下，中国政府以顶层政策创制了新农合制度，建立了政府为主体的社会化医保治理机制，形成了同级政府领导、卫生行政部门指导、相关部门协调的"初级"治理机制。在中央，成立了由各职能部委组成的新型农村合作医疗部际联席会议，作为新农合的最高领导机构和最高决策机构，在卫生部下设办公室作为最高执行机构；在地方，各省、直辖市、自治区成立了由同级政府领导、各职能部门组成的新型农村合作医疗领导小组，协调处理本地区的新农合方案制定和贯彻执行；在基层，成立了由县政府领导、各有关单位参与的新型农村合作医疗管理委员会，负责本县域的合作医疗组织、协调和管理事务。在合作医疗统筹县（市），建立卫生部门主管下的合作医疗经办公共服务体系，按照"以收定支、收支平衡、专款专用、专户储存"的原则管理运营新农合资金，形成社会化、属地化的初级医保经办机制。

（三）从城乡分割治理到城乡统一的"大部制"医保法治治理

新农合治理，主要表现为卫生行政部门主管下的基本医保治理，与人社部门主管的城镇居民基本医保治理"城乡分割"，难免城乡医保治理叠加的浪费和治理的漏洞。在城乡基本医保制度整合和统一的过程中，城乡医保治理"割据"竞合、磨砺，推进城乡统一的"大部制"医保治理机制形成，2018年国务院实施新一轮机构改革，组建了各级医疗保障局，统一了城乡基本医保的管理体制。

统一的"大部制"医保治理机制，以大部制医保体制改革为龙头，开始着力构建统一的城乡基本医保治理机制。首先，将"分割"在人社部门、卫生部门、民政部门的城乡基本医保管理权、医疗救助管理权统一归入国家医保局，统一行政管理职责，统一规章制定权、执法权、监督权。其次，将"分割"在人社部门、卫生部门、民政部门主导之下的基本医疗保险、医疗救助经办服务机制整合，形成统一的医疗保障经办机制。再次，整合"分割"治理的医保管理权和医疗服务定价监督权，建立医疗、医保、医药"三医联动"机制。最后，2010 年颁布的《中华人民共和国社会保险法》开启了医保法治治理的新时代，2019 年 7 月 22 日国家医保局发布《关于建立医疗保障待遇清单管理制度的意见（征求意见稿）》要求"统筹制度政策安排，明确决策层级和权限，推进医疗保障制度管理规范化、标准化和法治化"。

四、待遇支付机制：由初级医疗保健向基本医疗保障升级

合作医疗的待遇支付机制，即根据"以收定支"的原则，对参合农民因疾病支付医疗费用而造成经济损失给予合规补偿的机制，是最能反映农民医疗保障水平的要素机制。在合作医疗 70 年制度变迁过程中，受社会经济发展水平、医疗服务供给水平、参保筹资水平、保障类型和范围、支付方式等因素影响，合作医疗的待遇支付机制不断进行调适改革。

（一）从初级医疗保健到集体福利保健

合作医疗制度创立前，低层次的经济发展水平和互助机制的缺乏，决定了广大农村只能依靠血缘纽带建立家庭保障，农民看病实行家庭自费，"谁看病，谁付费"的自费医疗使部分农民因病致贫。在生产资料互助基础上建立的"合医合防不合药"的微型社区互助合作医疗制度，依靠初级专业化的乡村土医、低成本的医疗供给体系和合作社自制土药

等方式，为农民提供了适应合作社互助经济的粗放型、低水平卫生保健服务，使农村有限的医疗卫生资源呈现"帕累托最优"配置，真正做到了"无病早防，有病早治，省工省钱，方便可靠"[①]，绝大多数农民进入"基本看得起病"的行列。

人民公社化时期，在农村集体"糊口经济"水平下，"政社合一"的治理机制保证了合作医疗待遇给付只能以低成本的医疗服务递送体系和平均主义的分配方式，为全体社员提供集医疗、预防和保健功能于一体的较低水平集体福利保健。设立县级公立医院对公社卫生院和村卫生室进行统一的业务管理和技术指导；公社卫生院负责全公社的医疗保健服务和社员的重大疾病诊疗，并对村卫生室的赤脚医生培训、药品发放等具体工作予以指导；生产队的卫生室及赤脚医生协助开展本生产队的群众性医疗保健。政府通过振兴中医、利用中草药和自制药及培养大批赤脚医生的途径，以较小投入有效满足了农民的医疗服务需求，基本做到了"小病不出队（村），中病不出社（乡），大病不出县"的医疗保障效果，获得农民"天灾靠人民公社，人病靠合作医疗"[②]的高度赞扬，使中国人口预期寿命从新中国成立初期的35岁增长到1982年的67.9岁，婴儿死亡率从200‰下降到1980年的34.7‰。

（二）从农民重返自费医疗到新农合的初级医疗保障

改革开放初期，尚未适应市场经济体制变化的合作医疗名存实亡，近90%的农村居民自费医疗。[③]与此同时，农村医疗卫生服务供给体系走向市场化，县乡村三级医疗卫生保健网络从原来几乎完全依赖政府拨

---

① 张自宽：《亲历农村卫生六十年》，中国协和医科大学出版社2011年版，第283页。

② 张自宽：《合作医疗好处多——麻城县乘马区卫生院所长座谈合作医疗情况纪要》，《卫生部湖北农村卫生工作队简报》1966年第4期。

③ 参见卫生部卫生发展研究中心：《中国卫生发展绿皮书（2012）：新型农村合作医疗制度》，人民卫生出版社2012年版，第8页。

款的公立性机构转型为以服务换取收入的组织①，医疗服务价格全面攀升，赤脚医生变为以提供医疗服务换取利润的乡村医生，在"过度市场化"的医疗服务体系下，失去合作医疗保障的农民再度陷入"因病致贫、因病返贫"的困境，据统计，37%的农村居民应看病而未就诊，65%应住院治疗而选择放弃。②

解决农民医疗保障的社会问题在 21 世纪初进入国家决策议程，政府主导创制新农合制度，建设了"以大额医疗费用或住院医疗费用为主，家庭门诊账户为辅"的低水平起步、粗略给付的新农合"初级"医保待遇支付机制。有条件的地方，可实行大额医疗费用补助与小额医疗费用补助相结合的办法。在保障范围上，由卫生部制定了新农合的诊疗项目、医疗服务设施及中医药诊疗项目和医疗服务设施标准③，其基本药物目录、基本诊疗服务及服务设施目录等"基本医疗服务包"容量较城镇医保小，"绝大部分地区对新农合的报销范围做了较大限定，很多药品和诊疗服务都未纳入报销范围，因而参保农民只能利用基本医疗中的'最基本服务'"④。在报销比例上，"2004 年，全国平均住院费或大额医疗费用报销占总费用的31.6%"⑤，参合农民自行承担七成共付比。适应社会主义市场经济体制的新农合在制度建立的第 6 年覆盖率从 9.5%一

---

① 参见顾昕、方黎明：《自愿性与强制性之间：中国农村合作医疗的制度嵌入性与可持续性发展分析》，《社会学研究》2004 年第 5 期。

② 参见卫生部卫生发展研究中心：《中国卫生发展绿皮书（2012）：新型农村合作医疗制度》，人民卫生出版社 2012 年版，第 8 页。

③ 参见卫生部、国家发展改革委、民政部、财政部、农业部、国家食品药品监督局、国家中医药局：《关于加快推进新型农村合作医疗试点工作的通知》（卫农卫发〔2006〕13 号）。

④ 新型农村合作医疗试点评估组：《发展中的中国新型合作医疗：新型农村合作医疗试点工作评估报告》，人民卫生出版社 2006 年版，第 76 页。

⑤ 邵海亚：《对新型农村合作医疗属性、目标及评价的思考》，《卫生软科学》2006年第 4 期。

跃上升到 91.5%，补偿支出收益人次 5.85 亿。虽然新农合制度建设有效减轻了农民看病负担，促进了城乡基本公共卫生服务均等化，但在农民医保提供的初级阶段，整体保障水平偏低和医疗费用的不断上涨淡化了新农合的实施效果，亟须向基本医保保障升级。

（三）从初级医疗保障向基本医疗保障升级

城乡一体化加速时期，新农合与城居保制度渐进性整合统一，农民享受的医疗保障水平也逐步向基本医疗保障升级。在待遇支付上，不仅"就宽不就窄"地统一了城乡居民基本医保三大目录，实行"住院统筹＋门诊统筹"以扩大支付范围，而且逐步提升统筹层级以增强基本医保互助共济能力。近年来，随着城乡居民基本医保制度不断完善，"政策范围内"报销比例不断提高，截至 2016 年，医保基金报销比例已提高至70%[1]，最大程度地保证了城乡居民享有同等基本医疗保障，但是与"个人卫生支付比降到 15%—20% 才能基本解决因病致贫返贫"[2] 的目标仍存在较大差距。

2018 年 3 月成立国家医疗保障局，开启了包括城乡居民基本医保在内的医疗保障水平提升再改革，国家医疗保障局坚持按照"保基本、可持续、解民忧、推改革"的总要求，深度推进城乡基本医保整合统一，集中力量推进抗癌药降税降价，启动国家组织药品集中采购和使用试点，坚决打击欺诈骗保行为，推动医保信息化建设。[3]2019 年 7 月 22 日，国家医疗保障局又发布《关于建立医疗保障待遇清单管理制度的意见(征求意见稿)》，向全社会征询意见，将着力统筹城乡医疗保障待遇标准，

---

[1]　参见王东进：《全民医保在健康中国战略中的制度性功能和基础性作用》，《中国医疗保险》2016 年第 11 期。

[2]　张晋龙：《十年来医疗费用负担个人支付比例已从 60% 下降到 35.5%》，2012 年 3 月 10 日，见 http://www.zkec.cn/news/bencandy.php?fid=112&id=4233。

[3]　参见胡静林：《在新的历史起点推进医疗保障改革发展》，2019 年 7 月 26 日，见中国医疗保险网。

建立健全与筹资水平相适应的待遇调整机制，城乡居民基本医保待遇仍在不断提升，并逐步走向法制化和规范化。

总之，任何医疗保障制度都具有体制依附性，中国农村合作医疗制度自产生之日起，就在体制依附中演进和变迁。在 70 年的制度变迁历程中，适应体制环境的合作医疗参保主体、基金筹集、管理经办和待遇支付等微观机制一旦形成，其自我强化机制促使其不断巩固，遵循既有路径循序渐进发展，在一定时期内保持均衡，直至宏观经济社会政治体制改变，引致合作医疗微观机制因时制宜变革，在渐进性变革中推进合作医疗整体制度变迁。由此，参保主体、基金筹集、管理经办和待遇支付等微观机制分别与经济、社会和政治体制变革的高度耦合和协同演进，构成了中国农村合作医疗制度变迁的逻辑理路。这一逻辑理路昭示，城乡基本医保制度的整合和统一，应着力于基本医保参保、筹资、治理和待遇支付等微观机制的整合和统一，只有这样，才能扎实推进城乡医保整体深度融合和有机统一。

直面当下城乡居民基本医保"整而不合"的实践难题，积 70 年合作医疗制度变迁经验的认知，应继续遵循"互助共济"的理念，以问题为导向，着力从以下三方面发力，助推城乡基本医保制度全面进入更加公平、持续和成熟稳定的医保法治新时代。第一，优化城乡基本医保制度整合的宏观环境，以《社会保险法》的统一原则和基本框架为基础，制定法制化的整合型基本医保实施法规，促进基本医保法治化发展。第二，以国家医疗保障局成立为契机，建立健全统一的医保"大部制"管理体制，统筹管理医疗保险和医疗服务，变基本医保相关管理部门协调为机构内部协调①，促进医疗、医保、医药"三医联动"改革，实现医

---

① 参见曹克奇：《部门利益与法律控制：我国城乡医保管理统筹的路径选择》，《社会保障研究》2013 年第 1 期。

保控费与医疗服务质量的协调管理。第三，着力推进"政事不分"的基本医保经办机制改革，确立职权与职责相统一的"独立社会保险法人"，建立独立于政府行政管理的社会保险经办服务体系，由经办机构依法独立自主办理医疗保险费征缴、基金运行和待遇给付业务。第四，在参保和筹资机制上，以体现身份平等的居住证为城乡居民参保的唯一识别标准，按照社会团结原则和保险原则，建立统一的、过渡型阶梯式量能负担筹资机制，政府财政资助和筹资标准应该与政府财政收入和城乡居民人均可支配收入相挂钩。在待遇支付上，以"保基本"为原则建立统一的结构化、精细化、透明化的医保待遇给付范围和标准，建立健全制度化的待遇调整机制，不断提高基本医保待遇水平。

第三编
合作医疗制度覆盖全国的推进机制

　　无论是由农民自发创制的传统合作医疗制度，还是中央政府顶层政策创制的新农合制度，都需要向全国农村推进，都以覆盖全国农村居民为政策目标。因此，合作医疗制度覆盖全国、落地生根的推进机制，是我们考察总结 70 年合作医疗制度变迁的重要路径。合作医疗制度推进并覆盖全国的机制可以大致总结为四类特色机制：传统合作医疗制度借由"政治动员机制"，由点及面实现了制度覆盖全国的目标。新农合则凭借"小组机制"、"政策试验机制"，以及央地行政压力机制自上而下实现了制度覆盖全国的目标。

第六章

传统合作医疗制度覆盖
全国的"政治动员机制"

"政治动员"用以描述政治权威通过诱导或操纵公众以获得政治支持[①]，是特定政治主体为实现特定政治目标而以某种系统的价值观或信仰，说服或强制社会成员自愿服从或主动配合，并通过宣传、组织、利益诱导等具体行动获得社会认同和支持的过程。[②]新中国成立之初，百废待兴。为巩固新生政权，维护执政合法性，中国共产党开启了对农村基层社会的整体性动员，从合作化运动到人民公社运动，政治动员的强度、广度和深度逐步提升，并在"文化大革命"时期达到巅峰。作为农村基层社会制度重要组成内容的传统合作医疗制度，在循序渐进的政治动员下，从依附于农业合作化运动的微型社区互助合作医疗制度，发展为依附人民公社体制的集体医疗福利制度，并在"文化大革命"运动中实现了合作医疗"一片红"。由此创造了以最低成本有效解决农民医

---

① 参见张凤阳等:《政治哲学关键词》，江苏人民出版社 2006 年版，第 296 页。

② 参见施雪华:《政治科学原理》，中山大学出版社 2001 年版，第 740 页。

疗问题的"中国奇迹"。① 传统合作医疗制度覆盖全国的"政治动员机制"具体有：价值性动员、组织化动员、利益诱导性动员等动员机制。

一、价值性动员机制：意识面向

价值性动员是通过系统化、具有鲜明价值取向和独特话语内容的意识形态，来对社会成员进行引导、发动的过程，使其从自发意识转向自觉意识，并积极参与社会活动的行为及过程。新中国成立之后，意识形态治理成为整个国家治理的主要手段，国家通过政治教育、权威号召、舆论宣传、典型塑造等政治动员方式，动员农村社员积极参与传统农村合作医疗制度建设，并在参与建设中增强对国家权威的认同，以此积极推进传统农村合作医疗制度覆盖全国。

（一）传统合作医疗制度推进中的政治教育

随着社会主义新中国的成立，为巩固和发展社会主义，国家大肆宣扬社会主义制度，并不断争取广大人民群众的认可。在"无产阶级专政"、"弃私为公的集体主义"等社会主义特性的政治话语中，传统农村合作医疗制度也具有了政治色彩，办不办合作医疗、如何办、如何经营管理合作医疗，不仅是医疗和医保领域的专业性问题，也是拥护社会主义制度的政治问题。

1."无产阶级专政"教育与合作医疗制度推进

"无产阶级专政"作为社会主义制度倡导的基本价值，主要批判资产阶级的个人主义思想，倡导无产阶级的共产主义风格。②1957 年，毛

---

① 参见世界银行：《1993 年世界发展报告：投资于健康》，中国财政经济出版社
1993 年版，第 210 页。

② 参见《关于农村医疗卫生制度的讨论（二十一）——加强思想政治工作，巩固
合作医疗制度》，《人民日报》1969 年 11 月 14 日。

泽东同志在反右派斗争中提出"中国社会的主要矛盾仍旧是无产阶级与资产阶级之间的矛盾"，并在 1962 年中共八届十中全会上进一步发展，"整个社会主义阶段，资产阶级都将企图复辟，成为修正主义产生的根源"。①1965 年又提出清除所谓的"走资本主义道路的当权派"，尤其是"文化大革命"期间，"无产阶级专政"成为全党乃至全国的指导思想。此种背景下，医疗卫生领域也出现了两条路线之争：一是"无产阶级"医疗路线；二是"反革命"的"资产阶级"医疗路线。② 作为"社会主义性质"的农村合作医疗被列入"无产阶级"医疗路线之中，由此得到"无产阶级专政"思想的强力鼓舞，一切有助于农村合作医疗发展的行为均被大力提倡。一切不赞成举办合作医疗，或者对合作医疗举办有不同意见的，即便是出于理性思考、具有充分的反对依据，也被划入"反革命"的医疗路线阵营之中。可见，基于"无产阶级专政"思想的普遍广泛宣传，农村合作医疗制度被宣扬为拥护无产阶级政权的毋庸置疑的"大好事"。

2."弃私为公的集体主义"教育与合作医疗制度推进

"弃私为公的集体主义"教育也自始至终贯穿于传统农村合作医疗制度向全国推进过程中。教育的主要内容是学习毛泽东同志的"老三篇"，③ 通过"老三篇"的学习，斗私批修，树立集体主义价值观。教育的对象主要为农民群众、干部和医务人员。要求农民群众奋发图强、勤俭节约、团结合作，杜绝铺张浪费和个人主义。干部要以身作则，面向群众，服务群众，不指名拿药。特别是医务人员要发扬救死扶伤的人道

---

① 周晓虹：《从国家与社会关系看中国农民的政治参与：毛泽东和后毛泽东时代的比较》，《中国社会科学季刊》2000 年秋季卷。

② 参见 1968 年 12 月 5 日至 1976 年 8 月 31 日《人民日报》连续刊载的 107 期"关于农村医疗卫生制度的讨论"。

③ "老三篇"是指毛泽东的三篇著名短文：《为人民服务》、《纪念白求恩》、《愚公移山》。

主义精神，正规救治，抵制投机取巧，骗取钱财。① 比如 1969 年 11 月 11 日《文汇报》记载：巩固和发展合作医疗必须将医务人员思想革命化，除每周定期两次组织医务人员学习毛主席著作外，还要经常讲"全心全意为人民服务"的宗旨，使医务人员深入贫下中农，将思想意识彻底革命化。② 由此，通过"弃私为公的集体主义"的宣扬，农民群众、干部和医务人员的集体意识逐步增强，共同推动农村合作医疗制度向全国覆盖。

（二）传统合作医疗制度覆盖全国的"权威号召"推进

对于"权威"，马克斯·韦伯进行过经典阐释，将其分为"传统型"、"法理型"、"魅力型"③ 三种类型。源自领导个人本身具有很强影响力和号召力的"魅力型"权威成为计划经济时期权威的主要存在形式。魅力型权威对于农村合作医疗制度建设的倡导和号召，直接推动农村合作医疗制度走向发展高潮。

新中国成立初期，随着国家权力向农村基层社会的不断渗透，政治权威在农村基层社会中逐步发挥作用。尤其在人民公社化运动开展之后，国家权威逐步强化，合作医疗迅速覆盖全国。然而，在合作医疗制度渐进性覆盖全国的过程中，遭遇城乡医疗卫生资源不均衡配置的发展瓶颈，1965 年毛泽东同志痛斥卫生行政部门为"城市老爷卫生部"，并作了"把医疗卫生工作重点放到农村去"的"六·二六"指示，要求通过医疗下乡、建立半农半医与不脱产的医疗卫生队伍、整顿基层医疗卫生机构等举措推动农村医疗卫生事业发展。④ 作为农村医疗卫生事业重

---

① 参见李全平：《医疗卫生与乡村社会——以集体化时代米山乡为例》，山西大学 2010 年硕士学位论文，第 38 页。

② 参见沈寿文：《以制度治病：法学视野中的云南农村合作医疗》，云南大学出版社 2008 年版，第 50 页。

③ 参见[英]戴维·米勒、韦农·波格丹诺（英文版）主编，邓正来（中译本）主编：《布莱克维尔政治学百科全书》（修订版），中国政法大学出版社 2002 年版，第 853 页。

④ 参见曹普：《新中国农村合作医疗史》，海峡出版发行集团 2014 年版，第 86—87 页。

要内容的合作医疗制度建设被密切关注，各级卫生行政部门多次召开会议，层层传达"六·二六"指示精神，并派专门小组蹲点进行合作医疗制度试验。试验结果显示：以公社为单位，由农民社员和公社公益金共同集资、实行公社统一管理、农民在本公社可以享受集体医疗福利待遇的合作医疗制度，不仅可以缓解农民群众尤其是贫下中农看不起病、看不上病、吃不起药的问题，还有助于"预防为主"方针的落实，是有限经济社会资源条件下解决农民医疗问题的可行选择。[①] 与此同时，位于湖北长阳西部的乐园公社，面对荨麻疹、流感、百日咳等流行疾病疯狂侵袭，在覃祥官的带领下纷纷举办合作医疗。为了加强对合作医疗的统一领导，乐园公社以农村医疗机构改革为先导，将卫生诊所化私为公成为农民的卫生所，将医务人员动员起来成为半医半农的劳动者，并成立合作医疗管理委员会规范合作医疗管理与运行。乐园合作医疗的实行，使缺医少药的乐园医疗困局得以缓解，使"预防为主"的医疗卫生方针真正落于实处。为此，毛主席发布"合作医疗好"的指示。在毛主席的号召下，湖北长阳乐园公社的合作医疗被隆重推上农村医疗卫生事业神坛[②]，各地争相效仿，安徽、陕西、山东、江苏、河北、福建等各地纷纷而起，实现合作医疗"一片红"[③]，促使农村合作医疗发展走向"顶峰"。据统计，1976 年 90% 以上的行政村建立了农村合作医疗制度。[④]

（三）传统合作医疗制度覆盖全国中的舆论宣传

与政治教育、权威号召等方式一致，舆论宣传在农村合作医疗向全

---

① 参见张自宽：《合作医疗制度是农民群众的创举——湖北省麻城县及其毗邻地区合作医疗情况调查报告》，《卫生部湖北农村卫生工作队简报》第 11 期，1966 年 5 月。

② 参见沈寿文：《以制度治病：法学视野中的云南农村合作医疗》，云南大学出版社 2008 年版，第 34 页。

③ 参见张自宽：《对合作医疗早期历史情况的回顾》，《中国卫生经济》1992 年第 6 期。

④ 参见孙淑云、郎杰燕：《中国合作医疗治理六十年变迁》，《甘肃社会科学》2017 年第 1 期。

国覆盖过程中也发挥了一定的价值动员功能。主要表现在标语、口号宣传与文本宣传两个方面。

1. 合作医疗的标语和口号宣传

标语和口号组织简短句了宣传，带有鼓动性和纲领性，用以唤醒民众意识。① 在合作医疗制度向全国推进覆盖过程中，标语和口号宣传始终成为其重要内容。合作医疗建制之初，全国各地宣传"每天只用三分钱，合作医疗保一年"、"一只鸡一只鸭，合作医疗保全家"等，激发了农民群众积极参与合作医疗。随着合作医疗宣传势头的逐步增强，"发展合作医疗，造福农民群众"、"合作医疗好，有病不用愁，生病得资助，无病益乡亲"、"不怕难，合作医疗办起来；不怕亏，无病助人功德增"、"合作医疗是共产党为人民谋到的最好福利"等成为遍布各地的标语，推动合作医疗制度进一步发展并不断走向高潮。尤其在政治运动高潮的"文化大革命"期间，"合作医疗，贵在坚持"、"合作医疗就是好"、"合作医疗挖了病根"等极具鼓舞宣传的口号和标语，是价值性政治动员中的关键手段之一，是政治动员最终成功的有力保障，给农村合作医疗制度覆盖全国提供了一定支撑。

2. 合作医疗的文本宣传

早在 1958 年 9 月 13 日《健康报》中，《让合作医疗遍地开花》一文就对"合作医疗"进行了阐释和宣传，认为"合作医疗是群众性的新的医疗制度，是具有共产主义性质的公共福利事业，便利群众，促进生产，且能贯彻预防为主的方针，加强预防和治疗工作，应当大力推广。"② 随后，编辑部编写出版了《介绍民办合作医疗的经验》一书，写道："伴随人民公社的建立和民办医疗卫生事业的发展，人民卫生事业

---

① 参见汉语大词典编辑委员会汉语大词典编纂处：《汉语大词典》第 4 卷，汉语大词典出版社 1989 年版，第 1268 页。

② 《让合作医疗遍地开花》，《健康报》1958 年 9 月 13 日。

又出现了新的飞跃，一个规模巨大的共产主义的互助运动——全民性的'合作医疗'正在成长"。① 并对河南省桐柏县、正阳县等地创办的合作医疗进行大力宣传，供其他地方学习借鉴。1959 年 12 月卫生部上报党中央的《关于全国农村卫生工作山西稷山现场会议情况的报告》②中，对"合作医疗"予以正名。1960 年 4 月 23 日和 27 日的《健康报》相继报道了湖北、河南等地实行合作医疗制度的总体概况和实践经验。1960 年 5 月 18 日，张自宽在《健康报》上发表《积极推行公社社员集体保健医疗制度》的社论，指出"谁看病谁付钱"的医疗制度已经成为过去时，倡导推行集体医疗保健制度，并说明农民集体保健制度是个人和公社共同筹资、采取经济公开、民主管理、群众监督的治理办法，巩固公社医疗卫生组织，更好地服务农民健康。1965 年 5 月《卫生部湖北农村卫生工作队简报》第 11 期刊登了张自宽《合作医疗制度是农民群众的创举》一文，指出合作医疗是农民群众自己组织起来为自己谋福利、保健康的有益尝试，是农民保健医疗制度的重大改革。改革农村医疗保健制度是广大农民的迫切需求，必须使广大农民群众尤其是贫下中农能够组织起来实行互助共济，得到基本的医疗卫生保健服务。批判了那种错误观点，诸如将合作医疗称为"共产风和共产主义风格"、"超过了农民的觉悟水平"、"超过农民的负担能力"而抵制创办的言论。1966年 1 月，该《简报》第 4 期刊登了张自宽的《合作医疗好处多》一文，指出合作医疗是解决农民群众看不上病、看不起病的好办法，利于贯彻预防为主的医疗保健方针，能够促进农村卫生事业发展，利于端正基层卫生组织的工作思想等，但合作医疗的管理还存在"有人坚持办、无人坚持管"等管理不善的缺点和漏洞。即便如此，还是要在斗争中坚持办

---

① 《健康报》编辑部：《介绍合作医疗的经验》，人民卫生出版社 1958 年版，前言。

② 参见国务院研究室课题组：《合作医疗发展的回顾性研究》，北京医科大学、中国协和医科大学联合出版社 1994 年版，第 36 页。

合作医疗。同年，该《简报》第 12 期刊登《如何巩固和办好合作医疗》一文，介绍了湖北省黄冈专区推行合作医疗的情况，总体上看，黄冈区合作医疗的做法有"公社领导、社员出钱、卫生所单独核算"、"公社举办、社员出一部分钱、差额由公社包干"、"大公社举办合作医疗"、"生产大队举办合作医疗"等四种模式。文中还指出办好合作医疗的根本在于突出政治，坚持实行自愿参加和民办公助的原则，合作医疗经费应由信用社统一管理，切实执行勤俭办合作医疗的方针，贯彻"八字方针"整顿卫生院，从而巩固和发展合作医疗制度。① 这一系列文章均对合作医疗进行了有效宣传。

1965 年"六·二六"和"合作医疗好"的指示之后，12 月 5 日《人民日报》头版头条刊登了由宜昌地区革命委员会调查组编写的《深受贫下中农欢迎的合作医疗制度》一文，受到过毛泽东同志圈阅。该文的发表标志着合作医疗制度宣传高潮的掀起，这篇文章详细讲述了长阳合作医疗的做法，并且附有欢迎"展开讨论"和"征求意见"的编者按，同时该版刊登了该报记者采编的《黄村、良乡公社对乐园公社实行合作医疗制度的意见——贫下中农、农村基层干部、公社医务人员座谈会纪要》，该文指出农村合作医疗制度是"一件无产阶级文化大革命中出现的新事物"，深受各大报纸欢迎，并竞相转载。② 据统计，自 12 月 5 日到 22 日半个多月的时间内，《人民日报》刊登合作医疗的相关文章 15 篇之多，其中第一版刊登多达 6 篇。该报 1969 年继续宣传攻势，仅 1 月份就刊登相关合作医疗文章 15 篇，全年刊登高达 40 余篇。就当时情况来讲，关于合作医疗的调查报告、讨论、地方举办合作医疗的实践经

---

① 参见张自宽：《亲历农村卫生工作六十年——张自宽农村卫生文选》，中国协和医科大学出版社 2011 年版，第 266—299 页。

② 参见乐章：《制度、组织与组织化制度：长阳合作医疗个案研究》，中国社会科学出版社 2010 年版，第 34 页。

验介绍等报道不胜枚举，尤其是 1968 到 1970 两年多的时间内，《人民日报》围绕如何办好合作医疗出刊 35 期，扩大了农村合作医疗的宣传力度。

与报刊文章类似，合作医疗相关图书的出版集中在 1969—1976 年，大都是实践手册和经验汇编。1969 年，人民出版社出版《广东省曲江县群星大队坚持合作医疗制度十一年的情况调查》，人民卫生出版社出版《把群众性的医疗卫生工作办好》、《深受贫下中农欢迎的合作医疗制度：有关农村合作医疗制度的文章选辑》、《合作医疗遍地开花》、《怎样办好合作医疗》等书，介绍山东、青海、四川、北京、河南等地创办合作医疗的基本情况和经验总结。同时，各地报纸杂志也大量登载宣传、讨论、介绍合作医疗的文章，内容广泛。有的拥护和赞扬合作医疗制度，有的介绍预防为主、依靠群众、勤俭办医、土洋结合做法，有的总结合作医疗的实践经验，有的讨论如何培养农村医疗人才、如何进行合作医疗经费管理，等等。

林林总总的合作医疗文本资料，无论是公开报刊还是内部资料，感情色彩都比较浓，缺乏理性认识①。但是，对农村合作医疗发展起到了极其重要的宣传和动员作用，让更多人知晓、接受并参与合作医疗制度建设。

（四）传统合作医疗建制中的典型塑造

典型塑造是指国家为实现对社会的动员，依靠自身拥有的政治权力树立某种典型实践，通过其示范作用影响民众。传统农村合作医疗制度建制过程中，不断塑造正面典型，揭露负面典型，以动员农民群众积极投身农村合作医疗制度建设之中。

---

①　参见刘国新：《"文化大革命"史研究：现状与述评》，《当代中国史研究》1996年第 6 期。

　　传统农村合作医疗制度从初建、转型到发展高潮塑造了不少正面典型，通过正面典型的示范带动作用，将合作医疗制度推而广之。新中国成立初期，高平米山通过农民社员、医务人员和集体共同集资建立起属于农民自己的联合医疗保健站，打破了患者"谁看病谁出钱"和医务人员报酬完全依赖"治病收费"的传统，开创了农村合作医疗制度的先河。这一"合医合药合防"的合作医疗制度典型，受到了山西省政府和卫生部的关注，并被塑造为合作医疗制度建设的"标杆"典型。人民公社化运动初期，山西稷山通过强制性扣除农民劳动所得和公益金形成合作医疗基金，为农民社员提供集体福利型合作医疗待遇，创新了农村合作医疗制度，成为"农村合作医疗制度的一面旗帜"。[①] 随后，在中央充分肯定下，稷山合作医疗制度被作为示范和典型，卫生部在稷山召开为期 10 天的全国医疗卫生工作现场会，将"稷山经验"推向全国。"文化大革命"期间，湖北省长阳乐园公社的合作医疗被塑造为正面典型，尤其以覃祥官为代表的精英人物，成为合作医疗典型中的榜样人物，被广泛学习和宣传，不仅给乐园合作医疗发展带来十足干劲，而且激发了各地举办合作医疗的热情。

　　合作医疗建制过程中，也有一些负面典型在一定程度上发挥了反面教材作用，推动了农村合作医疗制度发展。

二、组织化动员机制：组织面向

　　组织化动员是指国家为实现特定目标以一定的组织方式对社会进行动员的一种方式。传统农村合作医疗建制过程中，以组织化方式调动医务人员和人民群众开展合作医疗的积极性，主要通过组织农村现有医疗

---

　　① 参见《农村卫生保健工作的新面貌》，《人民日报》1960 年 4 月 6 日。

卫生人员、构建农村三级医疗卫生保健组织网络，以及组织城市医务人员巡回医疗等方式为农村合作医疗发展提供了充分的组织基础和人才保障。

（一）农村医疗卫生人员的组织化

历经初级合作社、高级合作社等合作化运动的开展以及人民公社体制的确立，当时的农村医疗卫生人员被广泛组织和动员起来，从游医、郎中、私人诊所到联合诊所，到农业社保健站、村卫生所、公社卫生院，农村医疗卫生人员的组织化程度逐步增强，为农村合作医疗制度建设提供可靠的医疗服务保障。

1. 从私人诊所到联合诊所

新中国成立后，整个社会逐步趋于稳定，政府渐进性展开各项社会事业建设，实现对社会的整合与动员。合作医疗制度建设作为社会事业建设的重要内容之一，也被逐步纳入国家组织动员的范围。直面长期以来弥散医疗资源无法满足农民看病就医的医疗需求的情势，国家通过合作社政策供给号召将分散在农村各地的中西医个体开业者组织起来，成立联合诊所。1951 年，卫生部先后发布《关于健全和发展全国基层卫生组织的决定》、《农村基层卫生组织工作具体实施办法》以及《关于组织联合医疗机构实施办法》，要求在独立核算、民主管理、自负盈亏原则下，形成由人数不等的个体开业医生构成的联合诊所，各地纷纷建立西医、中医与中西医结合等不同形式的联合诊所。资料数据显示：山东省 1953 年共举办联合诊所 410 处，其中公私联合的有 11 所、私人之间联合的有 399 所。①1957 年，山东省由医生联合集体举办的具有合作社性质的联合诊所已有 6762 所，工作人员 33025 名，个体开业医生

---

① 参见山东省卫生志编纂委员会编：《山东省卫生志》，山东人民出版社 1992 年版，第 508 页。

13059 名，基层医疗卫生人员共计 53848 名，实现区区都有医疗卫生所、乡乡都有联合诊所的基层医疗卫生组织网。① 河南省上蔡县从 1952 年开始举办联合诊所，1953 年达到 12 所，1956 年全县共举办 127 所，其中西医联合诊所 68 所，中医联合诊所 52 所，供销社诊所 7 所。② 从全国范围来看，由私人开业医生组织形成的联合诊所从 1950 年的 803 所增加到 1956 年的 6.1 万余所。③ 为加强联合诊所的管理，国家积极出台联合诊所管理的相关政策，1956 年卫生部颁发《联合医疗机构章程（草案）》、1962 年又下发《关于调整增加农村基层卫生组织问题的意见（草案）》等，明确联合诊所的性质、任务、要求、目标等，并规定："对于公私合营的、私立的、公立的医疗合作互助组织不得有任何歧视"。同时对联合诊所的待遇和报酬也进行明确："联合诊所实行治病收费，由有关部门给予合理报酬。政府扶助制定恰当的药费和诊疗费标准，诊所收入首先用于支付医务人员工资，并按照技术水平、业务能力等不同层次进行薪酬待遇的区别。同时，防止因医务人员工资过高而脱离农民群众倾向。"④

联合诊所的建立将分散于农村社会的个体医者进行了一定程度的组织和动员，为农村合作医疗制度形成与发展奠定基础。但是由于有限的医疗卫生人员、固定的就医场所、不便利的农村交通，联合诊所对解决农民看病就医问题的作用没能有效发挥，医疗卫生人员的进一步组织和动员成为形势所需。

---

① 参见庞新华：《山东省农村合作医疗制度的历史考察》，山东大学 2005 年硕士学位论文，第 25 页。

② 参见上蔡县卫生局编：《上蔡县卫生志》，1986 年 4 月印（内部发行），第 53 页。

③ 参见钱信忠：《中国卫生事业发展与决策》，中国医药科技出版社 1992 年版，第 53 页。

④ 卫生部基层卫生与妇幼保健司编：《农村卫生文件汇编（1951—2000）》，卫生部基层卫生与妇幼保健司 2001 年编印，第 258 页。

2. 从联合诊所到农业社保健站

随着国家组织动员能力的逐步增强，保健员、接生员、防疫员等基层初级医务人员被国家重点培养、培训，基于这些医疗卫生人员，农业合作社纷纷办起医疗保健站，形成基层医疗卫生机构。比如：1957年底山东惠民地区统计，全区共建保健站335处，站内设立保健箱、常用药品箱，资金基本来自农业社公益金，社员只需要缴纳极少的保健费，看病就医时收取少量药品成本费。① 与新中国成立之初联合诊所的建立相比，农业社保健站更多地与国家组织动员的合作化运动联系在一起，是合作化运动的重要组成部分，国家对保健员的培养为保健站提供人力支撑，亦农亦医解决了医务人员的报酬待遇，农业社集体经济提供了保健站的经费来源，农民看病就医更为便捷和可及。

3. 从保健站到公社卫生院

随着人民公社体制的建立，农村医疗卫生人员的组织化程度进一步加强。公社内的联合诊所、农业社保健站、卫生所等纷纷并入公社卫生院，转变为公有性质的医疗卫生机构，成为开展合作医疗制度建设的基础。至此，农民开始能够享受现代化的医疗服务方式，包括医院、西药、病房等，农民也渐渐认识到，看病就医除了"土方土法"的中医，还有现代化医疗技术的西医。但是，由于当时经济社会发展水平的初级化，现代化专业医疗人员严重缺乏，以及国家组织动员方式、程度的不断更迭变化，公社卫生院的组织形式也不断调整。比如：山东昌潍地区，1958年人民公社化后，大多数中心联合诊所、保健站被整合重组为公社卫生院，一部分联合诊所改造为集体所有制，实行单独核算、自负盈亏，并置于公社卫生院的统一管理之下。1962年，由于农村基层

---

① 参见山东省惠民地区卫生史志编纂委员会编：《惠民地区卫生志》，天津科学技术出版社1992年版，第43页。

医疗卫生机构调整，将原本由公社卫生院管理的部分联合诊所、保健站下放至生产大队，由生产大队实行管理。1963 年，下放于生产大队的联合诊所、保健站陆续被收回到公社卫生院。1968 年又下放一些医务人员到生产大队当赤脚医生。及至 1973 年，下放于生产队的医务人员被全部收回，安排至公社卫生院，实行统一管理。如兰普顿所言，人民公社体制下中国实行"条块分割式"的医疗卫生决策，农村医疗卫生的决策权掌握于各个公社党委手里，由于各个公社实际情况千差万别，面临压力大小不同，掌握的资源禀赋不同，决策的结果也大不相同。① 即便是同一公社，在不同的时段内，其具体要求也不尽相同。总体上，在国家的组织动员下，农村医疗卫生人员从分散走向集中，共同为农民提供所需的合作医疗服务。

（二）构建农村三级医疗卫生保健组织

国家对于合作医疗的动员不仅体现为农村现有医疗卫生人员的组织化，而且还调动社会资源主动、积极构建农村三级医疗卫生保健组织，成为合作医疗制度运行中医疗服务供给的重要来源。然而，农村三级医疗卫生保健网建设并非一蹴而就，而是经历初建、巩固到快速发展的循序渐进过程。

1. 农村三级医疗卫生保健网的初建

农村三级医疗卫生保健网是以村级卫生所（大队合作医疗站）为网底、公社卫生院为纽带、县级医院为中心，三级医疗卫生组织各司其职、共同合作、上下互动、逐级指导，并汇集医疗、预防、保健功能为一体的，为广大农民提供基本医疗保健服务的一个完整的医疗卫生保健体系。其建立经历 20 世纪 50 年代到 60 年代，从县到区（乡），从区（乡）

---

① 参见［美］大卫·兰普顿：《"大跃进"时期的医疗政策》，《科学文化评论》2006 年第 1 期。

到行政村（自然村），自上而下分步分类设立，到 60 年代中期，基本覆盖整个农村地区的县、区（乡）、村。

（1）县级医院的构建。县级医院作为农村三级医疗卫生保健网的关键，主要负责对区（乡）、公社卫生院及下级医疗卫生机构提供政策支持和技术指导。1952 年中央政府确立"面向工农兵、团结中西医、预防为主、卫生工作与群众运动相结合"的医疗卫生四大基本方针，各地对疾病预防和基本医疗给予足够重视，并纷纷开始建立医疗卫生机构。数据显示，1953 年底全国县医院与卫生院已由 1952 年的 437 所发展到 21023 所。① 县级医院通常采取"调上来"或者"派下去"的方式充实医疗卫生人员，逐步拓宽服务的宽度和水平。60 年代后，农村医疗卫生工作更加得到国家的重视。继 1959 年全国农村卫生工作会议在山西稷山召开，中共中央于 1960 年 2 月批转卫生部党组发布的《关于全国农村卫生工作山西稷山现场会议情况的报告》，要求："为适应农村发展的新形势、新情况，更好地开展农村医疗卫生工作，需要建立一个从县级医院到生产队、与生产紧密结合的、健全的医疗卫生保健网，需要一支中西医结合、不脱产与脱产人员相结合的强大的医疗卫生队伍。"县级医院建设被提到首要位置，继续加强。"自 1960 年起，高等医学院校的毕业生应有 40%—50% 被分配到县医院，有计划地抽调城市医疗机构一定数量有经验、熟练的医生分配到县医院。要求 1962 年前，每县能够拥有一套比较完整的医疗设备，统一规划、分批分期扩充每个县医院的病床到 100—200 张，各个科室均配备较高水平的中西医生，使县医院真正成为全县医疗技术中心和医管人员培训基地"。② "争取到 1962

---

① 参见李德成：《创造与重构——集体化时期农村合作医疗制度和赤脚医生现象研究》，中国书籍出版社 2012 年版，第 44 页。
② 《农村卫生文件汇编（1951—2000）》，卫生部基层卫生与妇幼保健司 2001 年编印，第 17、24 页。

年基本实现各县均有初级和中级卫生学校"。同时，为确保县级医院建设工作的顺利开展，卫生部于 1962 年 8 月下发《关于调整农村基层医疗卫生组织问题的意见（草案）》和《关于改进医院工作若干问题的意见（草案）》，要求"县医院应面向农村，服务于农业生产，有重点、有计划地对农村医疗卫生机构进行技术和业务指导，培训医务人员、提高医疗技术水平，帮助基层医务人员答疑解难"。[①] 截至 1965 年底，全国共建立县医院 2276 所，病床 175409 张，医疗卫生技术人员 131033 名。[②]

（2）区（乡）级卫生院的构建。区（乡）级卫生院或者公社卫生院作为农村三级医疗卫生保健网的核心，向上承接县医院，向下启迪村级卫生室，一度承担着医疗卫生保健网"结网"的作用。主要对村级卫生所进行赤脚医生培训、药品发放、医疗评估等业务指导和技术支持。1951 年卫生部先后下发《关于发展和健全全国基层卫生组织的决定》、《关于组织联合医疗卫生机构的实施办法》，要求对农村医务人员进行有序整合。尤其是 1958 年人民公社化后，农村基层医疗卫生组织作为人民公社体制的重要组成部分被纳入国家福利事业，促成公社卫生院的大幅发展。直至 1960 年 2 月 2 日，中共中央转发卫生部的《关于农村卫生工作几个问题的意见》，明确要求统一组建乡镇（公社）卫生院，并规定乡镇（公社）卫生院是综合性的医疗卫生事业机构，承担全公社疾病预防、医疗防疫、妇幼保健、宣传教育等各项医疗卫生之责。[③] 同时，要求 1962 年以前，每个公社卫生院基本能够配备数名中等医学专业学

---

① 《农村卫生文件汇编（1951—2000）》，卫生部基层卫生与妇幼保健司 2001 年编印，第 265 页。

② 参见《中国农村卫生改革与发展国际研讨会》背景材料，卫生部卫生经济研究所 2000 年编印，第 6 页。

③ 参见孙淑云等：《新型农村合作医疗制度的规范化与立法研究》，法律出版社 2009 年版，第 287 页。

校毕业或者相当于中等医学专业学校毕业的医学生，充实公社卫生院医生、医士、助产士等人才队伍，并且购买必要的、所需的医疗设备。①另外，针对中国幅员辽阔、医疗卫生资源分布不均衡且多集中在城市的实况，公社卫生院建立着眼于农村具体实际，以方便农民就医为出发点。截至1965年底，全国共建立乡镇卫生院36965所，病床132487张，卫生技术人员214427名。②

（3）村级卫生所的设立。村级卫生所是最基层的医疗卫生组织，是农村三级医疗卫生保健网的"网底"，是农村医疗卫生服务的第一线，直接面向广大农民群众，主要负责为社员提供伤口包扎、简单疾病救治、急救等医疗服务，以及医疗卫生政策的宣传、协助卫生部门进行预防接种等。村级卫生所的建设与发展直接关系医疗卫生资源分配的合理程度、县级医院以及区（乡）级卫生院的医疗服务压力大小，甚至决定整个农村三级医疗卫生保健网的体系建设与运行效率。村级医疗卫生组织的建立，从保健站到合作医疗站，从合作医疗站到村级卫生所，无不受到国家政策的支持。国家卫生部分别于1952年8月与1957年5月下发《关于县以下基层医疗卫生组织系统、编制及其任务的规定》、《关于加强基层卫生组织领导的指示》，采取一系列措施为村级卫生组织培养医疗服务人员，积极改造"旧产婆"，培养新法接生员，培训脱产和不脱产的保健员、卫生员和助产员。同时，协助开展爱国卫生运动、卫生宣传和教育、传染病防治和疫情报告等。另外，为切实推进村级医疗卫生组织建设，提升农村医疗服务水平，1960年卫生部发布的《关于农村卫生工作几个问题的意见》，要求"大力培训农村基层医疗卫生人员，

---

① 参见《农村卫生文件汇编（1951—2000）》，卫生部基层卫生与妇幼保健司2001年编印，第265页。

② 参见《中国农村卫生改革与发展国际研讨会》背景材料，卫生部卫生经济研究所2000年编印，第23页。

大胆放手、积极大力培养不脱产的群众卫生骨干和医疗积极分子成为农村医疗服务提供者，保证每个生产队都能够拥有至少一名经过培训的、不脱产的卫生员"。①

到 1965 年，县级医院、区（乡、公社）卫生院、村级卫生所（大队合作医疗站）农村三级医疗卫生保健网初步建立，并与城市国家包揽型的医疗机构逐步靠近，纳入了国家医疗卫生服务体系之中农村三级医疗卫生保健网在防治各种地方病、传染病、常见病、妇幼保健、卫生教育等方面取得了显著成绩，成为合作医疗制度能够健康发展的重要基石。

2. 农村三级医疗卫生保健网的巩固

农村三级医疗卫生保健网的建立，推动了农村医疗卫生事业发展。但是，由于当时医疗卫生人力、物力、财力等资源大多集中在城市的实际，农民"缺医少药"的医疗问题仍旧"悬而未决"，但农村三级医疗卫生保健网的运行与发展仍是关键。为此，在国家动员、政治挂帅的形势下，为解决农民看病就医等医疗问题，毛泽东同志于 1965 年发表"六·二六"指示，并转发卫生部《关于把医疗卫生工作的重点放到农村的报告》，要求将医疗卫生人力、物力、财力等资源重点转向农村，集中力量服务于农民医疗。为此，大量的医疗器械与设备被下拨到农村医疗卫生机构，大批城市医疗卫生人员被下放到农村医疗卫生机构，医疗卫生经费也逐步向农村倾斜，农村三级医疗卫生保健网在国家号召与政策主导下逐渐得以巩固。截至 1971 年底，全国已有中心卫生院或公社卫生院 54000 余所（当时全国 52000 多个人民公社），医疗卫生人员 71.7 万名，每个卫生院平均 13.2 名，病床 45.3 万张，每个卫生院平均

---

① 《农村卫生文件汇编（1951—2000）》，卫生部基层卫生与妇幼保健司 2001 年编印，第 23—24 页。

8.3 万张。并且 30% 以上的卫生院装置了医疗设备，充实了人才队伍，已初具规模。① 处于农村三级医疗卫生保健网"网底"的村级医疗卫生组织也不断发展。截至 1971 年底，全国已有 48 万余个合作医疗站（当时全国农村共 65 万个生产大队），其占大队总数的比重为 74%，拥有赤脚医生 130 多万名，每个大队平均 2 人。② 由此，以县级医院为龙头，乡（公社）卫生院为纽带、村级卫生所为基础的三级农村医疗卫生保健网得到进一步巩固。

3. 农村三级医疗卫生保健网的快速发展

农村三级医疗卫生保健网随着"文化大革命"的开展，国家更加重视农村医疗卫生事业发展。此间，医疗卫生总经费的 65% 以上投向农村，城市医务人员和解放军医务人员先后下农村巡回医疗的达到 110 万人次，城市医务人员在农村安家落户的有几十万，70% 以上的高等医学院校毕业的医学生被分配到农村。③ 截至 1975 年，全国拥有县医院 2324 所，病床 262598 张，医疗卫生人员 179654 名；乡镇（公社）卫生院 54026 所，病床 62.03 万张，医疗卫生人员 74.99 万名，较 1965 年分别增长 46%、368%、251%。④ 全国生产大队总数的 85% 建立了合作医疗站，拥有赤脚医生 150 余万，生产队接生员、卫生员 390 余万。⑤ 农村三级医疗卫生保健网不断得到发展。1983 年全国已有县医院 2340 所，平均设置病床 151 张，另外还建立妇幼保健站 1879 所、医生防疫

---

① 参见李德成：《创造与重构——集体化时期农村合作医疗制度和赤脚医生现象研究》，中国书籍出版社 2012 年版，第 48 页。

② 参见全国卫生工作会议文件《关于加强农村公社卫生院建设的意见（讨论稿）》。

③ 参见《农村卫生文件汇编（1951—2000）》，卫生部基层卫生与妇幼保健司 2001 年编印，第 420 页。

④ 参见《中国卫生年鉴》，人民卫生出版社 2000 年版，第 429 页。

⑤ 参见《农村卫生文件汇编（1951—2000）》，卫生部基层卫生与妇幼保健司 2001 年编印，第 420 页。

站 2084 所、药品检验室 831 所、卫生进修学校 1353 所①。农村医疗卫生组织和医疗卫生技术人员在数量上也达到了农村医疗卫生发展史上的最高峰，极大促进农村三级医疗卫生保健网的快速发展。

可见，基于国家动员形成的农村二级医疗卫生保健组织，不仅构成合作医疗制度发展的重要内容，而且，使依托农村三级医疗卫生保健组织而发展的合作医疗被纳入国家医疗卫生服务体系之中，成为组织动员民众的重要阵地。

（三）组织城市医务人员到农村开展巡回医疗

面对现代医疗资源难以下沉至乡村社会的现实，国家组织动员城市医务人员服务农村，充实合作医疗的服务供给人员，由此开启了"送医下乡"的巡回医疗之路。

巡回医疗起始于 1958 年 11 月卫生部下发的《关于动员城市医疗力量与医药卫生院校师生支援工矿、农村卫生工作的报告》，要求各级党委、政府部门统一组织和调配医疗卫生力量，支持包括合作医疗在内的农村医疗卫生事业发展。对此，各地开始组织城市医务人员开展巡回医疗，其承担工作主要包括：坚持预防为主方针，深入农村田间地头，开展农民卫生宣传教育；结合农业生产，进行以"讲卫生、除四害"为中心的爱国卫生运动；举办基层医疗卫生人员培训班，为初级、中级基层医疗卫生人员和卫生积极分子提供培训服务；积极主动对农村危害人民健康的血吸虫病、丝虫病、鼠疫等重大疾病进行早防早治。巡回医疗的开展，充实了农村医疗卫生力量，推动了合作医疗制度建设。然而，在当时农业生产劳动与提供医疗卫生服务深度结合的情况下，医务人员更多地被安排进行长期的农业生产和劳动，接受"贫下中农的再教育"，

---

① 参见钱信忠：《中国卫生事业发展与决策》，中国医药科技出版社 1992 年版，第 7 页。

未能发挥其为农民提供医疗卫生服务的充分优势。加之，城乡医疗卫生资源的严重不均衡，合作医疗制度因医务人员的行为选择偏向而出现明显的不稳定性。

对此，毛泽东同志于 1965 年训斥"城市老爷卫生部"，要求城市医疗卫生资源切实向农村倾斜。卫生部及时作出回应，主动撰写并发布《关于城市医疗巡回队下农村配合社会主义教育运动、防病治病的报告》，指导巡回医疗进一步推进，并将巡回医疗制度化。其一，城市医疗卫生人员到农村治病防病的巡回医疗应向知识分子参加农业劳动一样成为一种制度。举凡主治医生以上的医疗卫生技术人员（体弱多病者除外），均应分批分期轮流参加巡回医疗。其二，巡回医疗队负责农村多发病、常见病、传染病的预防与治疗，协助培训基层医疗卫生人员，深入贫下中农群众，为农村一切病人服务。同时，接受贫下中农的再教育，逐步提高阶级感情和社会主义觉悟，促进医疗卫生人员的革命化。其三，重视医学教育改革，在办好医学专科学校的基础上选择部分医学院增加招生、缩短学制，选择部分有条件的中级卫校开设专科，改进医学生分配途径，为农村培养医疗卫生人员。同时继续加强农村不脱产医疗卫生人员的培养，保证生产队自身拥有能够治疗小病小伤、实施助产、开展群众卫生运动的医疗骨干。该报告于 1965 年 1 月 21 日得到毛泽东同志"同意照办"的批示，并于 1965 年 1 月 27 日被中共中央批转。由此，巡回医疗在各地农村遍地开花。就巡回医疗制度一直延续的江西来讲，截至 1965 年 10 月，江西全省共组织巡回医疗队 319 支，医疗卫生人员 3267 名，到年底，参加巡回医疗队的人员达 13438 名。免费为农民治病 41 万多人次。[①] 另外，自 1965 年起，山东先后派出数以万计的巡回医疗队，支持农村医疗卫生事业发展。起初采取从城市各个医疗

---

① 参见周标主编：《江西省卫生志》，黄山书社 1997 年版，第 253 页。

单位抽派的方式,1975 年 5 月后,则按照医务人员职工总数的 10%—15%进行轮流派出,每期半年。截至 1976 年上半年,共派出 15443 名,其中 9 个巡回医疗队共诊治患者 18.5 万余人次,举办讲座、学术报告 424 次,举行训练班、学习班 341 个,培训基层医疗卫生人员 280 名,[①]从全国来讲,截至 1965 年 4 月中旬,共组织巡回医疗队 1521 支,参与巡回医疗的医疗卫生人员 18697 名。到 1965 年 6 月,全国参加巡回医疗的医务人员 28000 名。[②]总之,在国家组织动员下开展的巡回医疗,充实了农村基层医疗卫生力量,为农村合作医疗制度发展提供了人才保障。

三、诱导性动员机制:利益面向

诱导性动员是指动员主体利用相关利益策略刺激动员客体参与某种活动的行为。动员客体利益的实现决定着其参与程度的深浅,只有当其利益得到满足时,其参与活动热情才能被激发。对于农村合作医疗制度建设来说,农民群众不仅可以通过缴纳少量合作医疗费从合作医疗中获得一定的医疗待遇,而且集体和国家对合作医疗制度建设给予适当支持,并且参加合作医疗成为农民群众的一种政治荣誉。由此,参加合作医疗成为农民群众的理性选择。

(一)参合得利

从米山联合保健站开创合作医疗制度先河,到合作医疗制度走向"顶峰",农民群众通过少量合作医疗费的缴纳,从合作医疗制度中获得了一定的医疗保健待遇,在农村"缺医少药"的形势下,合作医疗制度

---

① 参见山东省卫生志编纂委员会编:《山东省卫生志》,山东人民出版社 1992 年版,第 625 页。

② 参见卫生部办公厅编:《巡回医疗队简报》1965 年 4 月 17—24 日,第 1、2 期。

建设满足了农民看病就医的利益需求,调动了农民参合的积极性。米山的合作医疗制度中,农民社员只需要每人每年缴纳 5 角钱的合作医疗费就可以享受免费的健康检查、疾病筛查、预防接种等预防保健服务,以及免费的门诊挂号、诊疗、检查、手术等疾病治疗服务,同时还可以享受药费优惠。倘若病情严重,还可以向卫生院或者卫生所转诊。并且,因公负伤和鳏寡孤独等特困社员,可以享受完全免费的医疗和药品服务。对此,农民社员出于维护自身利益的理性考量,纷纷加入合作医疗制度建设。随着人民公社运动的开展,合作医疗筹资不仅由集体提取一定比例的公益金作为合作医疗资金,而且由个人缴纳的合作医疗费也由举办地的人民公社或生产大队强制从农民的分红中直接扣除,实行强制性筹资。[①] 基于合作医疗的强制性筹资,由公社卫生院对合作医疗资金进行统一管理,并遵循资金使用的社员集体福利原则,患者只缴挂号费、不缴纳医药费,或者只缴纳极少部分医药费,就可以享受免费的集体医疗福利,社员一旦生病就可以享受挂号、检查、手术、打针、保健等全部免费医疗服务,并且药费更为低廉,生产队保健室药价不计利润。同时为农民社员建立医疗档案和健康登记卡,确保参合社员集体医疗福利的享受。

(二)多方扶持

农民群众参加合作医疗的积极性和主动性,不仅取决于农民群众对于"低成本享福利"的直接利益考量,集体和国家对合作医疗的支持对农民参合具有很强的吸引力,使农民群众对合作医疗具有安全、稳定的预期,确保其能够从中获得持续的医疗保障待遇。

合作医疗建制之初,集体就以举办合作医疗重要主体之一的身份出

---

① 参见张宇哲:《新型农村合作医疗:地方急于套中央的钱?》,《财经时报》2003年 12 月 18 日。

现，不仅为合作医疗制度建设提供所需的场所和组织，而且作为合作医疗最重要的筹资主体之一，从公益金和公积金中提取一定比例支持合作医疗制度发展。比如：米山合作医疗制度建设中提取合作社百分之十五到二十的公益金充实合作医疗基金，并且由集体经济支付"半医半农"的赤脚医生提供工分补贴。国家也采取一定方式支持合作医疗发展，一方面，国家对卫生院实行一定程度的财政补贴并下放国家干部、医疗专家为农民提供医疗卫生服务；另一方面，国家统一提供合作医疗所需药品，并对医疗服务和药品服务进行全方位管控，以确保合作医疗制度的顺利实施。

可见，集体和国家对合作医疗制度建设的大力扶持不仅增强了农民参合的信心，而且成为诱导农民积极参合的决定因素。并且，这一因果关系也可以从改革开放之后传统农村合作医疗制度解构中显现。改革开放之后，农村家庭联产承包责任制取代了计划经济时期的集体经济，国家逐步从扶持农村合作医疗制度建设之中退出，农民参合的意愿消失殆尽，合作医疗制度随之出现解构，两度努力恢复重建均未有成功。

（三）政治荣誉

基于计划经济体制下"以阶级斗争为纲"的主旋律，传统农村合作医疗制度建设也裹挟着"阶级斗争"的痕迹，作为"阶级敌人"的"地、富、反、坏"四类分子不被允许参加合作医疗制度。比如：新疆麦盖提县在合作医疗制度中规定，每年年终分配之时，农民社员可以自行报名参加合作医疗，但是"地、富、反、坏"分子除外。① 乐园合作医疗制度建设中，"四类分子"也不允许参加合作医疗的权利。不仅如此，"地、富、反、坏"分子之子女也被排除在合作医疗制度之外。在那个"政治

---

① 参见沈寿文：《以制度治病：法学视野中的云南农村合作医疗》，云南大学出版社2008年版，第45页。

忠诚第一、政治成分优先"的年代,"阶级敌人"被认为是社会主义新生事物的破坏者,与其相关人员也遭受牵连。而且,那些对于合作医疗制度的理性批评和异议者,都被认为是受阶级敌人的诱惑与破坏。① 可以说,合作医疗制度成为重点服务于"贫下中农"的一项重要制度,"贫下中农"参合成为一种特殊的、光荣的政治荣誉。为了这种政治荣誉的获得,农民群众纷纷理性选择参加合作医疗,并通过自行采药、节约药费等行为推动合作医疗制度发展。

以米山联合保健站建立为标志的传统农村合作医疗制度结束了农民看病就医直接付费的医疗模式,开创了农村医疗保险制度的先河。传统农村合作医疗制度从新中国成立初期的初创到人民公社时期的高速发展,再到"文化大革命"时期走向"顶峰",成为"低收入发展中国家取得的举世无双的成就"②,被世界银行称为"以较少费用解决农民医疗问题的'中国奇迹'",也堪称世界农村医疗保障制度的唯一典范③。回顾传统农村合作医疗制度的建制过程,可以发现,强大的政治动员是合作医疗制度能够发展扩大的重要原因。主要表现为以政治教育、权威号召、舆论宣传、典型塑造为内容的价值性动员,以组织农村现有医疗卫生人员、建设农村三级医疗卫生保健组织、组织城市医务人员开展巡回医疗为内容的组织化动员,以参合得利、多方扶持、政治荣誉为内容的诱导性动员三个方面,从意识面向、组织面向和利益面向的动员,合力推动传统农村合作医疗制度不断发展。

---

① 参见乐章:《制度、组织与组织化制度:长阳合作医疗个案研究》,中国社会科学出版社 2010 年版,第 171 页。

② 国务院发展研究中心课题组:《对中国医疗卫生体制改革的评价与建议》,《中国发展评论》2005 年增刊第 1 期。

③ 参见世界银行:《1987 年世界发展报告》,中国财政经济出版社 1988 年版,第 32 页。

第七章

新型农村合作医疗制度
覆盖全国的"小组机制"

　　新型农村合作医疗制度是历史上首个为农民建立的、由政府承担积极财政责任的社会医疗保险制度,开创了农民社会医疗保险制度先河,在中国医疗保障制度发展史上具有"里程碑"意义。新农合制度具有开拓性、创新性特征。从 2002 年首个新农合文件《中共中央、国务院关于进一步加强农村卫生工作的决定》出台,到 2003 年的试点启动之初遭受卫生大劫难"非典"的冲击,到 2008 年新农合制度覆盖全国,再到之后的制度的不断完善,新农合制度覆盖全国的道路曲折艰难。回溯新农合制度覆盖全国的过程,可以发现,包括高层领导决策小组、新农合部际联席会议、新农合技术指导组、新农合试点固定联系组、项目试验组、新农合政策评估工作组和新农合监测组等"小组机制",在新农合制度覆盖全国过程中发挥着重要作用。不同小组的相互协调与配合,推动新农合政策出台、试点与完善。为推进新农合制度覆盖全国的小组,根据组织级别和功能,可以分为高层领导决策小组、行政协调型小组、咨询服务型小组、督导评估型小组四种类型。

一、高层领导决策小组形成新农合建制共识

新农合政策创制涉及面广，关涉城乡二元社会分层、城乡财政宏观管理、医保行政管理体制、收入再分配政策、医保公共服务体系等各个领域的政策变革，是一项具有开拓性和创新性的农民医疗保障制度。新农合制度在纳入政府议程前，历经政府相关部门、各种社会组织、学者们的细致调研和多层面讨论。纳入政府议程中，更是历经各相关部门的争论与激辩，在新世纪前后的经济体制改革领导小组牵头下，通过建言最高领导决策层，最终达成政策共识。其中的争论主题主要包括："农民医疗保障问题的解决，是否需要国家介入？经济社会条件是否具备？建立政府承担什么样积极责任的农民医疗保障制度？"

（一）建立农民医疗保障制度共识的达成

新中国成立以来，受经济体制和社会发展局限，农民的医疗保障问题，一直没能像城市职工医疗保障问题那样受到国家重视。"中央政府对于医疗卫生领域的兴奋点一直在城镇职工基本医疗保险制度建设，农村医疗卫生不在其关注范围。"[1] 从20世纪90年代到新世纪初，农民"看病贵"、"看病难"问题日益严峻，甚至"农民的健康不安全已经超越其他不安全因素，成为影响经济社会发展的最大威胁"。[2] 为使农民医疗保障问题引起国家关注，在当时的经济体制改革领导小组的牵头下，各部门经过全面调研、各种政策视角讨论、建言高层领导层等程序，推进建立农民医疗保障制度政策共识的达成。

---

[1]　访谈记录：BJ20170904-1。

[2]　胡鞍钢：《健康不安全已对中国发展构成最大威胁》，2005年1月25日，见《中国工商》http://business.sohu.com/20050125/n224096675.shtml。

1. 开展农民医疗保障问题的全面调查

面对一些部门领导人对农民医疗保障问题的忽视或者轻视，比如："城市的城镇职工医疗保险都没解决好，谈农村合作医疗保障没有可能"；"你们别说了，就你知道农民苦，我不知道农民苦？你去过西北，我没去过西北？农民医疗保障问题还不到解决的时候"。① 对此，农村医疗卫生事业的行政主管部门——卫生部对农民医疗保障问题进行全面调查，形成了关于农民"看病难"、"看病贵"的专题调研报告，上报分管医疗卫生工作的时任国务院副总理李岚清。在原副总理李岚清的批示下，国家经济体制改革领导小组牵头，由卫生部、农业部、财政部、发改委五部门联合对农民医疗问题展开全面调研，从政府各个部门政策视角调研农民医疗保障问题，形成更客观全面的调研数据。

2. 农民医疗保障问题的描述与分析

"历经深入考察调研，相关部门负责人对农村极为落后的医疗卫生状况和农民缺少医疗保障的痛苦感同身受"，② 并将农民的医疗保障问题和医疗卫生问题进行了细致的描述和分析。第一，农民医疗费用负担居高不下。农村医疗卫生总费用从 1990 年的 251 亿上升为 2000 年的 1530 亿，增长近 6 倍；人均医疗卫生费用从 1990 年的 39 元增加为 2000 年的 172 元，增长了 4.4 倍。③ 但是，政府财政的医疗卫生支出和社会农村卫生投入占农村医疗卫生总费用的比重持续下降，农民个人的医疗卫生支出不断增长。1991 年到 2000 年间，农民个人的医疗卫生负担一直居高不下，2000 年农民个人的医疗卫生支出占农村医疗卫生总费用的比重高达 90.2%。第二，农民健康水平急剧下降。农民有

---

① 访谈记录：BJ20170904-1。
② 访谈记录：BJ20170904-1。
③ 数据来源：《2007 年中国卫生统计年鉴》、《2007 中国统计年鉴》。

病应就诊而未就诊、应住院而未住院、疾病未愈而要求出院[1]的现象相当普遍，并且其比率逐步升高。1998年到2003年农民患病应就诊而未就诊的比例、应住院而未住院的比率分别从33.3%、34.5%上升（下降）为45.8%、30.3%，因经济困难而未能住院治疗的比例从1998年的62.25%升为2003年的70%。[2]同时，农村"因病致贫"、"因病返贫"比率不断升高。1998年全国农村"因病致贫"家庭占全部农村贫困家庭的比例，从1993年的26.4%升至45.15%。另外，农民发病率明显提高，两周患病率从1993年的12.82%上升为1998年的13.71%，再到2003年的13.95%。第三，城乡医疗卫生的财政投入严重失衡。城市和农村财政卫生投入的比例分别为80%和20%，而城市和农村的人口比例分别为30%和70%。1999年，政府对县级医院以及乡镇卫生院的人均财政投入仅有5元多，而对城市医院的人均财政投入高达17.7元，是县乡级医院的三倍之多。[3]2000年，农村医疗卫生财政投入占财政总投入的比重仅有0.54%。[4]由此引起医疗卫生资源城乡间的巨大差距。城乡每10平方公里拥有的医疗机构数量分别是1.41个和0.21个，农村仅是城市的七分之一，大、中城市条件相对优越，每10平方公里的医疗机构数量分别为12.62个和7.31个，但农村地区极低，四类农村仅有0.07个，不到大城市的0.6%。[5]通过对农民医疗问题的详细分析和描述，力图引起国家高层决策者的密切关注。

---

[1] 参见刘文利：《新疆生产建设兵团团场医疗卫生现状及对策研究》，《农村经济与科技》2010年第7期。

[2] 参见《中国卫生年鉴（2007）》，人民卫生出版社2008年版，第542页。

[3] 参见黄佩华：《中国：国家发展和地方财政》，中信出版社2003年版，第186页。

[4] 参见苏明：《统筹城乡：财政如何出拳》，《中国财经报》2005年1月6日。

[5] 参见金彩红：《中国农村合作医疗制度研究》，上海社会科学院2006年博士学位论文，第96页。

3. 建言最高领导者达成政治共识

为使农民医疗保障制度建制进入顶层政策议程，必须赢得最高领导者的关注和认可。因为"最高领导者是最基本的政策议程开创者，当代中国诸多重大决策，尤其是关系到中国发展的全局性、根本性、长远性的决策，一般都由最高领导者掌控"。[①]2001 年年底，国家经济体制改革领导小组主要负责人李剑阁，抓住最高领导人主持召开相关农村改革发展问题小型座谈会的机会，针对"昔日繁荣犹在、现已破败不堪"的乡镇卫生院和合作医疗，向最高领导者进行了有理有据、直陈利害的阐述，指出农民医疗保障以及医疗服务存在诸多问题，包括：农民健康水平远低于城市居民，城市居民健康水平基本可以和发达国家并肩，而农民健康水平仍旧停留在 20 世纪 80 年代的水平，有的还不如；农民"因病致贫、因病返贫"情况日益突出，农村因病致贫的贫困户占农村贫困户总数的 21.6%，河南省等甚至高达一半；农村卫生投入严重不足，政府用于农村卫生的投入占政府总投入的比例只有 15.9%，农民人均卫生事业发展费不足 10 元；农村医疗卫生服务机构设施简陋，服务能力低下，医疗卫生人员高中及以下学历的超过三分之一，本科及以上学历人员仅有 1.4%；传统农村合作医疗解体，难以抵御大病风险；等等。这一陈述引起了最高领导人的高度重视，并与国务院分管卫生的副总理等领导达成推进农村医疗保障制度建设的共识。

（二）政府主导新农合建制形成共识

紧接着，建立什么样的农民医疗保障制度成为国务院相关部委之间争议的焦点，经过代表不同群体利益的各部委决策者的争论与协商，最终由高层领导决策小组拍板定案，形成建立"政府主导"的新农合制度的共识。

---

① 胡伟：《政府过程》，浙江人民出版社 1998 年版，第 237 页。

1.领导层小组初步协商的决策分歧与共识

其一，相关"政府承担筹资责任"的分歧与共识。相关政府是否为农民医保承担筹资责任问题，从农民医疗保障建制问题被提上政府议程开始就争论不休。改革开放以来，中国经济快速发展、财政能力有了显著提升的背景下，卫生部门、农业部门、发改委、国家经济体制改革领导小组等对建立"政府主导"的新农合制度达成共识，但财政部门认为农民人口太多，国家经济发展水平还没能力承担农民的医疗保障。访谈中了解到财政部门有些人认为："政府过去不管农民医疗保障，老百姓看不上病、看不起病、看不好病认为是天灾人祸，不会骂政府，现在如果办了农村合作医疗，办不好，老百姓看不上病、看不好病都会骂政府。农村是个无底洞，谁要是提出来给农民医疗投钱，是要犯政治上的错误的。"[1] 随后，在各部门通过文件往来、当面协商、召开座谈会等方式不断磋商和沟通基础上，财政部门的观点稍有缓和，但是，仍旧坚持财政不投入的观点。即便《关于进一步加强农村卫生工作的决定》（草案）经过"上来下去"的反复讨论和五次草拟，关于新农合中的政府筹资责任问题仍在争论。直至《关于进一步加强农村卫生工作的决定》（第六稿）讨论，国务院秘书局组织召开座谈会，邀请时任财政部副部长和十多个省的卫生主管领导参加，要求参会省份对农村医疗卫生工作进行汇报，意图坚定建立新农合制度的信念，从侧面给财政部领导"吹吹风"。不料会上"前四位发言者，财政部领导各个都反击。后来，发现其他部委和各省参会者异口同声倡导建立农民医保，就松懈下来了。"[2] 会后，财政部态度有所转变，对新农合制度的财政投入不强烈反对，但仍有保留意见。这正是新农合政策讨论中的最大障碍。

---

① 访谈记录：BJ20170904-1。
② 访谈记录：BJ20170904-1。

其二，"新型农村合作医疗"称谓的分歧与共识。卫生部起草《关于进一步加强农村卫生工作的决定》中前几稿用"农民合作医疗保险"这一称谓，因为它既与传统农村合作医疗相联系，又具有保险性质，是具有初步形态的一个保险。同时，又考虑到另起一个陌生的名字可能被社会接受需要很长时间，"就像社区卫生所，大家搞不清是怎么回事，还得出文件进行解释"。倘若直接用"合作医疗"，惧怕会被视作"文化大革命""左"的产物。基于不同意见，李岚清原副总理综合考量，建议谓之"新型农村合作医疗"，也就是"老瓶装新酒"，在沿袭计划经济时期合作医疗传统的基础上转变机制，最主要的变化是政府出资，不是以农民合作为主，是以政府支持为主，改革成果要让农民真正享受。

其三，新农合管理权归属的争执与定论。新农合制度作为一项政府主导、行政强制推行、具有永续性的基本医疗给付制度①，需要建立合适的行政管理体制来负责其总体规划、制度设计、政策制定与组织实施②。关于新农合的管理权归属，各决策主体也各执一词，都不太愿意承担新农合的管理之责。当时人社部有领导坚决指出："我们人社部门负责城镇职工基本医疗保险管理任务繁重，这个任务还没有完成，并且，城镇职工基本医疗保险是以市为统筹的，而农村合作医疗是以县为统筹单位，严格来讲不算社会保险。我们过去没有接手过合作医疗，合作医疗无论从历史上还是到现在，都不属人社部门管理范畴。"③ 而卫生部相关人员表示："我们管理医疗卫生服务，新农合这个钱我们不能管，如果我们既管钱又管服务提供，很难制衡，也很难管好。"④ 在这种

---

① 参见孙淑云、郎杰燕：《社会保险经办机构法律定位析论——基于社会保险组织法之视角》，《理论探索》2016 年第 2 期。

② 参见熊先军：《医保评论》，化学工业出版社 2016 年版，第 25 页。

③ 访谈记录：BJ20170904-1。

④ 访谈记录：BJ20170904-1。

情况下，原副总理李岚清基于对传统农村合作医疗管理的路径依赖，以及对新农合社会保险属性定位的摇摆，将新农合行政主管之责赋予卫生部门。

2. 核心决策者拍板与新农合政策出台

当政策问题在低层无法形成共识情况下，将争论焦点逐级上移是解决问题普遍采取的策略。[1] 对于高层领导小组初步决策中争执不下的新农合政府筹资责任问题。2002 年 10 月 4 日在总理主持的政策协调会议上，支持新农合建制的各部委领导向核心决策层汇报。在激烈争论和协调下，国务院同意建立"政府主导"的新农合制度，要求财政支持的资金一定要用到位："8 亿之多的农民，这个保障上去是下不来的，核心是这个机制，一定要保证这个钱不能'打水漂'"[2]。建立"政府主导"的新农合制度最终形成共识。2002 年 10 月 19 日，《关于进一步加强农村卫生工作的决定》发布，新型农村合作医疗制度自此登上历史舞台。

二、行政协调型小组主导新农合政策试点

新型农村合作医疗建制是一个动态连续的制度调整过程，框架性政策出台后，新农合的运行机制构建，需要在试点中结合基层实际不断摸索、创新和完善。由于新农合政策涉及政策面广，专业性强，在我国部门分工负责的管理体制下，卫生、财政、民政、农业、人事、教育、中医药等部门追求的政策方向不同，试点过程有时权责不明、

---

[1]　参见［美］李侃如：《治理中国：从革命到改革》，胡国成、赵梅译，中国社会科学出版社 2010 年版，第 190 页。

[2]　访谈记录：BJ20170714-1。

界限模糊，个别地方出现推诿扯皮的现象，未能形成有效合力①。在调研中，接受访谈的卫生行政部门管理者讲道："新农合是一个复杂的新事物，涉及方方面面，只靠一个部门的力量不可能做到，也不可能将相关的人员集合到一起商议，其他部门不会听的，必须有一个高于职能部门的组织来进行领导才可以。"② 为打破政出多门、封闭运行的政策格局，新农合试点在吸收传统合作医疗由卫生部门单打独斗教训的基础上，成立了"新农合部际联席会议"的行政协调型小组，以打破政府横向与纵向之间个别的协作不力和信息不对等现象，协调新农合相关行政部门之间的意见分歧，主导新农合政策试点和支持性政策的构建。

（一）"一轴多元"：新农合行政协调型小组的组织结构

行政协调型小组是跨部门、临时性、以任务为导向的专门协调组织，是政府相关部门意见分歧与利益分化的结果，由全局型官员领导，承担协调沟通、交流互动、推进共识的职责，在政策过程中扮演"总指挥"角色，具有"粘合剂"功能。主导新农合政策试点的行政协调型小组以新农合部际联席会议为表现形式，"一轴多元"是其组织结构。"一轴"是指"最高领导者（吴仪）——牵头单位（卫生部）——办事机构（基层卫生司）"这一新农合部际联席会议的轴心；"多元"是指新农合部际联席会议的其他组成部门，也就是政策试点相关配合部门，包括财政部、民政部等 10 个部委（见图 7—1）。新农合部际联席会议"一轴多元"的组织结构实际上是将分管副总理（吴仪）原本的职位权威自然地带入新农合试点中，成为领导、指挥和支配全国新农合政策试点相关资源的领导核心。同时，加入的 11 个成员部委单位，也顺理成章地

---

① Andrew C. Mertha：The Politics of Piracy: *Intellectual Property in Contemporary China*, Ithaca: Cornell University Press, 2005，p.26.

② 访谈记录：BJ20170904-1。

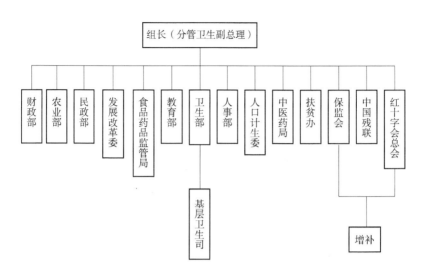

图 7—1　新农合部际联席会议组织结构

将一部分资源转移或让渡于新农合部际联席会议支配，以扩大其权力基础，使其成为新农合政策试点中全局性、战略性、关键性的主导者，成为新农合政策试点中真正的策源地、动议者和决定者。作为轴心的牵头单位卫生部以及相应的办事机构基层卫生司承担了新农合部际联席会议的绝大部分工作，包括新农合试点方案的制定，试点工作的组织协调与宏观指导，以及新农合部际联席会议的日常工作等。一般协同配合部门诸如财政、农业、民政等成员部门，基本上是各派一名联络员负责本部门与新农合部际联席会议的沟通与联系，并代表本单位参加新农合部际联席会议，接受并落实相关任务。新农合部际联席会议运行两年之后，伴随新农合事务复杂性和要求的提高，增补保监会、中国残联、红十字会总会为成员单位。与新农合部际联席会议对应，《意见》[①] 要

---

①　参见 2003 年 1 月 16 日国务院办公厅转发卫生部、财政部、农业部《关于建立新型农村合作医疗制度的意见》（国办发［2003］3 号）。

求：各省、地级人民政府成立由卫生、财政、民政等多部门组成的农村合作医疗协调小组，各级卫生行政部门内部设立专门的农村合作医疗管理机构；县（市、区）级人民政府成立由有关部门和参合农民代表组成的合作医疗管理委员会，负责合作医疗的组织、协调、管理和指导工作。

（二）行政协调型小组主导新农合试点政策制定的方式

新农合政策要求："探索适应经济社会发展水平、农民经济承受能力、医疗服务供需实况的新农合政策措施、运行机制和监管模式，为全面建立新农合制度提供经验。"① 以国务院原副总理吴仪为核心的新农合部际联席会议高度重视新农合试点工作。吴仪原副总理讲道：新农合试点只能成功不能失败，要将农民医疗保障的事儿作为国家最重要的一项事情来"抓"②。并且，通过印发政策文件和召开会议两种方式对新农合试点工作进行全局把控。

1. 印发政策文件

新农合部际联席会议对新农合试点，不仅进行了宏观策划与方向性、原则性安排，还对新农合试点的工作进度、具体步骤进行决策部署。部际联席会议于 2003 年 12 月 15 日印发了成立以来第一个文件《关于进一步做好新型农村合作医疗试点工作的指导意见》，规定"2004 年原则上不再扩大试点数量"③，这主要出于考虑"新农合制度建设是一项复杂的社会系统工程，试点期间不要定指标、不要赶进度、不要盲目追求试点数量、要注重试点质量、力争试点一个成功一个"④。从 2005 年

---

① 参见 2003 年 1 月 16 日国务院办公厅转发卫生部、财政部、农业部《关于建立新型农村合作医疗制度的意见》（国办发〔2003〕3 号）。

② 访谈记录：BJ20170714-1。

③ 《关于进一步做好新型农村合作医疗试点工作的指导意见》，《人民日报》2004年 4 月 16 日。

④ 访谈记录：BJ20170904-1。

开始扩大试点到 2008 年全面推广，新农合部际联席会议适时决策引导，印发《关于开展新型农村合作医疗试点有关工作检查的通知》、《关于做好新型农村合作医疗试点工作的通知》等政策文件十余项，步步为营、部署把控新农合试点进度和政策完善。

2. 召开会议

在新农合部际联席会议的组织领导下，2004 年 12 月 4 日到 5 日在湖北宜昌召开了首次全国新农合试点工作会议，原副总理吴仪讲话要求"各地区、各有关部门充分认识新农合制度建设的重要性、长期性和艰巨性，认清和把握新农合制度特点，明确制度建立的目的和任务，因地制宜地制定新农合制度实施方案……积极稳妥、扎扎实实做好新农合试点工作"，之后，与会人员就新农合试点工作情况进行了交流发言。"关于新农合试点中央这么重视，召开这么高规格的会议实属难得。"① 从 2004 年首次全国新农合试点工作会议召开到 2008 年制度全覆盖，新农合部际联席会议连续五年，在宜昌、北京、南昌、西安、北京召开全国新农合试点工作会议（见表 7—1）。从"扎扎实实"到"统一思想、积极探索、循序渐进"，到"加大力度、加大进度、突破难点"，到"全面推进"，再到"增加补助、全面覆盖、不断巩固与完善"② 等会议主题的步步递进，彰显部际联席会议对新农合试点工作的全局把控力。同时，"新农合部际联席会召开的小会也不计其数"③，通过会议集体讨论决定，共同推进新农合试点配套政策的出台和完善。

---

① 访谈记录：BJ20170714-1。

② 2004 年到 2008 年连续召开的第一次到第五次全国新农合试点工作会议中，吴仪副总理分别作了重要讲话，讲话题目有：《扎扎实实做好新农合试点工作》、《统一思想、积极探索、循序渐进，稳步推进新农合试点工作》、《加大力度、加大进度、突破难点，积极推进新农合制度健康发展》、《全面推进新农合发展》、《增加补助，全面覆盖，不断巩固，完善新型农村合作医疗制度》。

③ 访谈记录：BJ20170717-3。

表7—1　五次全国新农合试点工作会议

会议名称	时间	地点	领导讲话	会议主题	会议要求
国务院第一次新农合试点工作会议	2003年12月4日到5日	湖北宜昌	吴仪	扎扎实实做好新农合试点工作	各地区、各有关部门充分认识新农合制度建设的重要性、长期性和艰巨性，认清和把握新农合制度的特点，明确制度建立的目的和仕务，因地制宜地制定新农合制度的实施方案，完善管理体制和运行机制，调整配套政策，积极稳妥、扎扎实实地展开试点。
国务院第二次新农合试点工作会议	2004年10月22到23日	北京	吴仪	统一思想、积极探索、循序渐进、稳步推进新农合试点工作	为进一步做好新农合试点工作，各地要实事求是，认真总结试点工作的成绩和经验，同时要充分认识存在的问题，把思想统一到中央的要求上来。要扎扎实实打好基础，不断调整和完善方案，积极巩固试点成果，逐步扩大试点范围，积累经验，循序渐进，确保新农合推广工作取得成功。
国务院第三次新农合试点工作会议	2005年9月13—14日	江西南昌	吴仪	加大力度、加大进度、突破难点，积极推进新农合制度健康发展	要求始终坚持实事求是原则，不能盲目追求指标、不能强迫命令、违背农民意愿；积极探索农民认可、简便有效、形式多样的筹资办法，建立稳定筹资机制；探索委托保险公司进行基金管理的机制创新，有效进行报销审核；加大政府支持力度，充分发挥社会力量作用，扩大医疗救助范围，提高救助水平，重点解决农村五保户、特困户等贫困家庭的医疗困难问题；加强县乡村三级医疗服务体系建设，提升医疗服务收费和服务行为的监管能力，维护新农合公平和农民利益；加强农村药品供应和监管网络建设，确保用药经济、安全、有效；基于精简、效能原则切实落实经办机构经费和人员编制，提升信息化和网络化水平，全面提高经办能力；加强宣传教育，增强农民自我保健和互助共济意识，引导农民自愿参合。

续表

会议名称	时间	地点	领导讲话	会议主题	会议要求
国务院第四次新农合试点工作会议	2007 年 1 月 22 日到 23 日	陕西西安	吴仪	全面推进新农合发展	进一步明确新农合的制度定位，保证政策的连续性和稳定性，确保新农合平稳、顺利推进；探索建立稳定的筹资机制。基于农民自愿参合，逐步建立形式多样、简便易行的农民个人筹资方式；进一步完善规范财政补助资金的拨付机制，确保中央和地方财政补助资金及时足额到位，探索稳定、可靠、增长合理的筹资机制，提高医疗保障水平，促进新农合持续发展；形成科学规范的基金补偿方案，以保证基金安全为前提，合理确定基金结余比例，提高基金利用效率，逐步扩大受益面，提升受益水平；加强医疗服务提供和医药费用监管，让农民得到安全、适宜、价廉的医疗服务；进一步规范农村药品零售价格和进药渠道，保证农民用药质量、降低药品价格；将适宜的中医药服务纳入诊疗和基本药物目录，并适当提高报销比例；不断规范基金监管措施，健全基金管理制度，形成有效的监管机制；改进审核报付办法，提高工作质量和效率，切实方便参合农民；着力整合医疗救助等相关政策，充分利用农村既有资源和社会资源，协同推进新农合发展，并将其纳入规范化、法制化轨道。
国务院第五次新农合试点工作会议	2008 年 2 月 14 日到 15 日	北京	吴仪	增加补助、全面覆盖、不断巩固、完善新型农村合作医疗制度	加大工作力度，确保 2008 年覆盖全国农村；从实际出发，落实好筹资政策，从 2008 年开始用两年时间将新农合人均筹资从 50 元提高到 100 元；完善统筹补偿方案，合理使用基金，不断扩大受益面；加大投入力度，加强卫生支农工作，加强医疗机构监管，提供价廉、质优药品，努力提高农村医疗服务水平；规范和完善新农合基金管理运行，切实加强监管；加强新农合管理经办能力和信息化建设；加强组织领导，加强协同配合，扎实推进新农合制度建设。

三、咨询服务型小组提供科学论证

咨询服务型小组是由各种专家、学者、官员（退休或在职）等构成的跨学科、多领域的综合性专业咨询组织，是知识经济和信息化时代发展的产物，在政策过程中扮演"智囊"角色，主要职责是为政策制定与执行提供相关知识和信息，以提高政策绩效。新型农村合作医疗制度建设过程中，农村合作医疗项目试验组和新农合技术指导组，为新农合政策制定和政策试点提供较为充分的科学依据和技术支撑。

（一）新农合政策制定时的项目试验组

20 世纪 90 年代，新农合制度建设处于调研酝酿阶段。面对农民自费医疗带来的窘迫情状，来自国务院研究室、卫生部、中国卫生经济培训与研究网络、上海医科大学公共卫生学院等研究机构，以及世界银行、世界卫生组织、联合国计划开发署、联合国儿童基金会、美国兰德公司、美国哈佛大学、英国国际发展部、加拿大国际发展研究中心、英国塞克斯大学发展研究所等国际组织和海外研究机构，分别组织了若干农村合作医疗项目试验组，对中国贫困地区的合作医疗开展了一系列研究与干预性实验（见表 7—2），尤其关于新农合建制中的"政府责任"、农民"自愿参合"原则，以及农民的参合能力的相关研究影响显著，为建立"政府主导"的新农合制度起到了重要参考作用。甚至有些研究报告提出特别详细且具有操作性的政策主张：贫困地区农户大多数可以为家庭支付人均低于 10 元的医疗保险费，政府可以按参保农民数量每年每人补助 10 元进行财政投入①。

---

① 参见王绍光：《学习机制与适应能力：中国农村合作医疗体制变迁的启示》，《中国社会科学》2008 年第 6 期。

表7—2　20世纪90年代各种项目试验组进行的合作医疗实验

时间	项目名称	实验组织	实验地点	研究结论	政策建议
1985—1991	中国农村健康保险实验研究	世界银行、卫生部、美国兰德公司	四川简阳、眉山	农民缴纳的保险费可以确定为人均收入的1%—2%，但保费筹集相当困难①	坚持以个人为主原则，探索国家、集体、个人三方共同筹资的机制
1987	农村合作医疗保健制度系列研究	卫生部医政司、安徽医科大学	湖北广济、山东招远及栖霞、北京昌平	合作医疗优于自费医疗②	
1988—1990	中国农村医疗保健制度研究	卫生部政策与管理研究专家委员会	16省的20个县	各级医疗卫生服务机构为农民提供了大量的医疗服务，尤其是乡卫生院和村卫生室是农民医疗服务的主要提供者，但由于医药费用过高，农民的基本医疗服务不能满足③	健全医疗卫生预防保健网，实行合作医疗制度，加强医疗卫生队伍建设
1992—2000	中国农村贫困地区卫生保健筹资与组织	联合国儿童基金会、卫生部规划财务司、美国哈佛大学公共卫生学院、中国卫生经济培训与研究网络等10个医学院校和研究单位	第一阶段（1992—1996）首先在全国14省114县进行基线调查，之后对其中10省30县180乡进行深入调研；第二阶段（1996—2000）在8省10个国家级贫困县的23个乡镇进行合作医疗试点的大规模干预性实验	第一，贫困地区的大多数农户最多只有人均10元的合作医疗费；第二，合作医疗应由国家、集体、个人共同筹资，国家应投入较高比例；第三，政府资金的注入极大推动了合作医疗的发展	第一，中央和各级地方政府要给予财政支持以帮助农民参合；第二，坚持"以家庭为单位、农民自愿参加"的原则举办合作医疗；第三，探索市场经济条件下多种形式竞争的合作医疗，重点建立以县为基础的大病合作医疗制度，防止农民因病致贫和因病返贫④

① 参见汪时东、叶宜德：《农村合作医疗制度的回顾与发展研究》，《中国初级卫生保健》2004年第4期。

② 参见朱敖荣：《中国农村合作医疗保健制度的研究》，《中国农村卫生事业管理》1988年第10期。

③ 参见中国农村合作医疗保健制度研究课题组：《中国农村医疗保健制度研究》，上海科学技术出版社1991年版；李德成：《中国农村传统合作医疗制度研究综述》，《华东理工大学学报》（社会科学版）2007年第1期。

④ 参见龚向光、胡善联等：《贫困地区农民对合作医疗的意愿支付》，《中国初级卫生保健》1988年第8期；中国卫生经济培训与研究网络：《"中国贫困地区卫生保健筹资与组织"课题研究总结》，《中国卫生经济》2001年第4期。

续表

时间	项目名称	实验组织	实验地点	研究结论	政策建议
1994—1998	中国农村合作医疗改革研究	国务院政策研究室、卫生部、世界卫生组织	7 省 14 县	政府政策与经济支持是合作医疗成败的关键，与当地经济社会发展并没有直接关系	政府对合作医疗负有资金投入的责任。政府有没有能力投入和该不该投入是性质不同的两个问题，不能因为目前能力不足而逃避资金投入之责
1998—2007	加强中国农村贫困地区基本卫生服务	世界银行、英国国际发展部、卫生部及财政部等政府部门	中西部 10 省市自治区的 97 个国家级和省级贫困县	改善农村贫困地区医疗卫生条件不仅要从供方入手，提高医疗卫生机构服务能力，还要提高需方的医疗服务购买力，最有效的方式就是建立农民基本医疗保障制度①	突破体制和政策上的障碍，建立市场经济条件下适应农村经济社会发展的新时期的合作医疗制度
1999	市场经济条件下合作医疗制度改革与发展	联合国儿童基金会、卫生部基层卫生与妇幼保健司		以保险为主、多种形式并存的合作医疗是农民医疗保障的适宜选择，财政投入设立专项资金是农民医疗保障可持续的关键②	
1993—1997	中国贫困地区农村医疗保健制度研究	IHPP（美国国际卫生政策研究项目）、IDRC（加拿大国际发展研究中心）、IDS（英国塞克斯大学发展研究所）、上海医科大学公共卫生学院	中国西南和西北的三个贫困县；广西东兰、贵州施秉、陕西旬邑	合作医疗是适合中国国情的农民医疗保障制度，但在贫困地区需要一定条件	需要加强政府领导、引导教育农民、设计良好方案、加强监督管理等推动合作医疗建设

---

① 参见刘运国等：《加强中国农村贫困地区基本卫生服务项目完工总结报告》，中国财政经济出版社 2007 年版，第 37 页。

② 参见汪时东、叶宜德：《农村合作医疗制度的回顾与发展研究》，《中国初级卫生保健》2004 年第 4 期。

续表

时间	项目名称	实验组织	实验地点	研究结论	政策建议
2000—2002	中国农村合作医疗最佳实践模式	WHO（世界卫生组织）、UNDP（联合国计划开发署）、卫生部规划财务司及基层卫生与妇幼保健司	合作医疗发展良好的典型地区：上海嘉定、江苏昆山、贵州独山、湖北武穴	发展合作医疗应被定义为"政府行为"	各级政府都需进行合作医疗筹资，尤其中央政府应加大合作医疗财政力度；农民以家庭为单位进行自愿参保①

资料来源：王绍光著《学习机制与适应能力：中国农村合作医疗体制变迁的启示》，《中国社会科学》2008 年第 6 期；曹普著《新中国农村合作医疗史》，海峡出版发行集团 2014 年版，第 195—199 页。

综上可见，每一个项目试验组的研究成果，均在一定程度上对决策者制定新农合政策提供参考和咨询服务。那么，项目试验组与决策者之间是如何互动而推动新农合政策出台的？通过访谈卫生部技术指导组专家可知，项目试验组影响政策的路径为：赢得信赖——课题委托——撰写报告——参加研讨会——交与决策者参考——意见采纳。为更深刻地理解这一路径，笔者拿哈佛大学刘远立建立的《中国农村贫困地区卫生保健筹资与组织》项目试验组参与新农合政策制定的过程进行详细论述。刘远立曾于 1992—2000 年参加由联合国儿童基金会、卫生部规划财务司、美国哈佛大学公共卫生学院、中国卫生经济培训与研究网络等 10 个医学院校和研究单位联合开展的《中国农村贫困地区卫生保健筹资与组织》项目试验，由于研究成果突出，受到中国政府的信赖。2001 年，受国家发改委委托承担《中国农村卫生保障研究》的项目（亚洲发展银行支持），为保证项目质量和信息传递，他邀请北京大学社会医学专家饶克勤、复旦大学卫生经济学专家胡善联共同参与项目研究，历经数

---

① 参见中国农村合作医疗最佳实践模式课题组：《中国农村合作医疗最佳实践模式的研究》，《中国初级卫生保健》2003 年第 6 期。

月，项目组撰写了 70 页的研究报告。为了检验项目研究成果和听取专家们的意见，国家发改委于 2001 年 7 月组织召开研讨会，参会人员包括国务院研究办公室、体改办、卫生部、农业部、财政部等部门的高级官员以及地方官员代表，还邀请世界卫生组织等国际组织、哈佛大学等高校专家参加研讨会。时任卫生部部长张文康同志参加了此次会议，研究报告引起张文康同志的格外重视，认真听取和阅读研究该研究报告。会后，张文康同志将项目组成员之一饶克勤约到其办公室，请他做三件事情：一是将报告送至卫生部规划财务司司长陈啸宏和基层卫生司司长李长明；二是将 70 页的研究报告压缩到 5 页之内；三是将压缩后的 5 页报告改写成以他个人名义致信最高领导人的信件。用了两天时间，饶克勤将研究报告的主要观点和政策建议缩减到 5 页，经张文康同志亲自修改后送交给江泽民同志。次日，江泽民同志召见张文康同志询问此事的真实性。张文康同志回应："我引用的只是一个独立的研究成果，您可以派人深入调查。坦率地讲，对于农村医疗卫生工作我们党和政府做的确实不好，医疗卫生体系太过落后。"几天之后，中央政策研究室两位人员拜访了饶克勤，询问了项目的数据来源、具体细节和政策依据。同时，也对参与报告撰写的其他项目成员进行采访。由此，农民医疗保障问题受到最高决策者的重视。并在卫生部等政府部门的极力推动下，"中央财政实质性投入"的新型农村合作医疗政策"浮出水面"①。

（二）新农合政策试点中的技术指导组

新农合政策刚刚出台时，只是框架性、指导性、方向性的政策文件，是一项完全有别于传统合作医疗的、隐藏着巨大不确定性，决策者无法从过去的政策中吸取和借鉴经验。而且，新农合属于专业性、技术性、政策面广的医保制度，决策者对其的理解与把握存在智力、知识

---

① 访谈记录：BJ20170904-1。

及信息的局限性。为此，决策者需要专家学者提供专业性的知识和系统性分析，增强决策者对复杂政策问题的理解与决断能力①。卫生部于2004年4月1日成立了"新型农村合作医疗技术指导组"(见表7—3)，专家们全面参与新农合政策试点，为新农合试点提供智识支撑与技术帮助。

1.新农合技术指导组制度建设

新农合政策的复杂性与特殊性，要求政策试点既要有专业性知识的支撑，也要对全局系统性信息进行掌控。如调研中被访谈人讲道："新农合试点推进并不是想象中那么简单，既要考虑农村那片土壤、农民的基本认识，又要考虑政策的科学性，太复杂了。"②为此，组建具有知识和信息优势的新农合技术指导组，成为新农合试点推进的重要制度建设。新农合技术指导组既适应了知识爆炸、观念变迁、技术更新的全新时代，也能够从战略到战术、从宏观到微观、从全局到局部、从经济价值到社会效果为新农合试点提供咨询服务。同时，还能够利用专家的特殊身份密切地联系群众、真实地了解民意，提高政策试点的针对性和有效性，为新农合科学决策服务。

表7—3　卫生部新农合技术指导组人员名单

人员构成		工作单位与职务/职称
组长	李长明	国务院新型农村合作医疗部际联席会议办公室主任
组员	王禄生	卫生部卫生经济研究所所长
	张振忠	卫生部卫生经济研究所副所长
	胡善联	复旦大学公共卫生学院教授
	郝　模	复旦大学公共卫生学院教授

---

① 参见王锡锌、章永乐：《专家、大众与知识的运用——行政规则制定过程中的一个分析框架》，《中国社会科学》2003年第2期。

② 访谈记录：BJ20170717-2。

续表

人员构成		工作单位与职务/职称
组员	毛正中	四川大学公共卫生学院教授
	叶宜德	安徽医学高等专科学校校长、教授
	刘尚希	财政部科研所研究员、中国财政学会副秘书长
	应亚珍	财政部科研所副教授
	于生龙	中医药局原副局长、研究员
	刘永华	河北省卫生厅顾问
联络员	张黎明	上海嘉定区世界卫生组织初保合作中心副主任
	聂春雷	卫生部农村卫生管理司处长
	傅　卫	卫生部农村卫生管理司助理调研员

资料来源：2004 年 4 月 1 日 "卫办农卫发〔2004〕46 号"文件，新农合技术指导组成员根据规定每两年调整一次，专家规模逐次提高，成员结构逐步趋于合理。

2. 新农合技术指导组的运行

其一，建立跨学科、跨部门的新农合技术指导组，由科研机构、相关院校专家、退休行政官员共同组成的新农合技术指导组，采取"互立互补"的运行机制。"互立互补"是指分别隶属于不同系统中的新农合技术指导组成员保持自身工作的相对独立性，在独立性基础上沟通交流，互相补充，共同服务于新农合政策试点。新农合技术指导组由退休的、原主管新农合工作的卫生部门负责人李长明司长担任组长，由卫生部智库即卫生部卫生经济研究所的两名医保领域知名专家担任副组长，其他成员是农村合作医疗、医保、财政、农业、医疗等相关领域专家或实务工作人员。此外，新农合技术指导组还吸收地方新农合政策精英参加，不断吸纳地方性知识、地方性利益表达，以促进新农合试点更"接地气"、更具针对性和有效性。其二，建立新农合技术专家聘任制度。根据试点进度安排，新农合技术指导组专家每两年聘任一次，适时调整和扩充小组成员，由 2004 年的 12 个增加到 2011 年的 30 个。其三，建立新农合技术新农合技术专家分工负责制度，新农合技术指导组成员各有分工、相互独立，来自行政系统的人员，根据其本身的资源优势主要负责新农合政策试点动员、协调；来自科研部门的人员，根据其自身知识、信息等优势，主要负责对新农合政策试点相关技术问题的研究。新农合技术专家组所有成员只有分工上的差别，是一种平等对话关系。访谈调研中也得知："新农合技术指导组气氛特别和谐，不管是官员还是专家都完全是畅所欲言，没有什么顾忌。"①

3. 新农合技术指导组影响新农合试点的方式

新农合技术指导组作为新农合指导内容之一，通过定期调查形成政策报告、培训督导、召开会议三种方式影响新农合试点，推进新农合制度完善。

其一，定期调查并形成政策调研报告。按照《新农合技术指导组专家手册》要求，新农合技术指导组专家需定期对新农合试点地进行调研，包括重点联系省的调研和专题调研。重点联系省调研，是由卫生部技术指导组专家和各省（区）推荐的专家共同对重点联系省（区）推荐的两个县(市、区)进行每年不少于两次、每次不少于 5 天的重点跟踪调研，属于常规调研。专题调研主要是结合卫生部和新农合部际联席会议办公室的统筹安排，由技术指导组专家参与的非常规性调研。每次调研结束后两周之内形成调研报告，提交卫生部农村卫生管理司。② 例如，就王禄生副组长的专家组而言，重点联系云南省的禄丰县和弥渡县，自试点启动专家组就驻扎于此，对新农合试点展开全方位调查，以问题为导向，重点进行了相关"新农合统计报表制度"、"新农合基金财务管理制度"、"新农合门诊总额付费"等方面的研究。另外还不断在山西、天津、浙江等地进行专题调研。访谈王禄生教授得知："那时候在全国各地调

---

① 访谈记录：HB20170725-1。

② 卫生部：《新农合技术指导组专家手册》（内部资料），2009 年编印，第 29 页。

研，我通过日志统计了一下，最高交通记录是一年坐了 111 架次航班，平均 3 天一个航班，还坐了十二次高铁。"① 新农合技术专家组与卫生部紧密联系，"专家组下去调研，只要卫生部一个函下去，或者是给调研地点打个电话，那边就得配合，需要的资料都会很充分"。② 如此一来，在充分调研和"身临其境"实践的基础上，专家组会形成具有可行性、可操作性的政策研究报告，提交政府部门并影响其决策。据资料显示，仅 2006 年、2007 年两年时间新农合技术指导组形成高质量的研究报告 14 篇③。

其二，培训督导。新农合技术专家组通过对新农合试点地管理人员的培训和督导，推动了新农合试点。据湖北省陈迎春教授介绍："当时湖北新农合开始试点，我们作了好多培训，包括培训新农合经办人员和一些政府官员，让他们更多地了解新农合政策。"④ 同时，培训也是专家与新农合试点实践工作者沟通交流的一个重要平台，倘若试点中遇到什么问题，培训中试点负责人常常会向专家请教。另外，专家们经常到试

---

① 访谈记录：BJ20170717-1。

② 访谈记录：BJ20170717-1。

③ 2006 年、2007 年新农合技术指导组形成的研究报告包括：《新型农村合作医疗筹资方式研究》（王禄生）、《新型农村合作医疗的商业保险公司与政府管理/经办模式的比较研究》（毛正中）、《新型农村合作医疗医疗费用控制研究》（汪早立、陈迎春）、《新型农村合作医疗健康体检的政策研究》（陈迎春）、《新型农村合作医疗筹资增长机制研究》（应亚珍）、《新型农村合作医疗门诊模式研究》（胡善联）、《新型农村合作医疗基金拨付办法和风险控制——财政资金拨付管理办法研究》（高广颖）、《农民工健康保障制度的现状研究》（蒋中一）、《新型农村合作医疗门诊总额包干付费研究》（王禄生）、《农民参与新型农村合作医疗监管有效实现形式研究》（叶宜德、王延中）、《新型农村合作医疗二次补偿实施办法和效果研究》（刘永华）、《新型农村合作医疗对农民卫生服务利用的影响研究》（李士雪）、《新型农村合作医疗基金运行过程中存在的问题与对策研究》（高广颖、孟建国）、《提高新型农村合作医疗实际住院补偿比及制度完善研究》（程晓明）。参见《新型农村合作医疗课题研究报告汇编（2006—2007）》，2008 年卫生部农村卫生管理司、卫生部新型农村合作医疗研究中心内部资料。

④ 访谈记录：HB20170725-1。

178

点地进行现场督导，比如：湖北最先试点新农合信息化管理，专家们通过定期蹲点，直接对其进行督导并提供诸多政策建议。

其三，召开会议。召开专家组工作会议也是专家影响新农合政策试点的一种方式。专家组原则上每半年召开一次会议，倘若工作需要可随时召开临时会议。会议上各专家要递交调研报告，对各试点地尤其是重点联系省份的调研、督导、培训情况进行汇报交流，相互沟通、建言献策，以更好地推动下一步试点工作的开展。正如专家组成员所言："通过实实在在会议研讨交流，不走过场，大家各抒己见、畅所欲言，形成好的政策方案，共同推动新农合试点工作。"①

四、督导评估型小组反馈新农合政策执行效果

政策评估与反馈作为制度建设的重要环节，是政策行动者为判定政策实施进展和预测未来政策绩效而进行的一系列活动，并将活动结果反映在政策制定或调整之中。② 新农合还专门成立了督导评估型小组，诸如新农合试点省份固定联系小组、专家评估工作小组、实时监测小组等组织，负责对新农合政策运行进行督导和评估，并在客观、科学和有效评估基础上推动新农合制度建设。

（一）新农合试点省份固定联系小组

为增强新农合政策绩效，避免新农合政策实施中出现"上有政策、下有对策"的不良现象，卫生部主导，首先在第一批新农合试点四省建立新农合试点固定联系小组（见表7—4），对新农合政策实施进行蹲点

---

① 访谈记录：HB20170725-1。

② 参见吴逊、[澳] 饶墨仕、[加] 迈克尔·豪利特、[美] 斯科特·A. 弗里曾：《公共政策过程：制定、实施与管理》，叶林等译，格致出版社、上海人民出版社2016年版，第139页。

调查和专项督导，并将政策执行结果直接向决策者反馈，提高政策实施效果。受访专家说："新农合政策实施中必须有专门人员盯着，一方面将上级新农合政策精神向下传达，另一方面及时沟通和反馈，要不然走偏了就很难纠正过来了。"[1] 新农合固定联系组是由卫生部负责新农合管理的相关人员作为联系人，扮演新农合政策试点中"上传下达"的"枢纽性"角色，与试点省份的新农合推动者密切交流，或者采取蹲点调查、专项督导方式，无缝隙跟踪试点省份新农合政策实施进展，以便及时发现并解决问题。新农合第一批试点的浙江、湖北、吉林、云南四省，分别由卫生部农村卫生管理司副司长张朝阳、卫生部农村卫生管理司处长聂春雷、卫生部农村卫生管理司助理调研员傅卫、卫生部农村卫生管理司主任科员诸宏明等担任联系人。"联系人一旦发现问题，就立即去自己负责的试点地调查，问题解决了就算了，还没有解决的话将问题反馈，大家一块交流，寻找解决办法。"[2] 新农合固定联系小组的建立使政策实施有的放矢。

表 7—4　新农合国家试点"四省"的固定联系组人员名单

省份	人员构成		工作单位与职务/职称
浙江省	组长	郝 模	复旦大学公共卫生学院教授
	成员	郭 清	浙江杭州师范学院副院长教授
		张黎明	上海嘉定区世界卫生组织初保合作中心副主任
	联系人	张朝阳	卫生部农村卫生管理司副司长
湖北省	组长	毛正中	四川大学公共卫生学院教授
	成员	陈迎春	华中科技大学同济医学院副教授
		蒋家林	四川大学公共卫生学院讲师
	联系人	诸宏明	卫生部农村卫生管理司主任科员

---

① 访谈记录：BJ20170717-1。

② 访谈记录：BJ20170714-1。

续表

省份	人员构成		工作单位与职务/职称
吉林省	组长	刘永华	河北省卫生厅顾问
	成员	孙平辉	吉林大学公共卫生学院副教授
		姚 岚	华中科技大学同济医学院副教授
	联系人	聂春雷	卫生部农村卫生管理司处长
云南省	组长	王禄生	卫生部卫生经济研究所副所长
	成员	万崇华	云南昆明医学院公共卫生学院副院长
		邢宇英	卫生部卫生经济研究所助理研究员
	联系人	傅 卫	卫生部农村卫生管理司助理调研员

资料来源：2004 年 4 月 1 日"卫办农卫发［2004］46 号"文件，根据 2007 年 4 月 11 日"卫办农卫发［2007］69 号"文件，增加四川省为固定联系省。

具体而言，新农合国家试点省的固定联系小组通过以下三种方式影响新农合制度建设：其一，蹲点督导。新农合国家首批试点"四省"固定联系小组，分别在试点省的两个试点县蹲点，每季度至少蹲点一次，每次至少两周时间。一方面将全国范围内新农合政策试点的有效经验精准扩散，保证政策的有效性和可行性。另一方面在蹲点中深度调研，发现问题或者总结试点经验。受访新农合联系人说："将工作地与新农合蹲点地往返的车票合计一卜，一年卜来有 180 多大往返于这两个地方。"① 其二，撰写针对性调研报告。新农合固定联系小组通过"点对点"的督导实践，形成探索性的调研报告。就云南省禄丰县的新农合固定联系组而言，从新农合政策试点全今，撰写相关《新农合统计报告制度》、《新农合基金会计管理制度》、《新农合信息规范化》、《新农合评价指标体系》等多项调研报告，总结成的大部分试点经验被卫生部采纳，并向全国推广。其三，会议上意见交流。四省固定联系组每季度召开一次会议，讨论各蹲点地新农合试点的进展与问题，并寻求针对性的改进举措。

---

① 访谈记录：BJ20170717-1。

（二）新农合专家评估工作小组

新农合专家评估工作小组作为新农合政策评估的专门小组，是新农合督导评估型小组的重要组成，负责新农合政策实施的全面评估工作。在新农合试点快速扩面的 2006 年，受国务院新农合部际联席会议委托，由北京大学、中国社科院、卫生部统计信息中心、农业部农村经济研究中心等单位的专家组成新农合专家评估工作小组，对 2003 年新农合试点以来的政策实施进行了一次全面评估。评估搜集全国 29 个省市自治区 257 个第一批试点县（市）新农合管理机构、县医院、部分试点县抽取的 238 个乡镇卫生院的机构资料，以及 17 个省 32 个县 19195 户 69208 人的入户调查资料、1471 户补充调查资料，还在 18 个县开展典型调查，与各级政府和卫生部门行政管理人员、新农合监督委员会主要成员、县乡医疗机构管理人员、骨干医生、县乡合作医疗管理办公室工作人员、村干部、村医、村民以及医院就医的患者等近 500 人进行了专题小组讨论和深度访谈。① 并且由四个专题评估小组对搜集资料进行系统分析和研究，撰写专题评估报告。评估报告显示：新农合试点工作进展顺利，政府责任基本到位，制度框架基本形成，基金运行安全，制度运行平稳，补偿模式和实施方案不断完善，农民认识逐步提高，参合率不断上升，基本医疗服务利用得到改善，就医经济负担有所减轻，医疗服务管理逐步规范，促进了农村医疗卫生事业的发展。同时，新农合试点面临保障水平有待提高、稳定的长效筹资机制需要建立、管理能力亟待加强、监督力度还需加大、医疗行为还需进一步规范等诸多挑战。② 具体而言：

---

① 参见国务院委派专家组：《全面评估新农合卫生部专题发布结果》，《医院领导决策参考》2006 年第 10 期。

② 参见新型农村合作医疗试点工作评估组：《发展中的中国新型农村合作医疗——新型农村合作医疗试点工作评估报告》，人民卫生出版社 2006 年版，第 1—10 页。

其一,新农合制度覆盖面和待遇水平稳步提升。制度覆盖面从2003年的304个试点县,扩大到2004年的333个县、2005年的678个县、2006年的1451个县、2007年的2451个县、2008年的全部县市共2729个,实现了制度覆盖全部农村的目标。实际参合农民从2003年的0.64亿,上升为2008年的8.15亿,参合率、受益人次、年度筹资和支出额也持续增长,稳步提升了农民的医疗保险待遇。(见表7—5)

表7—5 2003—2008年新农合制度运行情况 ①

时间 (年)	试点县数 (个)	参合农民 数(亿人)	农民参合 率(%)	受益人次 数(亿人)	年度筹资 额(亿元)	年度支出 额(亿元)	年度基金 使用率 (%)
2003	304	0.64	69.0	—	—	—	—
2004	333	0.80	75.2	0.76	37.6	26.4	70.05
2005	678	1.79	75.6	1.22	75.35	61.75	81.95
2006	1451	4.10	80.7	2.72	213.6	155.8	72.95
2007	2451	7.26	86.2	4.54	428.0	346.6	80.99
2008	2729	8.15	91.5				

其二,农民的医疗需求逐步扩大,医疗资源配置的效率明显提高。新农合制度跳出了传统政府将医疗卫生资金投向"供方"的老路,避免了政府"办机构、养人员"的弊端,走出了医疗卫生资金投放的新路。②政府直接把资金投向医疗服务"需方",即参合农民,是合作以来制度的最大突破。中央和地方各级政府均对新农合制度进行实质性的财政投入,一方面保障了参保农民患病就医,激活并释放了农民的医疗服务需求,拉动了农村医疗服务市场。另一方面,新农合建立了引导农民到乡村医疗机构看病就医的补偿机制,快速增长的医疗服务需求带动医疗卫

---

① 参见中国发展研究基金会组织编:《构建全民共享的发展型社会福利体系》,中国发展出版社2009年版,第86页。

② 参见吴仪:《全面推进新型农村合作医疗发展》,《求是》2007年第6期。

生资源向广大农村"下沉",优化了农村医疗卫生机构,有效地促进乡村医疗卫生机构良性发展,提高了医疗资源的配置效率。据丁少群对云南大理宾川县的调查结果显示:新农合制度的实施使县级医疗机构的门诊量、小手术量明显减少,而大病住院、大中手术量增加,乡(镇)级医疗机构的门诊量和常见病住院量有所增加(见表7—6)。由此,不同患者的有序分流增强了医疗资源配置的合理性和使用效率。

表7—6 2002—2005 年宾川县医疗机构业务经营情况 ①

医疗机构	年份 (年)	门诊(人次)	住院(人次)	手术(例次)		业务收入 (万元)
				大中手术	小手术	
乡镇卫 生院	2002	20058	284	26		75.3
	2003	21762	356	39		77.2
	2004	26627	612	80		93.4
	2005	33406	847	110		120.3
县人民 医院	2002	143409	4813	1122	269	1160
	2003	115783	5006	1167	133	1172
	2004	107275	5652	1624	21	1401
	2005	110300	5690	2090	48	1471

其三,新农合各要素环节制度尚需进一步完善。新农合制度采取政府、个人和集体共同承担医疗费用的筹资机制,然而面对集体经济普遍式缴的现实,集体作为筹资主体之一实效不大。政府和个人筹资自然成为新农合资金的主要来源,但是,新农合建制之初就确立了农民"自愿"参保原则,自愿性参保带来的直接后果是有一部分农民"不愿参保",由此增大新农合基金筹集的难度,对扩大"资金池"提出很大挑战。同时,新农合采取"国家所有、政府办理"的基金管理模式,政府既成为

---

① 参见丁少群:《云南大理白族自治州新型农村合作医疗试点运行情况的调查》,《经济问题》2007 年第 4 期。

新农合资金管理的决策者，也成为新农合基金的支配者，还充当新农合经办事务的执行者和监督者。一方面，政府对新农合的"大包大揽"不仅增加了政府的财政负担，还容易使新农合管理机构滋生官僚主义，造成新农合制度责任主体过大、医疗费用不好控制①。另一方面，具有"官设、官办、官督"特征的新农合集权式管理和经办体制，使新农合经办机构直接依附于行政主管部门，表现出"半行政化"特征，实践中出现了新农合经办机构对政府财政拨款挤占、挪用、截留，新农合基金使用有部分隐患。另外，新农合实行"大病统筹为主、适当兼顾门诊"的待遇补偿模式，不仅使农民采取有损于健康的"小病拖、大病治"的策略性选择，而且致使部分地区医疗卫生服务机构在利益驱使下降低对预防保健工作的重视，"重治疗、轻预防"的医疗行为更使医疗费用支出增加且使用效率低下，与新农合制度建设目标的实现有部分背离。

（三）新农合实时监测小组

新农合扩面任务基本结束之际，为及时发现全国新农合运行过程中的新情况、新问题，完善和调整新农合政策提供准确、及时、全面、科学的数据支持，卫生部以新农合研究中心为基础，成立了新农合实时监测小组，对新农合政策运行实时监控、及时反馈，更好地指导全国新农合制度建设。

从 2008 年 9 月开始，新农合实时监测小组开始监测试点工作，按照"试点先行、逐步扩大"的原则，优先选取 4 个重点联系省内的县市作为监测试点，包括湖北长阳、吉林蛟河、浙江嘉善、云南禄丰四县（市）。监测内容包括监测点的经济社会情况、卫生服务提供、农民卫生服务利用、新农合参合、筹资与使用、参合农民受益、费用与就医流

---

① 参见曹克奇、孙淑云：《关于新型农村合作医疗基金所有权——在福利多元主义的视角下》，《理论探索》2009 年第 1 期。

向、政策认知、参合农民满意度、经办机构建设情况等。监测方式采用统计报告与入户调查相结合。每个监测县市按经济水平的好、中、差，以及农村地理状况选择 3 个乡镇及其 9 个行政村作为观测点，定期报送监测数据，监测县的县医院和县中医院也列入监测范围，定期报送医疗机构收支情况以及常见病种的病历首页信息，其中，在县级医疗机构选取了剖腹产、脑梗死等 10 种常见病，乡镇医院选取顺产、阑尾炎等 5 种常见病。各监测县定期填报常规统计表和监测专用表，按季度和年度定期向新农合实时监测小组汇报。入户调查每年开展一次，由各县组织实施，在 3 个乡镇抽取 9 个行政村，抽取 300 户农民，对其家庭经济状况、医疗服务利用情况以及新农合补偿情况进行跟踪调查。

2008 年以来，在新农合实时监测小组的努力下，各监测县按照监测实施方案认真组织基线调查，及时汇总上报数据，共完成了 3 次入户调查、3 次年报、12 次季报，县、乡、村各观察点在监测工作经费和中央转移支付经费的支持下，逐步完善了县级数据中心和项目村卫生室的信息化建设，各相关省卫生厅积极组织协调现场工作，针对所辖监测县的数据质量提出针对性完善的意见和建议。同时，新农合实时监测小组每年派专家到监测县进行多次调研和数据质量控制，对监测县的定期报表、入户调查数据质量提出建议，使监测县的管理能力得以提高。另外，新农合实时监测小组每年都组织培训，利用集中授课、经验交流和现场考察等方式，讨论监测工作中遇到的问题，交流统计数据采集、入户调查的经验，及时调整和完善监测实施方案，为监测体系建立提供交流平台。连续、动态、系统地搜集新农合实时医疗服务提供，以及农民利用医疗服务的构成和变化，动态观察新农合制度的运行状况和发展趋势，及时发现和总结影响新农合制度运行的因素，为相关政策调整和制定提供依据。到 2011 年，在全国东、中、西部地区的 8 省已建立 16 个监测点，为新农合制度建设提供充足的信息和数据支撑。

　　新农合制度作为农村医疗保障制度的伟大创举，从 20 世纪 90 年代的酝酿，到 2002 年新农合政策的出台，从 2003 年首批新农合试点，到 2008 年制度覆盖全国，成为医疗卫生领域的佳话。回首新农合政策制定——政策试点——政策完善的整个建制过程，可以发现新农合制度巨大成就的取得，主要得益于不同类型的小组机制，即高层领导决策小组驱动形成新农合政策共识，行政协调型小组主导新农合政策试点，咨询服务型小组提供科学论证，督导评估型小组反馈新农合政策效果，共同推动新农合制度顺利实施并逐步走向完善。

第八章

新型农村合作医疗制度覆盖
全国的"政策试验机制"

　　"中国作为一个拥有 13 亿人口的发展中大国，各项改革必须从自己的国情出发，而绝不可能照搬任何外来的模式。改革初期，小平同志提出'摸着石头过河'，重大改革先行先试，总结经验，逐步推开，这种渐进式改革之路也成为中国改革的最为人称道的基本经验。"①2002 年，中共中央、国务院《关于进一步加强农村卫生工作的决定》（以下简称《决定》），以红头文件形式建构了新农合制度的政策框架。新农合的筹资、基金管理、医保经办、待遇支付等关键环节制度，必须与转型期中国复杂的、不确定的社会分层、公共财政、公共管理、医疗服务体系、农民工体制变革相适应。面对如此复杂的覆盖 8 亿农民的社会工程，《决定》明确了通过试点探索，走渐进式的发展道路，要求各地"要先行试点，总结经验，逐步推广"。试点不是目的，是方式，是路径。试点的关键

---

　　①　中国经济体制改革研究会：《见证重大改革决策——改革亲历者口述历史》，社会科学文献出版社 2018 年版，第 7 页。

在于重视调动地方的积极性，尊重和保护改革的首创精神，支持和保护基层干部投身到新农合事业中来，鼓励医保理论工作者对新农合理论和实践的总结。目的是到 2010 年，新农合制度要基本覆盖农村居民。

一、顶层设计与地方创新：新农合连续性政策建制与政策执行互动

由于我国幅员辽阔，各地区经济社会发展差异较大，因而，新农合政策的制定采取"分权制"模式，政策的制定者涉及各个部门和各个层次，形成一个从中央到地方多层级的，总政策、基本政策和具体政策相结合的政策制定与政策执行体系。从纵向分权看是两级多层，两级指中央、地方两级；多层在地方体现为省级、地（市）级、县级。可以简单概括为三级政策建设：一是在中央一层，由党的顶层政策文件、政府各相关部门的规范性政策文件表述了新农合制度的指导思想、政策目标、筹资最低标准、组织框架及其管理运行基本原则等政策的框架轮廓。二是在省、地（市）一层，各试点省、市（地）按条块系列转发中央一层的政策文件，或由卫生、财政、农业、民政等行政部门制定执行政策的规范性文件，或由省级合作医疗协调领导小组及其办公室制定新农合专业规章制度和管理办法，有些省或较大的市则以本地区的地方法规形式进行制度创新；从而形成适应本辖区的、并为下级留有一定余地的较为可行的、较为具体的政策执行方案。三是各试点县（市、区）以执行政策的规范性文件的形式，在坚持上级政府新农合制度基本原则的基础上，因地制宜制定了本辖区可操作性强的新农合具体政策及其实施方案。

（一）顶层设计：新农合连续性政策建制

《决定》和 2003 年 1 月国务院办公厅转发卫生部、财政部和农业部

《关于建立新型农村合作医疗制度的意见》的出台，标志着新农合制度顶层设计展开。但是，这两个文件仅提出了新农合制度的粗略框架、制度目标和基本原则，相关参保方式、筹资分担、管理经办和待遇支付等微观运行机制尚未出台具体的、可操作性规定。因此，中央层级政策框架的出台并不意味着新农合政策制定的完成，需要通过政策试点方式逐步摸索，形成新农合系统性的操作机制，在试点过程发展的过程中不断地进行创新、调整和完善。

1. 决策组织制度建设

新农合试点的连续性政策建制，主要通过确立统筹推进新农合顶层设计的工作机制，重点建设了新农合的管理决策组织机制和政策创制智库组织机制。

其一，新农合的行政管理组织制度建设。首先，建立了新农合部际联席会议制度。成员单位包括卫生部、财政部、农业部、民政部等 11 个部门，由时任国务院副总理的吴仪担任部际联席会议组长，以卫生部为联席会议牵头单位，卫生部有关负责人任常务副组长，财政部、农业部和民政部三部门有关负责人任副组长，联席会议在卫生部设立办公室，日常工作由卫生部负责。[1] 2005 年 9 月，国务院办公厅又发文增补保监会、中国残联和红十字总会为成员单位。[2] 新农合部际联席会议制度，是新农合政策试验制度不断完善的跨部门议事决策机构。其次，成立农村卫生管理司。2004 年 3 月，卫生部将基层卫生与妇幼保健司中的农村卫生管理的职能独立出来，单独成立农村卫生管理司（简称"农卫司"）。[3]

---

[1]　参见《国务院关于同意建立新型农村合作医疗部际联席会议制度的批复》（国函 [2003] 95 号），2003 年 9 月 3 日。

[2]　参见《国务院办公厅关于增补和调整国务院新型农村合作医疗部际联席会议成员的复函》（国办函 [2005] 81 号），2005 年 9 月 8 日。

[3]　卫生部农村卫生管理司：《农村卫生管理司成立》，《农村卫生工作简讯》2004 年第 1 期。

设置行政编制 16 人和综合处、农村基本卫生保健处、合作医疗处、卫生服务规划管理处四个处室，负责拟订新农合相关法律、法规、规章、政策；承担国务院新型农村合作医疗部际联席会议办公室日常工作。① 农卫司的成立，进一步夯实了新农合政策试验决策和执行的组织机制。

其二，新农合的智库组织制度建设。一是成立了新农合专家技术指导组。"在开展政策试验的过程中，注重充分发挥专家的技术指导作用，坚持政策支持与技术支撑相结合。"②2004 年 4 月，卫生部组建了中央级专家技术指导组，接受国务院新型农村合作医疗部际联席会议办公室和卫生部农村卫生管理司的领导和管理，集中一批有经验的专家和行政管理人员，下沉试点基层、分组试点蹲点、持续督查、定期深入试点地区指导工作，动态跟踪、定期督导、定期专家委员会联合攻关，同基层工作者一起研究解决政策试验过程中的难点问题，并将政策试验的基本情况、经验教训和面临的问题等及时反馈给相关政府部门，使宏观管理部门能够及时掌握政策试验工作进展，针对性问题相应地制定和完善政策。③ 二是成立新农合研究中心。2005 年 6 月 22 日成立新农合研究中心，由卫生部卫生经济研究所所长兼中心主任，卫生部农卫司和规划司负责相关业务指导，强化了卫生部对新农合的事务性管理和业务指导的力度。

2. 新农合连续性政策建制

新农合从 2003 年试点到 2008 年重点覆盖全国，连续不间断地出台了一系列新农合系列制度，力度前所未有。

---

① 参见原卫生部网站，网址为 https://wsb.moh.gov.cn/mohncwsgls/pjgzn/lm.shtml。

② 陈竺、张茅：《中国新型农村合作医疗发展报告（2002—2012 年）》，人民卫生出版社 2013 年版，第 107 页。

③ 参见卫生部办公厅《关于成立卫生部新型农村合作医疗技术指导组的通知》（卫办农卫发〔2004〕46 号），2004 年 4 月 1 日。

2003 年至 2005 年，随着新农合试点，相关配套政策的逐步出台，新农合关键环节制度机制不断完善，如大病统筹基金与家庭账户相结合的基金使用和管理模式；以大额医疗费用报销为主、兼顾小额医疗费用报销，既提高抗风险能力又兼顾农民受益面的基金支付方式；建立了合作医疗管理委员会、合作医疗经办机构、合作医疗监督委员会等互相制衡相互监督的管理体制；建立了基金管理制度和基金会计制度等。使得《决定》所设立的粗线条的新农合制度框架趋向可操作性和规范性，而且又进行了一定的制度创新。截至 2006 年，新型农村合作医疗运行机制和制度框架已基本形成，制度框架主要内容包括：一是各级政府负责建立起了由卫生行政部门主管，由合作医疗管理委员会、合作医疗经办机构、医疗监督委员会组成的决策、执行、监督的现代"三权分立、三权制衡"的管理体制；二是实行个人缴费、集体扶持和政府资助相结合的筹资机制；三是基金管理采取"以收定支、收支平衡、专款专用、专户储存"的原则，使用医疗保险费用支付方法，由专门的合作医疗经办机构（即医疗保险付费方）作为第三方，监督和控制医疗服务方费用和参合农民的医疗花费；四是建立了包括组织监督、民主监督、制度监督、审计监督的监督体系；五是建立了择优选择定点医疗服务机构和动态监督医疗服务的管理制度等。这些都为全面建立新农合制度提供了经验，打好了坚实的基础。

2007 年，新农合的制度细化和完善围绕如下五个方面进行：一是探索建立稳定的筹资机制，继续探索建立形式多样、简便易行的农民个人筹资方式，进一步规范完善财政补助资金的拨付机制，积极探索稳定可靠、合理增长的筹资机制。二是形成科学规范的统筹补偿方案，提高基金使用率，逐步扩大受益面，提高受益水平。三是加强医疗服务和医药费用的监管，让农民得到适宜、价廉、质优的医疗服务。四是加强基金运行管理和经办能力建设，形成有效的监管机制，提高工作效率和质量；加强经办能力建设，不断提高管理水平和效率。五是整合资源，协同推进，要整合医疗救助等相关制度和政策，充分利用农村现有的各种资源和社会资源，协同推进新农合发展。

2008 年以后，卫生行政部门在广覆盖的基础之上，注重从以下几方面继续推进新农合制度的发展：一是进一步提高保障水平，提高住院补偿的最高支付限额，扩大门诊统筹实施范围，也包括全面推进提高大病医疗保障试点工作。2012 年 8 月 24 日国家发展改革委、卫生部、财政部、人社部等联合发布的《关于开展城乡居民大病保险工作的指导意见》要求，利用新农合基金中一定比例额度资金或者基金当年累计结余的资金购买商业保险，作为大病补充保险，以放大基本医保的效用。这一政策创新，是在现有筹资规模局限下以"再保险"的形式，借助商业保险的金融效应扩大基本医疗保险的报销水平。二是加强精细化管理，推动建立健全新农合的管理经办机构，加强业务培训，也需要运用信息化的手段完善管理机制，开展农民健康的"一卡通"，全面实现参合农民在统筹区域内自主就医和即时结报。三是规范定点医疗机构的服务行为，完善新农合支付制度，加强监管，严格准入和退出机制。四是加快推进新农合的立法工作。

2010 年 10 月《中华人民共和国社会保险法》颁布，该法第 24 条授权国务院制定新农合管理条例。卫生部组织起草《新农合管理条例》（草案），2011 年将起草好的《新型农村合作医疗管理条例》（草案）报送国务院法制办待审。2012 年后，顶层政策号召性推进城乡基本医保制度整合，在中央的倡导性政策供给下，地方整合医保模式多样，卫生部主要政策建制集中于整合城乡医保试点、城乡居民大病医疗保险、重特大病医疗保障、医保扶贫和医保支付方式等方面改革政策创制上。

（二）地方创新：新农合连续性的政策执行

中央政府对新农合的高度重视和中央财政补助的持续投入，提高了地方政府推动新农合政策试验的积极性。在新农合政策试验过程中，中央顶层设计新农合制度框架，将选择试点县（市）以及组织试点工作的权力交予省级政府，将新农合具体实施方案的制定和执行交予县级政府，鼓励省、市、县三级地方政府围绕新农合的参保、基金筹集、基金管理、经办运营、补偿方案、支付方式等要素机制，大胆探索、积极创新，既保证中央政策政令畅通，维护新农合制度框架的统一性，又充分尊重地方的自主创新精神。

1.建立试点地方新农合政策试验和执行的组织机制

新农合政策试验的决策性协调组织、制度执行组织制度建设"一竿子插到底"。与中央成立的国务院新农合部际联席会议相对应，在地方，各省、自治区、直辖市及试点地（市）人民政府也成立了由卫生、财政、农业、民政、发展改革委、审计、扶贫等部门组成的新农合协调领导小组。省一级新农合协调领导小组，负责制订全省新农合的发展规划和相关政策，指导和监督各地新农合试点工作，协调解决试点工作中的重大问题。各市成立了相应的领导机构，负责本地区新农合试点方案制定的组织、协调工作；试点县（市、区）成立由行政主要领导牵头，各有关部门负责人和参加新农合的农民代表组成的新型农村合作医疗管理委员会，负责审定具体的实施方案，做好当地合作医疗的组织、协调和管理工作。①

卫生部成立农村卫生管理司后，各省政府的卫生主管部门都相继成立了农卫处，以加强农村卫生管理工作，部分省市还专门成立了专管新农合的合作医疗处，直接指导和参与新农合政策试验的方案设计和具体执行。随着试点经验不断丰富和试点范围的进一步扩大，省级政府的角色逐渐从直接参与方案设计转为宏观管理，以指导意见等文件的形式促

---

① 参见《山西省农村卫生合作医疗试点工作方案》（晋政办发［2004］26号），2004年4月29日。

进省内政策试验方案保持相对一致。各级市、县卫生行政部门也设立新型农村合作医疗管理办公室，负责试点方案的制订、调查研究、督办检查、信息收集、日常管理等工作，人员编制内部调剂解决。县级新农村合作医疗管理委员会下设经办机构，负责具体工作，乡（镇）一级可根据需要设立派出机构（人员）或委托相关机构办理。经办人员一般按县（市）6—8人，乡（镇）2—3人配备，人员编制由县（市）人民政府调剂解决。①

依照中央设立新农合专家技术指导组的办法，各省卫生行政部门也分别组建了省级新农合专家技术指导组。各市级政府也成立相应的组织。专家小组经常深入试点县（市），进行调查研究，收集相关资料，帮助解决疑难问题。要定期对试点工作进行监测和评估，及时发现和总结新农合实施过程中的问题，并及时完善新农合试点方案。

2. 地方执行政策中不断创新和完善新农合制度

在顶层政策规定的新农合制度框架和目标导向下，各地新农合试点积极探索，对新农合参保、基金筹集、基金管理、经办运营、补偿方案、支付方式改革等方面进行细化和完善，创造了许多宝贵的经验，如，湖北省在新农合基金管理方面探索的封闭运行和公开公示的做法，陕西等省对定点医疗机构实行的按病种定额付费办法，江苏、浙江、湖北等省采取的"滚动筹资"、"代理收缴"、"集体统缴"等参合农民个人缴费收缴方式，江苏、河南、福建、广东等省探索的委托商业保险机构参与新农合经办服务的做法等。在城乡基本医保制度整合过程中，也呈现出了诸如广东东莞"渐进式"整合、陕西神木政府首脑负责制下的"组合式"整合和福建三明"三医联动式"整合的地方创新成功案例。

---

① 参见《山西省农村卫生合作医疗试点工作方案》（晋政办发〔2004〕26号），2004年4月29日。

总之，新农合制度建设先由中共中央、国务院顶层政策制定制度框架，再由卫生部门细化具体操作政策，此后，选择试点地方，各省、市、统筹县（市）在"试点"中不断"细化"和"创新"，每一层政府的政策加上一点，整个制度一点一点"附加"上去，最终形成了由三、四层政府政策文件构筑起来的新农合制度。顶层设计与地方创新贯穿新农合建制始终，共同发挥作用进行连续性政策建制与政策执行互动，渐进性、连续性、系列性推进新农合政策完善，并"以点带面"实现制度覆盖全国。

二、精准用力与步步为营：新农合长效试点与以点带面纵深推进

试点伊始，国家选择四个省作为样本试点地方，精准用力，瞄准新农合的参保、筹资、待遇、管理、经办、监督、补偿方式等要素机制发力，不断完善新农合顶层政策。随着新农合试点的不断进展，卫生部还及时总结试点地方经验，并通过经验复制形式，培训推广，专家督查督办，纵深推进新农合政策落地。

（一）测试性试验阶段（2003—2004 年）：初步试验和核心配套政策出台

1.新型农村合作医疗政策试验部署

根据《决定》精神和《意见》要求，从 2003 年起，各省、自治区、直辖市至少要选择 2—3 个县（市）开展新农合试点工作，重点探索"新型农村合作医疗制度的管理体制、筹资机制和运行机制"[①]。同年 3 月卫

---

① 参见国务院办公厅转发卫生部等部门《关于建立新型农村合作医疗制度意见的通知》（国办发 [2003] 3 号），2003 年 1 月 16 日。

生部办公厅下发的《关于做好新型农村合作医疗制度试点工作的通知》和 2014 年 1 月卫生部等 11 个部门联合下发的《关于进一步做好新型农村合作医疗试点工作的指导意见》，就试点工作的重要意义、目标任务、重点难点、实施原则、流程步骤和组织管理等做出了更为具体、细致的部署和安排，就涉及新农合具体试验过程中试点地区选择、农民参合、基金筹集、基金管理与使用、补偿方案制定、医疗服务供给等方面也提出了明确的要求，为新农合试点工作的有序推进奠定了良好的基础。但是，2003 年年初爆发的非典疫情延缓了新农合试点的步调，直至 5 月，各地才启动试点前期准备工作。

2. 新型农村合作医疗政策试验启动

经过近两个月的准备，首批试点县（市、区）于 2003 年 7 月相继启动新农合试点工作，新农合政策试验正式拉开帷幕。第一批试点工作确定浙江、湖北、云南和吉林四省为重点联系省份，并从中各选取一个县作为政策试验重点县[①]，同时要求其他省份也安排 2—3 个县（市、区）同步开展试点工作。国务院于 12 月 4 日在湖北宜昌市召开了第一次全国新农合试点工作会议，原副总理吴仪作了《扎扎实实做好新农合试点工作》的讲话，要求各地明确新农合制度建立的目标和任务、因地制宜地制定实施方案、完善管理体制和运行机制、调整配套政策、积极稳妥扎扎实实地开展试点工作。由于新农合制度建设是一项政策性、理论性和创新性较强的工作，各试点地区受管理经办能力及体制机制障碍等因素的影响，难免涌现诸多影响新农合政策试验的问题。[②] 为及时、有

---

① 参见吴仪：《扎扎实实做好新型农村合作医疗试点工作》，吴仪同志 2003 年 12 月 4 日在全国新型农村合作医疗试点工作会议上的讲话，见 https://news.xinhuanet.com/newscenter/2004-02/29/content_1337061.htm，2019 年 7 月 25 日访问。

② 参见陈竺、张茅：《中国新型农村合作医疗发展报告（2002—2012 年)》，人民卫生出版社 2013 年版，第 23 页。

效解决问题，总结新农合政策试验经验和教训，并规划下一阶段政策试验方向和内容，相继组建了新农合部际联席会议和新农合技术指导组。截至 2003 年年底，全国首批共 304 个县（市、区）开展了新农合试点工作。①

通过近半年的探索，首批试点地区的新农合制度已初步建立，并朝着平稳、健康的方向发展。2004 年 1 月 13 日，国务院办公厅转发卫生部等部门《关于进一步做好新型农村合作医疗试点工作指导意见的通知》，强调了试点工作的重要性、复杂性和艰巨性，并提出 2004 年原则上不再扩大试点数量。2004 年 8 月 9 日，国务院办公厅下发《关于做好 2004 年下半年新型农村合作医疗试点工作的通知》，要求对 2003 年启动的试点县（市）开展检查评估，并对 2004 年下半年的试点工作及 2005 年扩大试点的准备工作进行了具体安排，提出适时慎重调整试点补偿方案，重点强调资金筹集、管理和经办机构能力建设的重要性。2004 年 10 月在北京召开的全国新农合试点工作会议，提出 2005 年要"积极稳妥地扩大试点"，新增试点县(市)2004 年内完成农民缴费工作，并将补助资金纳入 2005 年地方各级政府预算，同时，将试点县（市）新农合相关人员培训、风险基金管理、经办机构能力建设等提上重要议事日程。② 截至 2004 年年底，全国新农合试点县（市）共 333 个，覆盖农业人口 1.07 亿人，参合农民 0.8 亿，参合率 75.2%。③

3. 新型农村合作医疗核心配套政策出台

自《决定》和《意见》出台以来，中央各相关部委密集出台新农合

---

① 参见新型农村合作医疗试点工作评估组：《发展中的中国新型农村合作医疗：新型农村合作医疗试点工作评估报告》，人民卫生出版社 2006 年版，第 20 页。

② 参见《2004 年全国新型农村合作医疗试点工作会议在京召开》，2019 年 7 月 25 日，见 https://news.sina.com.cn/c/2004-10-24/00414015854s.shtml。

③ 参见新型农村合作医疗试点工作评估组：《发展中的中国新型农村合作医疗：新型农村合作医疗试点工作评估报告》，人民卫生出版社 2006 年版，第 21 页。

配套政策，包括新农合制度本身以及农村医疗卫生体制改革政策。2003年3月24日，卫生部《关于做好新型农村合作医疗试点工作的通知》；2003年8月25日，财政部、卫生部《关于中央财政资助中西部地区农民参加新型农村合作医疗制度补助资金拨付有关问题的通知》；2003年9月3日《国务院关于同意建立新型农村合作医疗制度部际联席会议的批复》；2003年11月18日，民政部、卫生部、财政部《关于实施农村医疗救助的意见》；2004年1月5日，财政部、民政部《农村医疗救助基金管理试行办法》；2004年4月1日，卫生部《关于成立卫生部新型农村合作医疗技术指导组的通知》；2004年10月22日，财政部、卫生部《关于建立新型农村合作医疗风险基金的意见》；2004年12月6日，财政部《关于财政监察专员办事处对中央财政农村合作医疗补助资金审核监督操作规程》；2004年12月31日，卫生部办公厅《关于填报新型农村合作医疗基本信息报表（试行）的通知》；等等。农村医疗卫生体制改革政策诸如2002年12月4日，卫生部、教育部、财政部等《关于加强农村卫生人才培养和队伍建设的意见》；2002年12月18日卫生部、财政部、人事部等《关于农村卫生机构改革与管理的意见》；2002年12月22日，卫生部、国家中医药管理局等《关于城市卫生支援农村卫生工作的意见》和2003年2月14日，财政部、卫生部《关于农村卫生事业补助政策的若干意见》等。这一系列政策的出台，不仅明晰和创新了新农合的制度内容和基本框架，而且对实施新农合政策试验起到重要的指导作用。

（二）示范性试验阶段（2005—2006年）：有序推进和政策不断完善

这一阶段的政策试验主要围绕解决试点突出问题、合理调整试点方案、完善配套政策措施，示范带动，扩大试点等展开。2005年8月10日，国务院第101次常务会议要求各地未来两年加速扩大试点，到

2008 年基本建立起新农合制度。①9 月 13 日全国新农合试点第三次工作会议在南昌召开，吴仪同志强调，要"加快建立新型农村合作医疗制度"，并提出了 2006 年和 2007 年试点县（市）新农合覆盖率要分别达到 40%和 60%的发展目标，优先安排符合条件的贫困县试点，提高中央和地方财政支持力度。② 这表明，经过两年的政策试验，中央对新农合的政策试验效果持肯定态度，新农合政策试验从测试性试验阶段发展到示范性试验阶段，在对近三年政策试验经验进行总结的基础上，新农合政策试验从稳步探索、扎实推进发展到示范带动、试点加速推进。截至 2005 年年底，全国新农合试点县（市、区）达 678 个，覆盖 2.36 亿农民，参合农民 1.79 亿，参合率 75.66%。③

2006 年 1 月 10 日，卫生部等部门联合下发《关于加快推进新型农村合作医疗试点工作的通知》，具体安排部署试点扩大工作，力争到 2008 年将这一制度在全国推行，2010 年实现新农合制度基本覆盖农村居民的目标。同时，自 2006 年起，中央财政补助范围进一步扩大，中央和地方政府对参合农民的补助从 10 元提高至 20 元。2006 年 2 月 6 日，卫生部《关于加强新型农村合作医疗管理工作的通知》，从不同角度又增强了新农合的管理规范。同年 8 月，卫生部、财政部等四部委《农村卫生服务体系建设与发展规划》的出台，以增加财政投入做坚强后盾，以乡镇卫生院建设为重点，完善农村卫生机构功能和提高服务能力，从整体上为提高新农合运行效率提供保障条件。截至 2006 年年底，全国开展新农合试点县（市、区）达 1451 个，占全国总县（市、区）数

---

① 参见新华社：《研究加快建立新型农村合作医疗制度问题》，《人民日报》2005 年 8 月 11 日。

② 参见朱玉、李美娟：《吴仪在全国新型农村合作医疗试点工作会议上强调加快建立新型农村合作医疗制度》，《人民日报》2005 年 9 月 15 日。

③ 参见新型农村合作医疗试点工作评估组：《发展中的中国新型农村合作医疗：新型农村合作医疗试点工作评估报告》，人民卫生出版社 2006 年版，第 21 页。

的 50.7%；参合农民达 4.1 亿人，占全国农业人口的 47.2%；参合率为 79.06%，补偿农民 4.7 亿人次，累计补偿 243.9 亿元。[①]

测试性试验结束后，新农合相关政策试验经验被迅速总结提升，部分经验被直接或间接地纳入中央层级的政策文本中，通过示范带动推进新农合政策试验进一步开展。由于开展政策试验的地域存在区域差异性、时间上存在滞后性，所以新农合政策试验结束后的成功经验即便成为正式的国家政策，也存在不可避免的新情况、新问题。新农合制度在获取中央认可并进行示范性推广的过程中，逐步进入示范性试验阶段，这一阶段的新农合制度建设，不仅在覆盖率上不断扩张，在制度内涵建设方面也精进不休，基金筹集、基金管理、补偿报销、信息统计、费用控制、农村卫生服务体系建设等方面的政策文件不断出台，进一步完善了新农合制度的运行体系，这一年，新农合制度运行机制和制度框架已基本形成。[②]

（三）扩散性试验阶段（2007—2008 年）：全面推广和制度覆盖全国

党的十六届六中全会明确要求加快推进新农合制度建设，2006 年年底中央经济工作会议也提出新农合推进要全面提速。为此，2007 年 1 月召开的第四次全国新农合工作会议部署全面推进新农合政策试验，这标志着新农合制度由试点阶段转入全面推广阶段。这一阶段的工作重心在于全面推广试点经验，争取实现制度覆盖全国农村的目标，试点县（市）大多是一些基础条件相对薄弱、工作难度相对较大的地区，同时围绕完善财政补助政策、规范统筹补偿方案、提高定点医疗机构监管、健全基金管理制度等进行与时俱进的调整和创新。2007 年 1 月，财政部、卫生部出台《关于调整中央财政新农合制度补助资金拨付办法有关问题的通知》，要求各地进一步规范和完善财政补助资金拨付办法，确

---

① 参见孙淑云：《中国基本医疗保险立法研究》，法律出版社 2014 年版，第 36 页。

② 参见新华社：《总结经验、扎实工作、确保新农合深入持续发展》，《健康报》2007 年 1 月 24 日。

保中央财政和地方财政的补助资金及时足额拨付到新农合基金账户。关于调整和规范统筹补偿政策，卫生部联合相关部委于 2007 年 9 月出台《关于完善新农合统筹补偿方案的指导意见》，明确了三种统筹补偿模式，要求按照以收定支、收支平衡、略有结余的原则合理制定补偿方案，当年统筹结余资金不超过 15%，可酌情开展二次补偿等。为了规范新农合基金财务管理，财政部和卫生部于 2008 年还相继下发了《新农合基金财务制度》、《新农合基金会计制度》和《新农合补助资金国库集中支付管理暂行办法》等政策文件，并在各地不断探索新农合基金的监管措施。此外，2008 年卫生部出台《关于规范新型农村合作医疗健康体检工作的意见》、《关于规范新型农村合作医疗二次补偿的指导意见》，2009 年卫生部的《关于做好新型农村合作医疗管理能力建设项目有关工作的通知》、《关于进一步完善城乡医疗救助的意见》、《关于在省级和设区市级新型农村合作医疗定点医疗机构开展及时结报工作的指导意见》、《关于调整和制订新型农村合作医疗报销药物目录的意见》》等，从不同角度又增强了新农合的管理规范。

五年来，在党中央、国务院的正确领导和地方各级党委、政府的扎实部署，以及广大农民的积极参与下，新农合保障范围不断扩大，保障水平逐步提高，社会影响力更加广泛。截至 2008 年年底，全国已有 2729 个县（市、区）初步建立了新型农村合作医疗制度，参合农民 8.15 亿，参合率为 91.5%，提前两年实现了制度覆盖全国农村的目标。[①] 经历过扩散性试验的新型农村合作医疗实现了农村地区制度全覆盖目标后，意味着新农合政策趋于成熟和稳定，逐步进入统一城乡医保和规范化、法制化制度建设阶段。

---

① 参见孙淑云：《新型农村合作医疗制度的规范化与立法研究》，法律出版社 2009 年版，序。

（四）整合性试验阶段（2009 年至今）：统一城乡医保和规范化制度建设

整合性试验阶段的城乡基本医保制度整合由地方政策自发探索开始，到顶层政策推进与地方创新相结合。2002 年至 2007 年，在党的十六大"统筹城乡、全面协调可持续的科学发展"的方针政策指导下，城乡基本医保制度在"碎片化"构建的同时，"整合"就在东部社会经济发达、城镇化较早、流动人口聚居之地开始试验探索，逐渐形成"统一制度统一待遇支付"的神木、东莞整合模式、"二元制度两种基金统筹"的珠海、汕头整合模式、"一元制度两个基金统筹"的苏州、镇江整合模式和"一制多档"的重庆、成都整合模式等。①

2007 年至 2015 年，顶层政策开始号召整合城乡医保制度，整合城乡医保制度开启了地方探索创新与顶层政策推进相结合时期。为回应地方自发探索整合城乡医保制度，2007 年，国务院在《关于开展城镇居民基本医疗保险试点的指导意见》中提出："鼓励有条件的地区结合城镇职工基本医疗保险和新型农村合作医疗管理的实际，进一步整合基本医疗保障管理资源。"2009 年中共中央、国务院发布的《关于深化医药卫生体制改革的意见》中重申："探索建立城乡一体化的基本医疗保障管理制度"，要求"有效整合基本医疗保险经办资源，逐步实现城乡基本医疗保险行政管理的统一"。2012 年党的十八大报告、《社会保障"十二五"规划纲要》与《"十二五"期间深化医药卫生体制改革规划暨实施方案》等文件重申："加快建立统筹城乡的基本医保管理体制，探索整合城乡基本医疗保险管理职能和经办资源"，以促进城乡统筹，建设更具公平性、适应流动性和提高可持续性的医保制度。2013 年党的

---

① 参见孙淑云:《整合城乡基本医保的立法及其变迁趋势》,《甘肃社会科学》2014 年第 5 期。

十八届三中全会公报《中共中央关于全面深化改革的若干重大问题的决定》指出，为建立更加公平可持续的医保制度，要整合城乡医保管理和经办资源。2013 年 3 月 26 日《国务院机构改革和职能转变方案》中明确任务分工，要求 2013 年 6 月底前，由中央编办牵头，完成城乡三项基本医保的行政管理职责整合。

2016 年至今，城乡基本医保制度整合进入了顶层政策规范化推进与地方创新相结合的新阶段。2016 年 1 月 3 日国务院出台《关于整合城乡居民基本医疗保险制度的意见》，要求各省（区、市）于 2016 年 6 月底前对整合城乡居民医保工作作出规划和部署，明确时间表、路线图，实现城乡居民医保"统一覆盖范围、统一筹资政策、统一保障待遇、统一医保目录、统一定点管理、统一基金管理"等"政策上"的"六个统一"。同年 11 月，中共中央办公厅、国务院办公厅转发国务院医改领导小组《关于进一步推广深化医药卫生体制改革经验的若干意见》，将"三明经验"推广至全国，即"建立强有力的党政'一把手'负责的医改的领导体制、三医联动工作机制、统一经办管理体制、设立医保基金管理中心"等。

三、顺势发展与城乡整合：新农合从初级医保向基本医保升级

随着城乡医保整合，新农合顺势发展，着力参保、筹资、治理和待遇支付等微观机制的整合和统一，促进新农合从初级医保向基本医保升级。

在参保识别上，将"户籍"作为参保资格识别标准而分割建立的新农合与城居保制度，难以适应宏观经济社会发展的需要①，2016 年 1 月

---

① 参见任雪娇：《农村合作医疗制度的变迁逻辑与发展趋势——基于历史制度主义的分析框架》，《宏观经济管理》2019 年第 6 期。

3 日国务院出台的《关于整合城乡居民基本医疗保险制度的意见》，以顶层政策之力建立了以城乡居民为参保主体的城乡居民基本医保制度。在实施全民社会保险的国家，参保不看身份，只看参保人职业活动的地域范围，结合我国城乡发展不平衡以及非正式从业者扩大、就业多元化、流动人口常态化的国情，从整合城乡医保制度的演化、变迁角度，提炼原则性与灵活性相结合的、整合型的参保制度，即以居住证为参保人身份平等识别的唯一标准。

在筹资机制上，建立了农民缴费、四级财政分担、集体扶持的初级社会化筹资机制，确立了中央财政向中、西部地区分类①转移支付资助农民参保的筹资机制，实现了国家医保福利责任由城市到农村的制度化转变。随着城乡居民人均可支配收入持续提高，中央政府转移支付力度不断加大，2011 年起中央政府在地方的一般性转移支付中专门列出了"新农合等转移支付项"，2016 年开启了理顺中央与地方财权事权"城乡同治"责任划分的基础性、全局性改革，逐步缩小城乡居民收入差距、规范收入分配秩序。在城乡一体化体制机制改革过程中，新农合加速与城镇居民基本医保制度的整合和统一，并渐次进入稳步发展阶段，局限于农村居民的筹资机制也随着整合统一的步伐而变革为城乡统筹的社会化筹资机制。2019 年 7 月 22 日，国家医保局就《关于建立医疗保障待遇清单管理制度的意见（征求意见稿)》提出改革城乡居民基本医保的初级社会化筹资机制，据此，建立自愿性、阶梯式量能负担的、整合式的、过渡型的筹资制度②，促进城乡居民基本医保的"初级"社会化筹

---

①　2018 年 7 月 19 日，国务院办公厅关于印发《医疗卫生领域中央与地方财政事权和支出责任划分改革方案的通知》规定，医疗保障主要包括城乡居民基本医疗保险补助和医疗救助明确为中央与地方共同财政事权，由中央财政和地方财政共同承担支出责任。支出责任中央财政根据不同地区分 5 档 10%、30%、50%、60%、80% 分担。

②　参见孙淑云：《整合城乡基本医保的立法及其变迁趋势》，《甘肃社会科学》2014 年第 5 期。

资机制升级为基本社会医疗保险筹资机制。

在治理机制上，建立了卫生部门主管和经办"一手托两家"的初级医保治理机制，在农村医保经办资源严重短缺时期，借用和依赖庞大的卫生人力资源取得了初级发展成果。但是，城乡基本医保治理长期处于卫生行政部门和人社部门的"分割"治理中，个别地方存在治理浪费和治理漏洞。在城乡基本医保制度整合和统一的过程中，城乡医保治理"割据"竞合、磨砺，推进城乡统一的"大部制"医保治理机制形成，2018 年国务院实施新一轮机构改革，组建了各级医疗保障局，统一了城乡基本医保的管理体制。构建统一的"大部制"医保治理机制，首先，将"分割"在人社部门、卫生部门、民政部门的城乡基本医保管理权、医疗救助管理权统一归入国家医保局，统一行政管理职责，统一规章制定权、执法权、监督权。其次，将"分割"在人社部门、卫生部门、民政部门主导之下的基本医疗保险、医疗救助经办服务机制整合，形成统一的医疗保障经办机制。再次，整合"分割"治理的医保管理权和医疗服务定价监督权，建立医疗、医保、医药"三医联动"机制。最后，2010 年颁布的《中华人民共和国社会保险法》开启了医保法治治理的新时代，2019 年 7 月 22 日国家医保局发布《关于建立医疗保障待遇清单管理制度的意见（征求意见稿）》要求"统筹制度政策安排，明确决策层级和权限，推进医疗保障制度管理规范化、标准化和法治化"。

在待遇给付上，建立了低水平起步、粗略给付、不断提高的医保待遇支付机制。在城乡一体化加速转型期，农民享受的医疗保障水平也逐步向基本医疗保障升级改造，不仅"就宽不就窄"地统一了城乡居民基本医保三大目录，实行"住院统筹＋门诊统筹"以扩大支付范围，而且逐步提升统筹层级以增强基本医保互助共济能力。近年来，随着城乡居民基本医保制度不断完善，"政策范围内"报销比例不断提高，截至

2016年，医保基金报销比例已提高至70%[1]，最大程度地保证了城乡居民享有同等基本医疗保障，尽管与"个人卫生支付比降到15%—20%才能基本解决因病致贫返贫"[2]的目标还存在不小的差距。2018年3月成立国家医保局，开启了包括城乡居民医保在内的医疗保障水平提升再改革，国家医疗保障局坚持按照"保基本、可持续、解民忧、推改革"的总要求，深度推进城乡医保整合统一，集中力量推进抗癌药降税降价，启动国家组织药品集中采购和使用试点，坚决打击欺诈骗保行为，推动医保信息化建设。[3]2019年7月22日，国家医保局发布《关于建立医疗保障待遇清单管理制度的意见（征求意见稿）》，向全社会征询意见，将着力统筹城乡医疗保障待遇标准，建立健全与筹资水平相适应的待遇调整机制，农民享受的医保待遇，还在不断提升，并逐步走向法制化、规范化保障。

---

[1]　王东进：《全民医保在健康中国战略中的制度性功能和基础性作用》，《中国医疗保险》2016年第11期。

[2]　张晋龙：《十年来医疗费用负担个人支付比例已从60%下降到35.5%》，见和讯新闻网 http://www.zkec.cn/news/bencandy.php?fid=112&id=4233,2012-3-10。

[3]　胡静林：《在新的历史起点推进医疗保障改革发展》，《学习时报》2019年7月26日。

第四编
中国农村合作医疗的立法演进和变迁

　　中国合作医疗的立法，无论是传统农村合作医疗立法，还是新型农村合作医疗立法，都滞后于合作医疗制度的实践。传统农村合作医疗从产生到发展到式微 40 余年时间，几度兴起，几度衰落，仅有卫生部门的一些政策规定，只是对典型地区的做法进行总结性、宣传性的政策规定。并且，由于"文化大革命"时期法制不彰的历史局限，到了 1979 年，卫生部才对传统农村合作医疗进行了"总结式"的部门行政规章立法；又因为不适应家庭联产承包的经济体制和"政社分立"的政治体制改革，立法发布后几乎没有实施，处于事实上失效状态。2002 年中共中央和国务院顶层政策创制的新型农村合作医疗，则依循了"政策构建、试点探索、法律总结"的路径，从政策规范，到行政规范和地方试验立法并行，再到纳入 2010 年 10 月 28 日颁布的《中华人民共和国社会保险法》规范。

第九章
传统农村合作医疗的
初始立法及其失效反思

20 世纪 50 至 90 年代，传统农村合作医疗制度历经自发创建、覆盖全国、调整适应、衰落重建的兴衰起伏，其创制主体从农民到农村社队集体，其治理从合作社社员自治到社队集体"政社合一"治理，政府基本没有出场："20 世纪 70 年代之前，党和政府没有出台法律法规或政策文件对合作医疗整体的制度结构和主要做法进行规范，仅仅是在部分文件中对典型地区的做法予以总结或者肯定，基层在建立和发展传统合作医疗制度时缺少可依据的政策规定，制度发展的随意性较大。"[1]基层传统合作医疗制度主要靠社队集体的自治章程规范，靠政治宣传支撑，被领导人的意志左右。改革开放初期，法制初兴，传统合作医疗制度被纳入 1978 年宪法，卫生部也制定了传统合作医疗的行政规章。

---

[1]　陈竺、张茅：《中国新型农村合作医疗发展报告》，人民卫生出版社 2013 年版，第 8 页。

一、传统农村合作医疗被纳入 1978 年的宪法

1978 年，合作医疗制度被纳入宪法第 50 条予以规定："劳动者在年老、生病或者丧失劳动能力的时候，有获得物质帮助的权利。国家逐步发展社会保险、社会救济、公费医疗和合作医疗等事业，以保证劳动者享受这种权利。"1978 年宪法是一部不完善的宪法，[①] 只实施了 4 年，就被 1982 年 12 月通过的新宪法代替。考虑到传统合作医疗制度不适应"家庭联产承包责任制"经济体制改革和"政社分立"的政治体制改革，1982 年宪法删除了 1978 年宪法上规定的传统农村合作医疗制度。但是，不可否认的是，1978 年宪法第一次在宪法上规定了合作医疗制度 [②]，具有一定的进步意义。

（一）第一次在宪法上规定了农民的医疗保障权利

在 1978 年宪法第 50 条的规定中，合作医疗制度与城市机关事业单位的公费医疗制度、企业的社会保险制度相提并论，这是新中国成立以来，第一次在宪法上肯定了农民的医疗保障权利，具有"里程碑"的历史意义，说明了国家将合作医疗制度作为保障农民"基本医疗保障权利"的制度来定位的。

中国共产党领导人民建立了新中国，在一穷二白的基础上发展工业，又缺乏和平时期治理国家的经验，无论是合作社时期，还是人民公

---

① 1978 年宪法在一定程度上纠正了 1975 年宪法中反映"左"的指导思想的条文，比 1975 年宪法前进了一步。但是，国家刚刚从十年动乱中复苏，对极"左"的认识不深入，该部宪法仍带有极"左"的痕迹，而且该宪法不能适应改革开放后的经济社会体制，因而是一部不完善的宪法。因此，该宪法只实施了 4 年，1982 年 12 月通过新宪法时，1978 年的宪法即告失效。

② 因为传统合作医疗制度不适应"家庭联产承包责任制"经济体制改革和"政社分立"的政治体制改革，1982 年宪法删除了 1978 年宪法上规定的传统农村合作医疗制度。

社时期，"政府通过剪刀差的形式从农业、农村为工业和城市提取了大量积累"，① 一直持续到 1978 年，农民的医疗保障以及农民的其他福利都依附于土地上，无论是合作化之前农民单干的私有土地，还是合作社时期社员共有的土地，还是人民公社时期社队集体土地上，都负担着农民的福利保障；社队集体土地制度、"一大二公"的"口粮制"、"工分制"等分配制度与农民的福利具有同一性。当时，政治社会经济各个领域的工作重心在城市，加之各种政治运动的冲击，法制废弛，农民的医疗保障权利，没有机会进入国家的政治议程，更没有机会进入立法议程。因此，"文化大革命"结束后，改革开放初期，政治和意识形态环境变得宽松，法制彰显，第一次在宪法中肯定了农民的医疗保障权利，历史意义非凡。

当然，初兴的法制，在 1978 年宪法修订上表现"简单"，相关合作医疗制度立法的逻辑"贫乏"，并没有及时回应"家庭联产承包责任制"农村经济体制改革和"政社分立"的农村政治体制改革，只是"总结式""口号式"地规定了传统合作医疗制度，这种宪法性依据仅仅从宪法观念上对农村合作医疗制度提供了合法性肯定，国家并没有进行正式的、系统性的合作医疗立法，也没有进行其他形式的农民医疗保障立法活动，这是极大的历史遗憾。

（二）第一次以宪法名义规定了保障农民医疗保障权是政府义务

合作化和人民公社 20 余年，传统农村合作医疗制度一直以社队集体为责任主体，合作医疗的筹资、基金管理与经办、医疗保健的供给，管理和监督职能等，都在合作社和人民公社、社队内部实现。1978 年宪法上规定了合作医疗制度，农民的医疗保障权利在宪法上得到了肯

---

① 乜琪：《土地与农民福利：制度变迁的视角》，社会科学文献出版社 2016 年版，第 74 页。

定，意味着一方面赋权于农民，另一方面就是对政府提出义务。

也正因为宪法的规定，以及传统合作医疗制度的巨大社会效应，1978 年世界卫生组织与联合国儿童基金会的《阿拉木图宣言》上，将中国的合作医疗、县乡村三级医疗卫生网和赤脚医生誉为发展中国家解决卫生问题的唯一范例向发展中国家推荐。① 作为合作医疗主管行政部门的卫生部，积极承担起草合作医疗行政规章的使命，1979 年 12 月卫生部、农业部、财政部、国家医药总局、全国供销合作总社等部门联合发布《农村合作医疗章程（试行草案）》（以下简称"试行草案"），对合作医疗制度进行了较为系统的部门规章规范。"试行草案"第 2 条开宗明义："根据宪法的规定，国家积极支持、发展合作医疗事业，使医疗卫生工作更好地为保护人民公社社员身体健康，发展农业生产服务。对于经济困难的社队，国家给予必要的扶持。"

二、《农村合作医疗章程》（试行草案）的主要内容

"试行草案"统共只有 7 部分 22 条。并且，1978 年 12 月卫生部还配套发布了《全国农村人民公社卫生院暂行条例（草案）》（以下简称《卫生院暂行条例（草案）》）也对合作医疗做了部分规定。两个"草案"，一个是"试行草案"，一个是"暂行条例（草案）"，从字面上看，法律法规"草案"，未经必要的立法程序是不允许颁布实施的。但是，当时的中国还没有立法法，立法程序并不完善的两个"草案"已经正式发布，从效力形式上看仍然属于行政规章。两个"草案"对合作医疗制度进行了较为系统的规范。从这两个草案的内容上看，主要包括如下几方面：

---

① 张自宽：《亲历农村卫生六十年——张自宽农村卫生文选》，中国协和医科大学出版社 2011 年版，第 413 页。

（一）合作医疗的创制主体是农民和社队集体

"试行草案"第1条在界定合作医疗制度的概念中，规定了社队集体是合作医疗的管理和组织主体，合作医疗由人民公社社员自愿建设："农村合作医疗是人民公社社员依靠集体力量，在自愿互助的基础上建立起来的一种社会主义性质的医疗制度，是社员群众的集体福利事业。"第4条规定，举办合作医疗"目前应以大队为主，确有条件的地区也可以实行社、队联办或社办，无论采取哪种形式，都要努力办好"。

（二）政府在合作医疗中的义务是支持人民公社卫生院建设

《卫生院暂行条例（草案）》第2条规定："卫生院要'（三）积极医治人民群众的疾病，认真搞好合作医疗站会诊、出诊、转诊病人的诊治和抢救，逐步做到就地解决一些疑难疾病的诊断和治疗。（四）协助公社和大队做好合作医疗的巩固、发展工作，不断总结经验。（五）加强赤脚医生的培训，协助有关单位有计划有步骤地把赤脚医生培训提高到中专水平。'"

从卫生院的举办主体上看：《卫生院暂行条例（草案）》第3条规定："公社卫生院……人事、财务、业务工作以县卫生局为主。公社卫生院领导干部的任免由县卫生局和公社研究提名，报县委批准。卫生人员的调配和经费的预算，均由公社审查后，报县卫生局核批。"

从卫生院的经费来源上来看，《卫生院暂行条例（草案）》第14条规定"国家办的公社卫生院，在财务上实行'全额管理，定项补助，结余留用'的制度。集体办的公社卫生院，国家给予一定的经费补助"。

从卫生院人员的工资待遇上来看，《卫生院暂行条例（草案）》第6条、第17条、第18条规定："公社卫生院的人员编制，按照国家人员和集体人员分别纳入国家劳动工资计划和集体劳动工资计划。职工待遇应与县医院基本一致。""公社卫生院集体人员的工资福利待遇，由各省、市、自治区参照国家卫生人员的有关规定执行。""公社卫生院中集体人员的退休退职，由各省、市、自治区革命委员会参照《国务院安置老弱病残干部的暂行办法》和《国务院关于工人退休退职的暂行办法》。"

（三）"政社合一"的合作医疗经办体制

"试行草案"第 4 条、第 5 条、第 9 条规定合作医疗实行"政社合一"的经办体制："举办合作医疗的形式要根据当地的实际情况和条件，目前应以大队为主，确有条件的地区也可以实行社、队联办或社办，无论采取哪种形式，都要努力办好。""实行合作医疗的社队要建立健全由干部、社员代表、卫生人员组成的合作医疗管理委员会或管理小组，加强对合作医疗的领导和管理；抓好赤脚医生的政治思想工作；负责筹集基金；审核经费开支，确定社员看病医药费减免标准；经常检查工作，不断总结经验，并定期向社员报告工作情况。"

《卫生院暂行条例（草案）》第 2 条规定："合作医疗的经费收支，可以由大队管理，也可以由公社卫生院代为管理。"

（四）农民自愿缴纳和社队集体公益金提取的筹资制度

"试行草案"第 4 至 6 条规定合作医疗基金来源和筹集方式："由参加合作医疗的个人和集体（公益金）筹集，各筹多少，应根据需要和可能，经社员群众讨论决定。随着集体经济的不断发展逐步扩大集体负担部分。个人和集体可以用采、种的药材折价交付医疗基金。"

（五）为农民提供综合的合作医疗保健服务

《卫生院暂行条例（草案）》规定卫生院要认真搞好合作医疗站会诊、出诊、转诊病人的诊治和抢救。

"试行草案"第 12 条至 17 条用最大篇幅规定了赤脚医生、卫生员和接生员为农民提供综合的合作医疗保健服务：一是根据人口比的配备赤脚医生；二是规定赤脚医生、卫生员和接生员由人民群众讨论、社队选拔、经过县(市)卫生行政部门的培训、学习、考核、颁发合格证书；三是赤脚医生和卫生员、接生员要为农民提供防疫、小病小伤、宣传计划生育、新法接生、产前检查、产后访视等综合的医疗卫生保健工作。

同时，"试行草案"第18条至19条将"中草药"专设独立一部分给予重点规定，凸显中草药在为农民社员提供医疗保健中的地位和作用："合作医疗站要搞好中草药的加工、炮制和药品保管工作，保证药品的质量，逐步扩大自己采种的中草药的使用率，减轻群众的医药费负担。自治的药品不得流入市场销售。"

三、传统合作医疗部门行政规章立法失效的反思

综上所述，直观看，"试行草案"与《卫生院暂行条例（草案）》是卫生行政部门制定的部门行政规章。但是，从规范内容看，还谈不上立法技术、立法法理、立法体系，只是对以往合作医疗制度政策实践的总结。纵观两个"草案"的内容，仍然可以窥见国家和政府试图将合作医疗制度加以巩固完善的初衷。实际上，"试行草案"颁布后基本上没有实施，几乎处于失效状态，其"所规定的传统合作医疗制度的内容已经无法适应农村变化了的经济社会形势，难以对新形势下的传统合作医疗制度的发展进行规范"[1]。这一点值得深刻反思。

（一）具有"规章"之名的部门行政规章

"试行草案"尽管有"部门行政规章"之名，实则是卫生部门的政策文件。表现在：

其一，从规范结构上讲，以政策倡导性语言为主。法律通常是抽象地设定一套明确的行为模式，以"行为模式＋法律后果"的形式，要求相关主体为或不为某种行为，同时对主体行为的后果予以直接的明

---

[1] 陈竺、张茅:《中国新型农村合作医疗发展报告》，人民卫生出版社2013年版，第8页。

示。"试行草案"大多是倡导性政策语言，规范表述弹性、柔和，规范形式抽象、笼统，对合作医疗各个主体的行为不做明确规定，对权利义务不做具体分配，给合作医疗各个主体随意解释、进行利益博弈回旋预留空间。如"试行草案"第二大部分以"任务"命名，具体规定社队在合作医疗制度中的"任务"，这些用词都是倡导性政策语言，如"发动群众"、"积极开展"、"宣传晚婚"、"宣传卫生科学知识，破除迷信"、"各级党政领导要切实加强对合作医疗的领导"等。

其二，从规范的实现方式上看，主要依靠社队集体内部的自治措施实施。法律一般以国家强制力为后盾，以司法为中心，通过民事责任、刑事责任、行政责任的方式实现其规范要求的。"试行草案"大多是宣示性的、纲领性的、指导性的规定，其效力实现的重点被置于"实施"而非"适用"环节。如"试行草案"的逻辑结构共七部分，罗列有"总则、任务、举办形式和管理机构、基金和管理制度、赤脚医生和卫生员、接生员、中草药、加强领导"等，其中没有"法律责任"的设置，也没有规定规章生效的时间。更多的是规定社队、社队领导、各地党政领导、社员、乡镇卫生院、赤脚医生和卫生员、接生员等相关主体的"任务"，尚无规定这些相关主体的权利、义务、法律责任等。相关规范的实现方式主要依靠的是社队集体内部的自治措施实施，辅之以定期报告、工作检查、评估等具体方式来实施。如第 12 条规定："各地党政领导要切实加强对合作医疗的领导，把它列入重要议事日程，纳入本地区的农业发展规划，有人分管，定期研究检查，及时解决存在的问题。"第 2 条规定："根据宪法的规定，……对于经济困难的社队，国家给予必要的扶持。""试行草案"里没有具体指明哪个部门、怎样扶持，假若违背相关规定的应当承担何种义务和法律责任。

（二）与社会宏观经济体制不相适应的部门行政规章

事实上，我国传统农村合作医疗制度是一种集体互助医疗保障制度，它在创制、管理和组织上高度依赖"政社合一"、"医社合一"的体制，在筹资上依赖农村社队集体公益金提取的支持；在医疗服务供给上依赖农村乡镇卫生院、村卫生所的卫生员、接生员等赤脚医生，在制度建设上受到政治力量介入力度与介入方式的强大影响。1979年12月"试行草案"颁发之时，农村开启了声势浩大的家庭联产承包责任经济体制改革，同时开始了"政社分立"的政治体制改革，合作医疗制度的各个要素制度均失去了配套的制度支撑。

一是农村基层政府组织的变迁使得合作医疗缺少组织管理者。人民公社体制的改革和解体，其政治领导职能与经济组织职能"合一"的状况发生了分化，其所承担的政治职能转而由"乡政府"执行；其经济职能则归位于"农村集体经济组织"。但是，"试行草案"里没有规定"乡政府"这一主体。改革后成长的"农村集体经济组织"，取代了"社队集体"，但是其功能又不同于"试行草案"里规定的"政社合一"的社队集体，它是一个没有明确、具体、统一的定义和范围的概念，是指实行家庭联产承包责任制和双层经营体制改革之后形成的，包括乡、村、村民小组和部分农民共同所有的农村劳动群众集体所有制的经济组织，已不再具备政治权力并承担政治责任了。对合作医疗在内的乡村公共事务的管理职能已经赋予了"村民委员会"，1987年《村民委员会组织法（试行）》第2条规定，"村民委员会是村民自我管理、自我教育、自我服务的基层群众性自治组织，办理本村的公共事务和公益事业，调解民间纠纷，协助维护社会治安，向人民政府反映村民的意见、要求和提出建议"。但是，"试行草案"尚未规定"村民委员会"这一主体。

二是合作医疗筹资失去了农村社队集体的公益金支持。在农村实施"家庭联产承包责任制"以后，原来的社队集体经济严重削弱，资本积累的能力大为下降，能对合作医疗提供的资金支持非常有限。由于失去了农村社队集体的公益金的支持，农村合作医疗基金严重匮乏。没有物质基础，传统农村合作医疗也不复存在，"试行草案"虽然颁行，但没有产生应有的法律效力。

三是市场化的农村医疗服务机构使得传统农村合作医疗彻底失去了供方的"公助"支持。在传统合作医疗制度中，对乡镇卫生院（所、站）的经营一直是人民公社统一管理，即"医社合一"的管理体制，无论是公社卫生院、村卫生所，以及赤脚医生、卫生员，还是县级及以上医疗机构的医务人员，其收入由集体或国家保障。在政府强制的制度环境中，基本上不存在供方诱导下医药过度消费问题。改革开放后，"中国的医疗服务供给体系全面的、不可逆转的走向市场化，核心特征便是几乎所有的医疗服务提供者都从原来几乎完全依赖政府财政拨款的公立机构，转型为以服务换取收入的组织"[①]。在此背景下，农村医疗产品的供给体系也呈现出以市场为导向的趋势，为农村居民提供预防保健和基本医疗服务的、公益事业单位的乡镇卫生院和村卫生室，几乎都转变为单纯提供医疗服务的营利性机构。因而，在市场化结构下，医疗供方诱导医药消费的问题在农村各级医疗机构出现，加速冲击了低筹资、低水平保障的传统农村合作医疗制度。

总之，"试行草案"所规定的传统合作医疗的创制主体、管理经办组织，筹资机制、低成本的医疗服务提供均在农村经济政治体制改革中迅速变迁，传统合作医疗制度失去了与之相应的要素配套制度支撑，因此"试行草案"颁发后无法实施，也就没有发挥应有的法律效力了。

[①] 顾昕、方黎明：《自愿性与强制性之间：中国农村合作医疗的制度嵌入性与可持续性发展分析》，《社会学研究》2004 年第 5 期。

第十章

新型农村合作医疗地方立法
及其比较

2002 年 10 月，中共中央、国务院发布《关于进一步加强农村卫生工作的决定》提出"逐步建立以大病统筹为主的新型农村合作医疗制度"，直到 2010 年 10 月 28 日《中华人民共和国社会保险法》颁布，"新农合"主要以卫生部等各部委 ①、各省、市、统筹县（市）的政策性文件规范"试点"工作，并不断"细化"和"创新"，最终形成了由三四层政府政策文件构筑起来的、弹性化、碎片化、初级性、未定型的新农合制度。

中国的国情是有特色的初级阶段，"在我国渐进性改革背景下，立法必然是滞后的，因为改革之路就是突破原有的制度安排……中国近 30 多年来所走的改革开放之路，就是通过体制改革、机制创新来达到

---

① 据笔者统计，从 2002 年中共中央、国务院提出建立新农合制度以来至 2011 年 12 月底，卫生部、财政部、民政部等部门或单独、或联合、或由国务院办公厅转发，相继颁发了 61 项相关新农合制度各个方面的政策文件。

重塑制度安排目标的。这是中国特色的发展之路，也是中国式改革的成功之路"①。新农合建制是由传统农村合作医疗制度改革而来，是由中央和政府的政策构建形成的。新农合从 2003 年开始试点，取得较好经验后，2007 年 1 月国务院决定向全国覆盖时，时任国务院副总理吴仪同志在全国新型农村合作医疗工作会议上就提出："逐步将新农合纳入规范化、法制化发展的轨道"。2010 年 10 月，新农合被纳入《社会保险法》调整。因为该法是一部框架性、原则性、授权性的立法，第 24 条授权由国务院制定《新农合管理办法》，国务院将新型农村合作医疗管理条例列入 2011 年立法计划，年底卫生部已将新型农村合作医疗管理条例草案送审稿报送国务院。② 一些地方率先制定了新农合地方立法，为新农合的规范化和全国立法积累了宝贵的经验。

一、新农合地方立法概况

地方立法是指享有立法权的地方国家机关（代议制机构和政府）依据宪法和法律的相关规定，根据本地区的具体情况和实际需要，依照法定职权和程序，制定、修改和废止规范性法律文件的活动。③ 根据我国《宪法》和《立法法》的规定，地方立法包括省、自治区、直辖市、设区的市人民代表大会及其常务委员会制定的地方性法规，这些省、市人民政府制定的规章以及民族自治地方的人民代表大会制定自治条例和单

---

① 郑功成：《深化医改应该回归常识，尊重规律》，2016 年 11 月 20 日，见中国社会保障学会网。

② 参见陈丽平：《卫生部已将新农合医疗管理条例草案报送国务院》，2012 年 2 月 20 日，见法制网。

③ 参见崔卓兰、于立深、孙波、刘福元：《地方立法实证研究》，知识产权出版社 2007 年版，第 1 页。

行条例。① 截至 2019 年 1 月，相关新型农村合作医疗的地方立法文本共 20 个，其中地方性法规 3 个，地方政府规章 14 个，单行条例 3 个。具体如下表：

表 10—1　新农合地方立法

序号	名称	制定主体	通过时间	性质
1	江苏省新型农村合作医疗条例	江苏省第十一届人大常委会	2011 年 3 月 24 日	地方性法规
2	青岛市新型农村合作医疗条例	青岛市第十四届人大常委会	2010 年 12 月 23 日（2014 年废止）	地方性法规
3	广州市社会医疗保险条例	广州市第十四届人大常委会	2013 年 8 月 23 日（2015 年，2018 年修订）	地方性法规
4	天津市基本医疗保险规定	天津市人民政府	2012 年 1 月 14 日	地方政府规章
5	山东省新型农村合作医疗违法违纪行为责任追究办法	山东省人民政府	2011 年 3 月 31 日（2018 年废止）	地方政府规章
6	安徽省基本医疗保险监督管理暂行办法	安徽省人民政府	2018 年 6 月 1 日	地方政府规章
7	河北省基本医疗保险服务监督管理办法	河北省人民政府	2015 年 12 月 21 日	地方政府规章
8	湖南省基本医疗保险监督管理办法	湖南省人民政府	2017 年 12 月 28 日	地方政府规章
9	哈尔滨市新型农村合作医疗管理办法	哈尔滨市人民政府	2011 年 3 月 28 日（2017 年废止）	地方政府规章
10	成都市城乡居民基本医疗保险暂行办法	成都市人民政府	2008 年 11 月 3 日	地方政府规章
11	福州市基本医疗保险违法行为查处办法	福州市人民政府	2013 年 6 月 1 日	地方政府规章

---

①　2015 年 3 月 15 日，十二届全国人大三次会议修改通过的《立法法》赋予设区的市地方立法权。此前，仅有较大的市（省会市、经济特区所在地的市以及国务院批准的较大的市）享有地方立法权。

续表

序号	名称	制定主体	通过时间	性质
12	深圳市社会医疗保险办法	深圳市人民政府	2008 年 1 月 30 日（2013 年修订）	地方政府规章
13	青岛市社会医疗保险办法	青岛市人民政府	2014 年 9 月 2 日	地方政府规章
14	广州市社会医疗保险办法	广州市人民政府	2015 年 5 月 31 日	地方政府规章
15	苏州市社会基本医疗保险管理办法	苏州市人民政府	2016 年 8 月 16 日	地方政府规章
16	无锡市社会医疗保险管理办法	无锡市人民政府	2016 年 10 月 8 日	地方政府规章
17	汕头经济特区城乡居民基本医疗保险办法	汕头市人民政府	2018 年 8 月 15 日	地方政府规章
18	长阳土家族自治县新型农村合作医疗条例	长阳县土家族自治县第七届人大通过，湖北省第十一届人大常委会批准	2009 年 8 月 25 日	单行条例
19	云南省文山壮族苗族自治州新型农村合作医疗条例	云南省文山壮族苗族自治州第十三届人大第三次会议通过，湖北省第十一届人大常委会批准	2013 年 5 月 30 日	单行条例
20	松桃苗族自治县新型农村合作医疗条例	松桃苗族自治县第十五届人大第五次会议通过，贵州省第十二届人大常委会第十四次会议批准	2015 年 3 月 27 日	单行条例

新农合立法的前提在于新农合可以稳定地作为一项独立制度而存在。2016 年 1 月 3 日，国务院印发《关于整合城乡居民基本医疗保险制度的意见》（国发〔2016〕3 号），整合城乡居民基本医疗保险之前，共有 10 个新农合地方立法，其中有 7 个为新农合单独立法，3 个将新农合与城镇基本医疗保险制度合并统一立法，其中《福州市基本医疗保

险违法行为查处办法》将基本医疗保险违法行为的查处统一规定，而《成都市城乡居民基本医疗保险暂行办法》将新农合和城镇居民医疗保险"两险合一"建立了"城乡居民基本医疗保险制度"，《天津市基本医疗保险规定》将新农合、城镇居民医保、城镇职工医保"三险合一"统一为基本医疗保险制度。2016 年 1 月 3 日，国务院发文整合城乡居民基本医疗保险后，青岛、哈尔滨等地的新农合单独立法废止，整合城乡居民医保的立法逐步增多。

表 10—2　新农合地方规范性文件颁布(修订)时间分布状况

单位:个

时间（年）	第一层级	第二层级	第三层级	第四层级	第五层级	合计
2003	—	—	—	—	—	0
2004	—	—	—	—	—	0
2005	—	—	—	—	—	0
2006	—	—	—	—	—	0
2007	—	—	—	—	—	0
2008	—	—	—	1	—	1
2009	—	—	—	—	1	1
2010	—	—	1	—	—	1
2011	1	1	—	1	—	3
2012	—	1	—	—	—	1
2013	—	—	1	2	1	4
2014	—	—	—	—	1	1
2015	—	1	—	1	1	3
2016	—	—	—	2	—	2
2017	—	1	—	—	—	1
2018	—	1	—	1	—	2

注：第一层级为省、自治区、直辖市人大及其常委会制定的地方性法规、单行条例；第二层级为省、自治区、直辖市人民政府制定的政府规章；第三层级为设区的市的人大及其常委会制定的地方性法规、单行条例；第四层级为设区的市的人民政府制定的政府规章；第五层级是由自治县人大制定的单行条例。

从表 10—2 可以看出，我国新农合立法分布于各个层级，其中在有限的地方立法中，规章和县人大制定的单行条例的利用最高，地方性法规的利用比率比较低。从时间上看，新农合经历了 5 年的试点之后，从 2008 年开始，新农合地方立法和制度建设才开始广泛推进，并逐步增多，与中央提出新农合法制化保持了同步。

表 10—3　新农合地方立法主体法制化率比较

单位：个

类别	省、自治区、直辖市	设区的市	自治县
制定地方立法文本的主体数量	6	8	3
具有地方立法权的主体数量	32	282	169
法制化比率（%）	0.1875	0.0283	0.0177

从表 10—3 可以看出，新农合地方立法的法制化程度比较低，主要由于新农合在具体制度设计上仍存有争议，难以达成一致意见。其中在具有地方立法权的主体类别中，东部地区的法制化建设程度要高于中西部地区，省、自治区、直辖市的法制化建设程度高于市级，市级法制化程度高于自治县，也从一个侧面反映出各级、各地区立法机关法治意识的不同。

"因为我们是 2013 年出台了广州市社会医疗保险条例，当时是全国首例的，2014 年执行广州市社会医疗保险条例，2015 年又出了广州市社会医疗保险办法，就是贯彻实施医保条例的稳定的医保办法，这就是一个系统的东西了。通过条例和办法把整个制度框架的体系就搭建好了。那么到了这个层面就是通过法制把它明确下来了，明确下来之后现在再做一个更深度的整合的话，面临着要有一个法制依据，要有一个修订的过程。我们必须在立法层面先修订我们的条例，必须先走完这一步，现在法制办也正在和我们研究。那么我们要走完这进一步就必须先从立法上完善，由于广州是一个特大型的城市，是很规范的，我们在每一个动作上都要依法办事，有法可依。如果不有法可依你做什么事情，你政府做事情不是有法可依，就会面临更多的质疑和压力。广州市这么大的城市，这么多的参保人数，如果在做调整的时候，涉及不能一一调整的时候，就必须在法制上的进行规范和明确，我们现在面临的问题是，如果我要做更深度的城乡整合的话，最后实现全部基金同步管理的话，那么必须要做法制层面上的一个调整。"①

"长阳是合作医疗发源地嘛，不能让它垮掉。我们土家族自治县，传统合作医疗当时，1992年我们县人大就制定了一个农村合作医疗条例。"

"1992年我们是有个条例，当时的管理层次、筹资的标准，与现在的新农合都是有非常大区别的。我们县人大说这个条例要修改，实际上也不能算修改，应该说重新制定，因为它叫新型农村合作医疗条例，在起草过程中，我们也去外面学习过别的地方的先进经验，比方说到吉林的蛟河县，那里也是新农合第一批试点县，做得比较成功。当然，本身我们的立法还是有一点点基础，1992年这是一个基础，我们作为新农合第一批试点县的工作也是个基础。我们县人大起草合作医疗自治条例后，上报省人大批准的。"②

---

① 访谈记录：GD20170803-2。
② 访谈记录：HB20170726-1。

二、新农合地方立法文本的具体比较

我们选取新型农村合作医疗制度的关键要素环节和立法争议的五大焦点作为比较对象，以地方立法文本中的各项具体制度为主体，通过比较总结评析地方立法中的经验与疏失。

（一）参保人认定的比较：参合农民还是参合居民

2002 年《关于进一步加强农村卫生工作的决定》提出："到 2010年，新型农村合作医疗制度要基本覆盖农村居民。"将新农合制度的保障对象确定为农村居民，在政策的具体实施中以户籍为标准进行甄别。但是随着城镇化进程的加快和户籍改革的推进，"农村居民"与"城镇居民"的界限逐渐模糊，如何准确界定新农合参保人，并据此拨付新农合中央和各级财政补助资金，成为新农合制度运行管理中亟待解决的问题。

新农合地方立法中对于参保人的认定，主要有以下三种方式：其一是以户籍为标准确定参保人群，如《江苏省新型农村合作医疗条例》第10 条规定：农村居民（含农村中小学生）以户为单位参加户籍所在地统筹地区的新型农村合作医疗。《青岛市新型农村合作医疗条例》第 7 条规定：农村居民参加户籍所在地的新型农村合作医疗。其二是户籍地和居住地相结合为标准确定参保人，如《哈尔滨市新型农村合作医疗管理办法》第 9 条：凡本市居住在农村的居民（以下简称"农村居民"），均可依据本办法规定以家庭为单位参加户籍所在地或者经常居住地的新农合。《文山壮族苗族自治州新型农村合作医疗条例》第 11 条：自治州农村户籍的农村居民，可以自愿参加户籍所在地的新农合。回农村居住的大中专毕业生和复员退伍军人、农村居民转为非农村居民未参加或者停止参加城镇职工（居民）基本医疗保险的，以及在自治州居住的外地农村居民凭云南省居住证，可以自愿参加新农合。《松桃苗族自治县新型农村合作医疗条例》第 10 条：自治县内的农村居民，以户为单位自愿参加户籍所在地的新农合。回农村居住的大中专毕业生和复员退伍军人、农村居民转为非农村居民未参加或者停止参加城镇职工（居民）基本医疗保险的，可以自愿参合。其三是按照职业身份和缴费差异来区分参保人群，如《天津市基本医疗保险规定》第 14 条规定：居民参加基本医疗保险实行差别缴费制度。学生、儿童和成年居民分别按照规定的标准缴纳基本医疗保险费。成年居民缴费标准设定不同的档次，由本人自愿选择缴纳。政府按照规定标准对个人缴费给予适当补助。《成都市城乡居民基本医疗保险暂行办法》第 7 条规定：城乡居民基本医疗保险缴费标准分设三档：第一档每人每年 100 元；第二档每人每年 200 元；第三档每人每年 300 元。城乡居民可根据自身经济条件和医疗保障需求，在户籍所在地任选一档参保缴费，家庭成员所选缴费标准必须相同，且选定的缴费标准两年内不得变更。学生儿童缴费标准全市统一为每人每年 120 元。

以职业和缴费差别来区分保障对象更符合我国城乡一体化的发展趋势。第一，随着我国户籍改革进一步深化，户籍将无法作为区分城乡居民的标准。截至 2008 年年底，全国已有河北、辽宁等 13 个省、自治区、直辖市相继出台了以取消"农业户口"和"非农业户口"性质划分、统一城乡户口登记制度为主要内容的改革措施。[①]2010 年，国务院首次提出在全国范围内实行居住证制度。2011 年国务院办公厅《关于积极稳妥推进户籍管理制度改革的通知（国办发〔2011〕9 号）》指出："今后出台有关就业、义务教育、技能培训等政策措施，不要与户口性质挂钩。继续探索建立城乡统一的户口登记制度。"第二，以居住地为城镇

---

① 参见《公安部称已有 13 省市区取消农业户口》，《农村财政与财务》2009 年第 1 期。

或农村为标准划分农村居民也缺乏理论依据和现实基础。从理论上看，依据社会保险理论，参保人群的划分应按照量能负担原则，依据收入不同确定不同的缴费人群。但我国非正规就业人群其收入水平难以确定，以城乡居住地为区别作为收入差距标准，缺乏科学依据，日常生活的直观经验反而是有的居住在城镇的居民贫困程度远甚于居住在农村居民；从实际操作看，大量居住在城镇的居民早已参加新农合，以 2010 年为例，《中国统计年鉴》等统计的乡村人口数为 6.71 亿人，而新农合参保人数已达到 8.36 亿人，按照 95.99% 的参合率计算，参合基数为 8.71 亿人。[1] 也就意味着多达 2 亿的农村户籍人口虽然参加新农合，但事实上在城镇工作生活，并非真正意义上的"农村居民"。第三，从制度设计看，新农合是全民医保计划中缴费水平最低的医保方案，理应承担着兜底性的保障作用，将所有应保未保的人群纳入其中，才能保证医保制度的普惠性。所以，新农合立法不应再区分"农村居民"和"城镇居民"，应借鉴成都和天津的立法经验，将保障对象界定为城乡居民，只要没有正规就业，都可以参加新农合，这样更符合城乡一体化的发展方向，亦有利于扩大参保人覆盖范围。[2]2016 年 1 月 3 日，国务院印发《关于整合城乡居民基本医疗保险制度的意见》（国发〔2016〕3 号）明确城乡居民医保制度覆盖范围包括现有城镇居民医保和新农合所有应参保(合)人员，参保人的认定已经不再成为立法中的问题。

（二）筹资制度的比较：自愿参加还是强制参加

新农合坚持"农民以家庭为单位自愿参合"的原则[3]，符合农民收

---

① 参见宋大平、任静、赵东辉：《新型农村合作医疗立法难点探析》，《中国农村卫生事业管理》2012 年第 3 期。

② 参保人认定存在的问题和改革建议，详见曹克奇：《新型农村合作医疗参保人身份认定：从参合农民到参合居民》，《晋阳学刊》2012 年第 6 期。

③ 国务院《关于进一步做好新型农村合作医疗试点工作的指导意见》（国办发〔2004〕3 号）明确指出："开展新型农村合作医疗试点，一定要坚持农民自愿参加的原则。"

入不固定、收入来源多样化实际，也尊重农村居民意愿，为新农合制度树立了良好的形象。然而，在自愿参加逐年缴费的规则下，疾病风险低和预期医疗费用支出少的农村居民缺乏动力加入新农合，产生"逆向选择"问题，为基金安全留下隐患。同时从实践中看，基层干部逐年上门收缴参合费用，工作难度大，筹资成本高。虽然新农合自试点以来一直维持了高水平参合率，并没有形成可持续发展的制度保障。因而，自愿参加还是强制参加的争论始终持续。

从地方立法文本看，各地方规定并不相同。《江苏省新型农村合作医疗条例》第2条，《成都市城乡居民基本医疗保险暂行办法》第2条，《哈尔滨市新型农村合作医疗管理办法》第3条，《长阳土家族自治县新型农村合作医疗条例》第2条、第5条，《文山壮族苗族自治州新型农村合作医疗条例》第11条，《松桃苗族自治县新型农村合作医疗条例》第3条、第10条均明确规定自愿参加，其中《山东省新型农村合作医疗违法违纪行为责任追究办法》第6条进一步规定了法律后果："各级人民政府、有关部门及其工作人员有下列行为之一的，由上级主管部门或者监察机关责令改正，对直接负责的主管人员和其他直接责任人员给予警告、记过、记大过处分；情节严重的，给予降级或者撤职处分；情节特别严重的，给予开除处分：（一）违背农民意愿，强迫农民参加新农合的"。而《天津市基本医疗保险规定》第3条规定：学生、儿童、城乡未就业居民，应当参加居民基本医疗保险。依文意解释的方法应理解为强制参加，但没有规定未参加法律后果。从地方立法文本看，绝大多数地区选择了自愿参加。

自愿参加虽然会导致逆向选择，但是我国现有国情下的"次优"选择，第一，从新农合制度的历史背景看，农村合作医疗制度历经多次失败的改革，在农民中造成了一定的信任担心，强调农民自愿参加，体现政府真正为农民办实事的决心；① 第二，从我国行政管理制度看，农村居民收入的来源和方式都不固定，行政机关没有有效的强制手段；第三，从新农合长远发展看，农民自愿参加，赋予其"用脚投票"的权利，使得制度运行受到普通农民的制约和纠偏，防范管理运行中的"道德风险"，更有利于实现新农合的长远发展。

（三）医疗服务管理之比较：合同管理抑或行政管理

新农合在建立之时借鉴城镇职工医疗保险采用定点医疗服务合同的方式监管供方行为。《关于进一步做好新型农村合作医疗试点工作的指导意见》规定："县级卫生行政部门要合理确定新型农村合作医疗定点服务机构，制定完善诊疗规范，实行双向转诊制度。"然而从实践中看，我国农村医疗卫生资源有限，对一些村庄而言，仅有一所卫生室，对乡镇而言，域内仅有一所卫生院，县域内也仅限于人民医院、中医院、妇幼保健院等少数公立医院，没有形成竞争性医疗服务市场，"暂停、取消定点医疗机构"这种强有力的合同制约方式不可能改变患者的就医选择，可能还会损害参保人获取新农合补偿利益。因此，定点医疗服务合同流于形式。同时经办机构与医疗服务机构的纠纷多数并非通过民事诉讼解决，而往往诉诸共同的上一级主管机关通过行政监管等方式予以解决。

从地方立法文本看，也多少反映了我国特定国情下定点医疗服务合同适用的尴尬。一方面规定双方协议，另一方面对违反协议内容施以行政处罚。如《江苏省新型农村合作医疗条例》第五章规定了定点医疗机构，第 34 条规定，经办机构应当与定点医疗机构签订新型农村合作医疗定点服务协议，明确权利义务、就医管理、补偿政策、考核评价、违

---

① 参见张增国：《解读新型农村合作医疗的"自愿参加"原则》，2008 年 3 月 27 日，见 http://news.xinhuanet.com/theory/2008-03/27/content_7862025.htm。

约责任等内容。定点医疗机构及其工作人员应当按照协议要求提供医疗服务，遵守法律法规，恪守职业道德，执行临床技术操作规范，开展业务培训，提高服务质量和效率，做到合理检查和治疗，合理用药，控制医药费用。第47条规定：定点医疗机构未按照新型农村合作医疗定点服务协议提供医疗服务，或者进行不合理检查、治疗和用药的，由卫生行政部门责令改正；拒不改正的，予以通报，经办机构应当与其解除新型农村合作医疗定点服务协议。《青岛市新型农村合作医疗条例》第37条规定：新型农村合作医疗经办机构应当与定点医疗机构签订服务协议，明确双方的权利义务。定点医疗机构应当按照协议要求提供基本医疗服务；新型农村合作医疗经办机构应当按照协议约定与定点医疗机构结算医疗费用。但在第51条却对应由定点医疗服务合同规范行为，如无正当理由拒收参合居民住院治疗的；为参合居民提供与所患疾病无关的检查、治疗和用药服务的；将新型农村合作医疗报销药物目录或者诊疗项目目录内的费用转嫁个人负担的；未经参合居民同意，使用新型农村合作医疗报销药物目录外的药品或者实施诊疗项目目录外诊疗项目的；对参合居民限定住院费用的；将不符合转诊条件的参合居民转诊或者未及时为符合转诊条件的参合居民办理转诊手续的等赋予了卫生行政部门以处罚权，规定："由卫生行政部门责令改正，对定点医疗机构处以五千元以上三万元以下罚款，对直接责任人员和相关主管人员给予警告并处以二千元以上五千元以下罚款；情节严重的，暂停或者取消定点医疗机构资格，并可以依法吊销有关责任人员的执业证书"。

定点医疗服务合同一般是经办机关和医疗机构之间的民事合同，原劳动保障部医疗保险司司长乌日图在《定点医疗机构管理暂行规定》答记者问时分析道："……经办机构与定点医疗卫生机构签订合同，就定点医疗服务、进行医疗费用结算和审批等方面签订协议，明确双方的责任、权利和义务，建立平等的民事关系，而不是行政管理关系，通过合同规范管理。"① 但民事合同的定位使主管关的行政处罚权在定点医疗服务合同中略显尴尬，不是太符合我国现行法律规定。因此，定点医疗服务合同并不是民事法律关系，而是兼具公私法性质的社会法法律关系，当事人承担的是综合法律责任而并非是单项法律责任②。法律也应设立相应的机制保证综合法律责任的实现。

（四）管理制度的比较：卫生部门主管、人社部门主管、独立部门主管

2002 年新农合政策出台之时，基于对传统合作医疗制度的路径依赖，行政管理依然归属卫生行政部门。2008 年国务院通过的卫生部"三定"方案中进一步明确，卫生部下设农村卫生管理司，承担综合管理农村基本卫生保健和新型农村合作医疗的工作，并拟订有关政策、规划以及组织实施。同为基本医疗保险的城镇职工医保和城镇居民医保却由人力资源与社会保障部门（以下简称人社部门）主管。两个管理部门职能相似、管理分割、资源分散，难免造成了机构重复配置、居民重复参保、财政重复补贴的现象，由此，天津、重庆、宁夏、青海、山东等地陆续将新农合行政主管权整体移交给了人社部门，以建立城乡一体化的基本医疗保险主管行政机制。但是，基本医疗保险金用以购买医疗服务，相较诸如养老保险、失业保险等种类的社会保险，更具有专业性和复杂性，人社部门主管基本医疗保险存在不易与医疗服务部门协调的问题。因此，根据卫生部新农合中心 2009 年 9 月进行的一项全国性调查，其结果显示全国 90% 的县（市、区）新农合由卫生部门管理，其余 10% 中的八成由人社部门管理，二成由政府单设的其他部门管理。③

---

① 乌日图：《〈定点医疗机构管理暂行规定〉答记者问》，1999 年 12 月 28 日，见 http://www.law-lib.com/fzdt/newshtml/21/20050709142329.htm 。

② 参见董保华等：《社会法原论》，中国政法大学出版社 2001 年版，第 362 页。

③ 参见卫生部新型农村合作医疗研究中心：《新农合不同管理体制的比较研究》，卫生部政策法规司 2009 年编印，第 85 页。

在地方立法文本中，新农合行政主管单位的选择也各不相同。其中《江苏省新型农村合作医疗条例》第5条：县级以上地方人民政府卫生行政部门主管本行政区域内的新型农村合作医疗工作。《哈尔滨市新型农村合作医疗管理办法》第6条，《长阳土家族自治县新型农村合作医疗条例》第10条，《松桃苗族自治县新型农村合作医疗条例》第7条，都有类似规定。而《天津市基本医疗保险规定》第5条规定：市人力资源和社会保障行政部门负责全市基本医疗保险管理工作。《成都市城乡居民基本医疗保险暂行办法》第4条规定：市劳动和社会保障行政部门负责本市城乡居民基本医疗保险管理工作。此外，《文山壮族苗族自治州新型农村合作医疗条例》中未明确主管部门，在第7条规定：县级以上人民政府新农合主管部门负责本行政区域内的新农合工作，其他有关部门应当按照各自职责做好新农合的相关工作。2018年3月，十三届全国人大一次会议表决通过了关于国务院机构改革方案的决定，组建国家医疗保障局，负责原人力资源和社会保障部的城镇职工和城镇居民基本医疗保险、生育保险职责和国家卫生和计划生育委员会的新型农村合作医疗职责。

笔者认为，不仅医疗保险行政管理应整合归一个部门，医疗保险管理和医疗服务管理也应整合到一个部门，使部门之间并列关系变成内部协调关系，将管理内部化，进一步降低成本。需进一步明确公民健康的责任主体，尽量避免部门之间扯皮。从国际经验看，在建立了法定医疗保障制度的112个国家中，有69.9%的国家将医疗保险制度与医疗卫生服务交由同一个部门统筹管理。①2001年日本合并了厚生省和劳动省，成立厚生劳动省，负责日本的国民健康、医疗保障、社会保险等职责；

---

① 参见卫生部新型农村合作医疗研究中心：《新农合不同管理体制的比较研究》，卫生部政策法规司2009年编印，第87页。

意大利于 2008 年合并卫生部和劳动与社会保障部，成立劳动、卫生与社会政策部，综合管理各项社会保障职责。我国台湾地区也将于 2012 年将卫生署、内政部社会司与内政部儿童局合并升格为卫生福利部，主管卫生医疗和社会福利事务。①

（五）经办体制的比较：单一公办保险人还是多元竞争保险人

根据卫生部《关于进一步加强新型农村合作医疗基金管理的意见》（卫农卫发 [2011] 52 号）："县级卫生行政部门要设立专门的经办机构，强化管理经办队伍建设。"在全国普遍设立单一公办保险人，即新型农村合作医疗管理办公室作为新农合经办机构。但是合管办编制经费普遍不足，不能完全满足参保人的服务需求。②2009 年《中共中央国务院关于深化医药卫生体制改革的意见》（中发〔2009〕6 号）提出：在确保基金安全和有效监管的前提下，积极提倡以政府购买医疗保障服务的方式，探索委托具有资质的商业保险机构经办各类医疗保障管理服务的要求，深入推进医药卫生体制改革，加快建设适应我国社会主义市场经济要求的基本医疗保障管理运行机制。2012 年卫生部、保监会、财政部和国务院医改办联合印发《关于商业保险机构参与新型农村合作医疗经办服务的指导意见》（卫农卫发 [2012] 27 号），探索引入竞争机制，改革政府公共服务提供方式，创新社会事业管理。

从地方立法文本看，各地均设立单一公办的保险人。如《江苏省新型农村合作医疗条例》第 7 条："统筹地区设立的新型农村合作医疗经

---

① 本部分详细分析参见曹克奇：《部门利益与法律控制：我国城乡医保管理体制整合的路径选择》，《中国社会法学研究会 2012 年年会论文集》（下），第 569 页。

② 调查结果显示，平均 1 名县级新农合经办人员的服务人口大约为 3.88 万名参合农民，而国际上通常 医疗保险经办人员与服务人口之比在 1∶2 000—3 000 较为适宜，一般不超过 1∶5 000。2005 年，全国有 200 个试点县（市、区）的经办机构出现了工作经费超支的情况。参见宋大平、赵东辉、杨志勇、刘永华、汪早立：《新型农村合作医疗管理与经办体系建设现状及对策》，《中国卫生经济》2008 年第 2 期。

办机构，负责新型农村合作医疗的日常运行服务、业务管理和基金会计核算等具体业务工作。"此外《成都市城乡居民基本医疗保险暂行办法》第 5 条，《天津市基本医疗保险规定》第 6 条，《哈尔滨市新型农村合作医疗管理办法》第 7 条，《长阳土家族自治县新型农村合作医疗条例》第 11 条，《文山壮族苗族自治州新型农村合作医疗条例》第 9 条，《松桃苗族自治县新型农村合作医疗条例》第 8 条都作了同样规定。但对于其他保险人，只有《江苏省新型农村合作医疗条例》第 52 条规定："统筹地区人民政府在确保基金安全和有效监管的前提下，可以委托具有资质的商业保险机构经办新型农村合作医疗业务。委托经办新型农村合作医疗业务，应当签订委托合同。具体办法由省卫生、财政部门会同保险监督管理机构制定。"

如果说单一公办保险人不利于新农合制度的长远发展，其原因主要在于：第一，单一公办保险人（经办机构）具有代理方和医疗服务购买方的双重垄断地位，使其可以轻易地通过费用转嫁等方式维护自身利益，而将费用控制难题交给患者，无法实现通过第三方付费控制不合理医疗费用的制度诉求。第二，农村居民居住分散，流动性强，单一保险人没有足够的经费和人员为参保人提供服务，反而会增加参保人的报销负担[1]。第三，商业保险机构具有精算和费用审核专业人员和全国性服务网络，有助于提高新农合资金的使用效率和经办服务质量。因此，应允许商业保险机构参与新农合经办服务，与公办的经办机构相互竞争，形成多元竞争的经办体制。

总之，新农合地方立法中各地对新农合运行中关键制度和疑难问题进行了有益的探索，随着 2016 年国务院发文整合城乡居民基本医疗保

---

[1]　现行经办体制下，新农合参保人异地就医必须取得经办机构同意并返回经办机构报销，而农民工多外出务工往返审核报销还会产生如交通费、误工费等一系列的成本。

险，以及 2018 年国务院机构改革建立国家医疗保障局，一些地方试行的新农合地方立法逐渐退出，相应的城乡医保管理制度随之调整，但新的问题出现也凸显了新农合立法的纠结与困境。

第十一章

新型农村合作医疗
国家立法的困境、难题与突破

2010年10月颁布的《社会保险法》，将新农合纳入社会保险基本法律调整，第24条授权国务院制定"新农合管理条例"。但是，"新农合管理条例"的制定面临着城乡一体化进程加速的挑战而渐入困局。回顾梳理新农合试点政策建制与城乡一体化的互动和磨合，科学研判和准确把握新农合立法的宏观战略取向，才能顺利完成新农合立法的微观规范设计。

一、新农合政策建制与城乡一体化体制机制的磨合和兼容

新农合制度产生的2002年，正是"我国城乡二元经济社会体制机制改革的分界点，之前为城乡二元结构加强甚至固化时期，之后进入城乡一体化体制机制加速发展时期"。[①] 内生于城乡二元经济社会的新

---

① 程水源、刘汉成：《城乡一体化发展理论与实践》，中国农业出版社2010年版，第7页。

农合制度，是与城镇医保分别建制的。2003 年新农合制度一开始试点，我国城乡二元结构就开始松动并加速向城乡一体化体制机制转型，试点中新农合制度的构建、运行、管理都面临了一系列严峻的挑战，例如，新农合以农村户籍为标准确定参保农民的身份，这种基于城乡二元户籍结构的认定标准，在实践中遭遇了城乡二元户籍制度的改革，特别是城镇职工医保 2004 年向农民工扩面①，以及 2007 年建立的城镇居民医保对农民工、失地农民的覆盖，导致一部分农民重复参保，财政重复补贴②，以及参保农民工医保权转移障碍、异地就医医疗保障权难以实现等现象。因此，新农合从试点开始，其建制就不得不顺时择向、随时变化，以各种方式谋求与城镇医保制度的整合。截至 2016 年年底，重庆、天津、青海、陕西、甘肃等 30 个省（市、区）印发了关于整合城乡基本医保制度的具体实施方案，尽管城乡医保行政管理的归口问题仍僵持不下，其中有 22 个省（市、区）归于人社部门，陕西省归于卫生部门，福建省成立医保管理委员会，挂靠于财政部门，其余省份尚处在徘徊观望之中。③ 截至 2018 年国家医保局成立，城乡医保行政管理得以整合，城乡医保管理权实现了统一，但是，许多地方的新农合和城镇医保的整合处于"整而不合"的状态。整合矛盾和困难仍然突出：

---

① 劳动与社会保障部 2004 年发布《关于推进混合所有制企业和非公有制企业人员参加医疗保险的意见》明确要求，将农民工纳入城镇职工基本医疗保险的范围。2006 年《国务院关于解决农民工问题的若干意见》要求，有条件的地方直接将稳定就业的农民工纳入城镇职工基本医疗保险中，并对各地下达"扩面"指标，通过劳动保障部门行政推广。

② 媒体报道我国 1 亿城乡居民重复参保，财政重复补贴 120 亿元。参见赵鹏：《我国 1 亿城乡居民重复参保，财政重复补贴 120 亿元》，《京华时报》2010 年 9 月 17 日。全国重复参保的人数约占城乡居民参保人数的 10%，参见郑功成：《中国医疗保障改革与发展战略——病有所医及其发展路径》，《东岳论丛》2010 年第 10 期。

③ 参见人社部：《到去年底 30 个省份已部署城乡居民医保整合》，2017 年 1 月 23 日，见 http://www.chinanews.com。

（一）城乡医保制度整合缺乏全局考虑，缺乏制度整合理念

以农民工为核心的流动人口的医保权利转移接续难、权利实现难，成为新农合与城镇医保整合的"出发点"。但是，城乡医保整合制度设计局限于试点地方，无法立足于全国和全局通盘考虑，没有顶层制度设计，为此制度整合的"落脚点"只能退而求其次，集中关注制度管理分割带来的管理效率问题。在制度整合的管辖区域内，城乡居民医保实现相对公平。但对于流入到整合地的流动人口来说，流进容易，流出比较艰难。2010年社保部、卫生部《关于印发流动就业人员基本医疗保险关系转移接续暂行办法的通知》关于城乡医保转移接续的政策暂时解决了问题，但是难以突破城乡不同板块、不同区域碎片化医保制度的封闭和利益争夺困境，未能从根本上解决流动人口医保权实现难的问题。

（二）城乡医保制度整合模式多样，制度建设还是立足于各地方实际经验

新农合与城镇医保的整合是城乡一体化加速发展的客观需求，也是学界的共识。但是学者们关于新农合与城镇医保整合的路径、方式、内容争议不休，莫衷一是。① 试点实践在各种观点之间摇摆不定，在2010年城乡医保"覆盖全民"之前，全国各地都在不同程度地探索整合城乡医保制度。整合试点的政策各唱各的调，各有各的招，各有各的制度模式，诸如，陕西神木"统一制度统一待遇支付"的整合模式、重庆"一制多档"的整合模式、浙江昆山"二加一"的整合模式、青海先行整合医保管理的样本等等。② 总之，试点的政策仍然是地方的、管理仍是分割的、制度建设仍然处于碎片化。

---

① 参见郑功成：《中国社会保障改革与发展战略》（医疗保障卷），人民出版社2011年版，第97页。

② 参见仇雨临、翟绍果、郝佳：《城乡医疗保障的统筹法律研究：理论、实证与对策》，《中国软科学》2011年第4期。

（三）管理体制顶层分割，基层整合医保管理走了样

顺应城乡一体化加速的现实，新农合在卫生部门领导下探索与城镇医保整合衔接；与此同时，城镇医保在社保部门领导下也在探索与新农合的整合。新农合与城镇医保的整合在理论上尽管分歧，但在节约管理资源上并无争议。但在两部门各自发力领导的制度整合试点实践中走了样变了味。各地试点中，城乡医保制度整合后，仅管理就有四种模式，即卫生部门管理模式、社保部门管理模式、卫生和社保部门合作管理模式、政府直接管理模式。城乡医保整合下的这种多头管理、多头经办，特别是卫生部门与社保部门建立的网络系统互不兼容，管理各行其是，各吹各的号，各报各的表，从全国范围看，城乡医保管理整合难度加大，对于新农合与城镇居民医保并轨的市县来说，面临很多来自上层管理不统一带来的工作阻力，他们既要服务块块，又要服从条条，"条块"权责关系更加复杂，增加了协调工作的难度。制度整合后的管理效率不高。可喜的是，2018 年国家医保局成立，城乡医保管理分割现象得到改变。

可见，城乡二元结构产物的新农合制度，已难抵城乡一体化转型加速的时代洪流，必须拆解局限在农村和农民范围内的篱笆。

二、新农合与城镇居民医保"分割"还是"整合"的立法争议

城乡三项基本医保从"分割"走向"整合"的渐进性制度演进，是新农合立法的时代背景，分割与整合的矛盾贯穿于《社会保险法》相关"基本医保"一章的起草、修改和实施。

（一）"分割"还是"整合"新农合与城镇医保，是《社会保险法》立法草案关注的焦点问题之一

《社会保险法》二审稿第 24 条规定："省、自治区、直辖市人民政

府根据实际情况，可以将城镇居民基本医疗保险和新型农村合作医疗统一标准，合并实施。"审议中三种观点争执交锋。"整合"论认为："居民医保与新农合要不要并轨，这不只是简单的技术操作问题，而是关系到城乡医疗保障制度建构的理念和目标问题……目前城乡医疗保障制度的二元结构造成严重的不平等，和正义原则背道而驰，必须用正义原则来规范医疗保障制度，无论城市、农村，应该选择一体化的医疗保障制度。因此，在通过以职工医保、居民医保与新农合为框架的基本医疗制度实现全民覆盖的过程中，必须要考虑不同制度之间的整合。"[1]"分割"论认为："在我国城乡社会经济发展极不平衡、城乡居民医疗需求和医疗消费水平差异很大的社会背景下，强调统一城乡医疗保障的标准，会造成城镇居民利用水平过多而侵占农民利益，带来'穷帮富'的结果，产生明显的不公平。"[2] 全国人大常委会委员郑功成教授以"折中"论分析："城镇居民基本医保和新农合是两种不同的制度，统一标准需要一个渐进性过程，当务之急是尽快统一经办机构。"此后，全国人大法律委员会经同国务院法制办、卫生部、人力资源和社会保障部研究，建议《社会保险法》草案删去草案二审稿第24条的规定，同时增加规定"新农合管理办法，由国务院规定"。[3] 这一审议结论为2010年出台的《社会保险法》所确定，为人社部门和卫生计生部门争执和分治城乡基本医保留下了法律依据。

---

①　王宝杰：《社保随人走，政府担责任，医保望统一——首都经济贸易大学社会保障研究中心副主任朱俊生谈〈社会保险法〉草案》，《中国劳动保障报》2009年2月3日。

②　辜胜阻：《城乡医保统一步伐不宜过快》，《中国社区医师》2009年第2期。

③　全国人大法律委员会原副主任委员张柏林2009年12月22日在第十一届全国人民代表大会常务委员会第十二次会议上做了《全国人民代表大会法律委员会关于〈中华人民共和国社会保险法（草案）修改情况的汇报〉》，《全国人民代表大会常务委员会公报》2010年第7期，第635页。

（二）"分割"与"整合"新农合与城镇医保的法律规范的矛盾和冲突

"鉴于我国在相当长时间内局限于城乡二元经济社会差异，虑及就业形式、劳动关系复杂多样性"① 以及城乡医保"还处于未定型、未定性、未定局的阶段"②，《社会保险法》规范具有明显的制度弹性化、规范政策总结化、行政权力优位化的特征。维持城乡"分割"的社会保险制度是该法的基本特征，该法第三章继续以城乡户籍、职业身份、城乡管理等为分割要素，分别规定了城乡三项基本医保制度。同时，《社会保险法》还规定了一些"整合"城乡医保的规范，只是整合规范"具有明确的导向性但缺乏可操作性"③，相关整合城乡基本医保主要以原则性、发展性、方向性、授权性、弹性规范呈现。④"分割"与"整合"的规范混搭、相互冲突，不符合《社会保险法》规范的统一性和有效性。

（三）基本医保实施性法规未能及时出台

《社会保险法》出台后急需实施管理办法等配套法规，以解决实践中的规范和操作需求。为此，人社部门和卫生计生部门分别起草了城乡基本医保的实施性条例。2011 年 12 月，卫生计生部门将"新农合条例"（草案）上报国务院审议；⑤2011 年 12 月人社部也起草了"基本医疗保险条例"报送国务院。⑥ 同属基本医疗保险的城乡三项医保制度，由两个部门分别起草实施性条例，源自城乡三项基本医保制度"分割"的诸

---

① 参见 2007 年 12 月 23 日第十届全国人民代表大会常务委员会第三十一次会议上关于《中华人民共和国社会保险法（草案）》的说明。

② 郑秉文：《〈社会保险法〉草案未定型、未定性、未定局》，《中国报道》2009 年第 3 期。

③ 郑尚元、扈春海：《中国社会保险法立法进路之分析》，《现代法学》2010 年第 3 期。

④ 参见孙淑云：《我国城乡基本医保的立法路径与整合逻辑》，《河北大学学报》（哲学社会科学版）2015 年第 2 期。

⑤ 参见詹晓波：《新农合立法进程的示范效应》，《健康报》2011 年 8 月 29 日。

⑥ 参见袁山：《法贵必行——社会保险法配套法规政策制定工作情况》，《中国社会保障》2012 年第 7 期。

多争议。"世界上任何国家的社会保险制度都是劳资之间博弈的结果，而我国则是政府部门之间博弈，导致基本医保实施性法规迟迟不能出台"。①

（四）新农合与城镇医保的政策和地方分别立法，不利于基本医保法律的实施

《社会保险法》实施性法规迟迟未能出台，作为一部基本法律难以单独实施。为应对实践需求，在国家层面，人社部门和卫生计生部门不约而同地围绕城乡医保支付方式、异地就医结算、信息平台建设、医疗服务智能监控、城乡大病医疗保险、整合城乡居民基本医保等的政策频出。特别是 2016 年 1 月国务院出台整合城乡医保政策后，两部门基于本部门视角、本部门目标分别出台了具体政策或部门规章。在地方层面，一些省、市尝试对城乡三项基本医保进行单行式或整合式地方立法。② 其形式有地方行政规章、地方法规等，大多地方的立法形式、立法内容、立法程序介于地方立法与行政规范文件之间，多半以政府办公厅文件形式下发的"实施办法"，大都是根据上级政策和地方经济社会发展情势。③ 部门政策规章与地方立法使《社会保险法》难以独立推行。

总之，相关新农合与城镇医保的"分割"还是"整合"立法的争议，以及城乡医保"分割"与"整合"的实践困难，地方立法的踊跃出台，都迫切呼唤《社会保险法》第 24 条授权国务院制定新农合实施性立法尽快出台。

---

① 郑功成：《论收入分配与社会保障》，《黑龙江社会科学》2010 年第 5 期。

② 2011 年江苏省制定了《新型农村合作医疗条例》；2010 年青岛市制定了《新型农村合作医疗条例》；2008 年成都将新农合和城镇居民医疗保险"两险合一"制定了《成都市城乡居民基本医疗保险暂行办法》；2012 年天津将新农合、城镇居民医保、城镇职工医保"三险合一"制定了《基本医疗保险规定》。

③ 参见孙淑云：《我国城乡基本医保的立法路径与整合逻辑》，《河北大学学报》（哲学社会科学版）2015 年第 2 期。

三、新农合与城镇居民医保整合型立法的战略取向与立法路径

挑战和机遇总是相携而来，相伴而生。党的十七大提出要加快构建城乡一体化体制机制建设，"到 2020 年，中国城镇化率将达到 60%，从现在起每年至少有一千几百万农村劳动力转移出来。"① 农村劳动力的转移已经从"离土不离乡"进入"离土又离乡"的阶段②，这正是新农合建制传承转合的战略机遇期。随着时代发展变化，新农合制度建设既不能推倒重来，更不能故步自封，要总结新农合与城乡一体化加速磨合融合中艰难前行的经验和教训，在新农合制度成长的基础上凤凰涅槃、浴火重生。毫无疑问，任何社会保障制度的立法都必须与经济社会发展水平相适应，新农合实施性立法也不例外，要顺应城乡一体化体制机制加速发展的宏观战略取向。

（一）新农合与城镇居民医保整合型立法的战略取向

产生并嵌入二元经济社会的新农合制度，在与城乡一体化的磨合中艰难前行，在其制度渐进成长的实践运行中，必须科学判断和准确把握经济社会发展的宏观趋势，确定立法的战略取向。

1. 顺应城乡一体化加速发展的现实，将新农合与城镇居民医保并轨为统一制度

社会保险制度根据不同社会群体，建立不同实施制度，以便于实现制度全覆盖。20 世纪初期，新农合创制期，城乡二元经济社会体制刚刚解冻，二元体制明显，城镇职工医保制度刚刚覆盖全国，建制中存在

---

① 郑秉文：《中国社会保险"碎片化制度"危害与"碎片化冲动"探源》，《社会保障研究》2009 年第 1 期。

② 参见袁富华、刘霞辉：《让"第二代农民工"尽快融入城市》，《中国经济导报》2010 年 6 月 16 日。

大量的难题。为农民建立财政承担积极责任的基本医疗保障制度，新农合政策是在争议中诞生，尽管名称上、性质上定位模糊，制度结构上粗略搭建，但瑕不掩瑜。

2003 年，新农合试点伊始，东部发达地区常熟、嘉兴、东莞等地，自发地将新农合覆盖到城镇居民，将新农合地方名称改为城镇居民医保，在新农合实践中自发创制了城镇居民医保制度，并推动了 2007 年国务院以顶层政策之名创制城镇居民大病基本医疗保险制度。新农合和城镇居民医保制度以二元户籍分割建制，显然与我国加速转型期城乡居民非正规就业者就业结构变化的实际情况有出入。因此，城镇居民大病基本医疗保险出台政策，国务院就强调了要探索整合城镇居民医保与新农合制度。

随着城乡一体化加速，大量农村劳动力向城市转移，城乡二元、"三三制"医保制度的运行面临不少困难，很多地方自发尝试将三项医保制度的整合，即将城镇职工基本医疗保险、城镇居民基本医疗保险与新农合"三大板块"，变为"二大板块"（即城乡居民基本医保、城镇职工医保），或者建立三板块统一的制度运行模式。实践证明，在同一个医保统筹区域内，城乡居民的非正规就业和无业方式、收入水平、所处的基本医疗待遇环境基本相同或相近,[①] 新农合、城镇居民医保"两制"的性质、制度架构、筹资方式、财政资助方式、待遇水平也基本一致或类似。[②] 而且，我国城乡一体化体制机制建设步伐加快，2010 年，国务院转发了国家发改委《关于 2010 年深化经济体制改革重点工作的意见》，首次在国务院文件中提出在全国范围内实行居住证制度。取消农业、非

---

① 参见苗艳青、王禄生：《城乡居民基本医疗保障制度案例研究：试点实践和主要发现》，《中国卫生政策研究》2010 年第 4 期。

② 参见孙淑云：《略论城市居民基本医疗保险与新农合的并轨衔接》，《晋阳学刊》2010 年第 6 期。

农业户口划分，城乡统一的户口登记管理制度将要建立。如同有学者所述，"农民"，这一被某些宪法学者视为"多余的宪法概念"，将真正、完全地融入宪法文本中的"公民"范畴。① 在这种情况下，要尽快跳出原有的二元制度局限，将新农合和城镇居民医保整合实验的政策理性升华为法律规定。

2.新农合与城镇医保制度的立法应"顶层设计、整体规划、分类实施"

实际上，新农合和城镇医保制度的整合指向一致，即应对城乡一体化。但是，面对初级社会主义阶段的国情，城乡医保制度分割设计，制度整合和完善不可避免地处于解决具体困难的阶段。2010 年《社会保险法》已将城乡三项医保制度统一纳入，那么，制定配套的基本医保实施性法规是《社会保险法》实施的必要环节。② 在这一战略机遇期，要做到"顶层设计、整体规划、分类实施"：

所谓"顶层设计、整体规划"，是指城乡医保制度应在统一的社会保险法理念下由中央立法部门整体规划。新农合纳入《社会保险法》只是第一步、第一层次的基本立法归位。第二层次的立法，是基于基本医疗保险的特点制定"基本医疗保险条例"，必须在中央层级明确三项医保的关系，三项医保制度建设同步进行，参保人认定应整体规划。三项医保的参保主体包括城乡所有居民，无论正规就业还是非正规就业，无论制度覆盖模式的差异，无论缴费水平、待遇水平差异，基本医疗保障权、基本医疗保险法律关系、参保主体的权责义内容、基本医疗管理体

---

① 参见周刚志、陈艳：《实现社会公平的宪政之道——我国宪法文本中农民概念分析》，《福建师范大学学报》（哲学社会科学版）2008 年第 2 期。

② 基本医疗保险和养老保险相对于工伤、失业、生育保险项目，是对劳动力市场影响最大的项目。几乎世界各国都将基本医疗和养老保险项目的立法权紧紧掌握在中央政府手里，尽最大限度地在全国范围建立统一制度，而将其他保险项目作为地方政府的责任。参见郑秉文：《中国社会保险"碎片化制度"危害与"碎片化冲动"探源》，《社会保障研究》2009 年第 1 期。

制都应该一致。这意味着全体国民在一个制度平台上享有平等的医保待遇。

所谓"分类实施"，是指有计划地逐步缩小三大医保缴费和待遇给付的差距。针对新农合与城镇居民医疗保险缴费的初级性、保障的非基本性，要设计城乡居民医保从"初级"的社会医疗保险上升到"基本"①医疗保险的"过渡"办法，即制定包括新农合管理在内的"城乡居民初级医疗保险管理条例"，要确定初级医疗保险制度升级的方向、原则、财政补贴办法，筹资和待遇调整的制度化办法等。

3.设立"一制多档"的筹资待遇调整制度，促进城乡居民医保整合制度化

我国城乡经济社会发展水平不一，决定了目前我国必须实行筹资和保障水平差异化的基本医疗保险制度。要想使合并后的城乡居民初级医保达到与职工医保同样的筹资和保障水平，在不降低城镇职工医保水平的情况下，唯一的办法就是增加城乡居民医保的缴费和保障水平。但是，我国非正规就业的城乡居民收入水平难以确定，与保险缴费挂钩的具体收入也难以客观认定，为此，笔者赞同成都、重庆等地探索的"一制多档"的整合模式。这是一个多效制度：一是可以打破城乡医保三元分割的封闭机制，对所有城乡非正规就业的居民开放，居民的认定范围以各地推行的"居住证"为标准，使非户籍人口和户籍人口享受同等待遇。二是依据缴费人群的自愿选择来确定不同的收入人群和不同的参保对象，体现了社会保险制度的缴费量能负担和激励原则。这种多档自选

---

① 基本医疗保险的"基本医疗"的内涵和外延具有阶段性、地域性与动态性，受医学科学发展水平以及受保人群疾病病谱变动的影响较大，其实施范围与保障水平明显受到国家、用人单位、参保人的经济承受能力的制约。所以，以诊疗必须安全有效、费用适宜为依据，国家制定《基本医疗保险药品目录》、《基本医疗保险诊疗项目目录》、《医疗服务设施范围和支付标准》，以此保障基本医疗参保人的基本需求。参见孙洁主编：《社会保险法讲座》，中国法制出版社 2011 年版，第 13 页。

缴费模式，不仅体现了社会保险——"保险"的多缴多得，少缴少得，权利和义务对应的关系；"还解决了激励机制问题，加强了个人缴费与未来待遇享受之间的关系，解决了二元结构与社会统筹之间的矛盾和道德风险问题。"[①] 三是针对城乡居民收入和增长不确定的现实，将筹资调整、筹资增长设定为固定档次，将选择权交给参保者，充分尊重城乡非正规就业居民以收入选择待遇的自主选择权，城乡居民量能自选筹资水平和医保待遇，在渐进过程中，当绝大多数城乡居民选择最高档筹资，即达到城镇职工筹资水平，城乡待遇比例统一的"普遍主义"模式医保制度就会水到渠成。

产生并嵌入二元经济社会的新农合制度，在与城乡一体化加速经济社会的磨合融合中艰难前行，直面其制度渐进成长中的困局、矛盾，是为了"新农合管理条例"制定能够有针对性地突破和解决。只有科学判断和准确把握经济社会发展的宏观趋势，明晰"新农合管理条例"制定的战略取向，才能顺利推进新农合管理条例的微观规范设计。

（二）新农合与城镇居民医保整合型立法的路径与策略

70 年农村合作医疗制度的演进、变迁历史表明，合作医疗制度建设和发展的难题和主要矛盾在制度变迁中有着根本性、决定性作用，制度变迁是问题导向的演进和变迁，是在重大风险和社会难题破解中不断突破的过程。在新时代中国特色社会主义阶段，面对合作医疗制度和全民医保体系改革发展和主要矛盾，党的十九大报告提出要建设"更加公平、更可持续、更加成熟、更加定型"的"四更"医保体系的目标。下一步，新农合与城镇居民医保整合型立法就要秉持党的十九大和十九届四中全会精神，牢记"四更"医保宗旨，推进现代化全民基本医疗保险

---

① 郑秉文：《中国社会保险"碎片化制度"危害与"碎片化冲动"探源》，《社会保障研究》2009 年第 1 期。

制度建设。

1. 以先进理念指导新农合与城镇居民医保整合型立法 ①

中国农村合作医疗制度与城镇医保之间"分割"建制，与我国经济社会发展不足、财力薄弱、城乡分割的社会结构相适应，实现了"低水平、全覆盖"的初级目标。经历70年的经济社会政治体制改革、演进、变迁，特别是改革开放40年来，中国经济得以长足发展，城乡一体化体制机制加速推进，经济社会结构已发生了深刻变迁，人口流动加速、人口老龄化加剧、多元就业格局形成，因此，新农合与城镇居民医保整合型立法，是解决新农合制度初级性、未定型的必由之路，是解决不同地区城乡居民医保筹资水平、保障水平、医保治理发展不充分、不平衡的治本之策。多年的新农合与城镇医保制度整合经验和教训表明，新农合和城镇医保等三项基本医保制度的核心构成要素及其制度结构，被渐进性从分割走向整合的城乡行政管理、城乡户籍管理、城乡公共财政等体制性矛盾制约。旧的体制渐进性的机制改革方式，造成新老体制相互冲突，是新农合与城镇医保制度全面整合完善面临的重大问题。因此，急需先进理念指导，以系统性的体制创新理念来指导新农合与城镇居民医保整合型立法。

理念的确立优于制度设计，合理的制度设计又优于技术方案的选择。理念是整合新农合与城镇医保、完善全民医保制度体系的方向和纲领，党的十八大、十九大报告以及十九届四中全会不断强调，建设"更加公平、更可持续、更加成熟、更加定型"的"四更"医保，是整合城乡医保、完善全民医保体系的理念。"更加公平"是整合城乡医保、完善全民医保体系的首要的核心理念；"更可持续"是质量医保理念，"更

① 2019年1月10日至11日，全国医疗保障工作会议在北京召开。会议研究部署2019年医疗保障重点任务，提出全面建立统一的城乡居民医保制度。

加成熟、更加定型"是法治医保理念。新时代,整合城乡医保、完善全民医保体系应该以"四更"医保理念为价值引导,将整合城乡医保、完善全民医保体系纳入经济社会体制的全面改革中。因为"对国家而言,社会保障是社会经济发展进程中的维系、润滑和稳定机制,属于国家宏观调控机制的范畴;⋯⋯社会保障实践的关键无疑是尽可能地妥善处理好这些涉及全局与整体的宏观关系。"只有在经济社会政治体制全面改革中整合城乡医保、完善全民医保体系城乡医保整合,才能具有适应性、可行性,才能整体性、系统性推进全民医保体系改革发展。

2. 建立统一的医保"大部制"管理体制

医保"大部制"管理体制,即将医保相关职能,包括医保和相关医疗服务的监管职能整合集中到一个部门统筹管理,变"多龙抬水"的管理体制为统一的管理体制。① 整合城乡医保,无论是地方自下而上的探索性试验,还是顶层政策自上而下的倡导性推动,建立统一的医保"大部制"管理体制均是"牵一发而动全身"的突破口。从世界范围看,在已建立法定医疗保险制度的 112 个国家之中,69.9% 的国家实行医保"大部制"管理。② 在全球经济最发达、制度最成熟的经济合作与发展组织(OECD)30 个成员国中,有 26 个国家采取医保"大部制"管理体制。③ 参考镜鉴国际经验,结合我国整合城乡医保的经验和教训,建立统一的医保"大部制"管理体制既符合医保治理现代化的时代要求,又可以有效刹住城乡医保制度分割的现象。2018 年第十三届全国人大一

---

① 参见汪玉凯:《中国的"大部制"改革及其难点分析》,《学习论坛》2008 年第 3 期。

② 参见曹克奇:《部门利益与法律控制:我国城乡医保管理统筹的路径选择》,《社会保障研究》2013 年第 1 期。

③ 参见宋大平、赵东辉、汪早立:《医疗保障与医疗服务统筹管理:国际经验与中国现状》,《中国卫生政策研究》2012 年第 8 期。

次会议决议国务院组建"国家医疗保障局",建立医保"大部制"管理体制。下一步,以大部制医保体制改革为龙头,构建全民医保统一的实施机制,是推进医保全面系统改革之路。

3.建设一体化的城乡医保经办运行机制

我国基本医保经办机构是政府出资举办的参公管理事业单位,"其既有承接政府经办医疗保险业务的管理权,同时,又有为参保人出资并进行价格谈判的自主权,两权合一使其角色显得很尴尬"。① 改革应该瞄准未完成"政事分离"的基本医保经办体制,朝着《社会保险法》第九章已经明确的社会化、专业化、独立法人方向塑造医保经办机构。为此,医保经办体制与医保管理体制的改革环环相扣,应注意同步推进医保政府管理职能转变和医保经办机构法人治理机制建设,重点从以下几方面着力:其一,回归和重塑基本医保经办机构的独立社会保险法人地位。基本医保经办机构治理的决策环节,需要执行社保行政、卫生行政、医药监管、财政监督的法规和政策,具有综合性特征。因而,它不是隶属于政府主管部门的行政一元化"准行政"事业机构,而是协调执行多部门管理规范的独立社会保险法人。为此,要将被分散、分立在几个行政部门的经办机构人事权、基金财务控制权、重大事务决策权整合回归基本医保经办机构,重建基本医保经办机构的法人自主权。同时,根据《社会保险法》的规定②,依托基本医保基金统筹层次设置法人资格的经办机构,还可以根据服务需求设立分支机构或者派出机构。其二,构建基本医保经办机构的法人组织和治理机制。基本医保筹资责任社会分担,资金来源具有多元性,包括国家、雇主和个人的筹资。基本医保筹资的社会团结决定了基本医保基金具有独立性。因此,基本医保

---

① 熊先军:《医保评论》,化学工业出版社 2016 年版,第 180 页。

② 《社会保险法》第 72 条规定,统筹地区设立社会保险经办机构,也可以在本统筹地区设立分支机构和服务网点,统筹地区的经办费用由统筹地区统计财政予以保障。

经办机构作为医保基金的"人格化"法人机构和基金法人财产权的所有者，其法人组织机关和治理的核心是权利的向度和责任的归属问题，即基本医保经办权"从谁而来，如何运行，受谁监督"的问题①。要以基本医保的参保人、雇主、政府和专家学者选举同数代表组成代表大会或行政管理委员会，为基本医保经办机构的最高权力机关，并通过基本医保经办机构的章程选举理事会和监督委员会，构成基本医保经办机构的法人组织，同时，还需要建立起基本医保经办机构的决策、执行、监督的规则和治理机制。其三，建立基本医保"第三方团购"医疗服务的谈判机制和价格形成机制。基本医保经办机构作为全体参保人"团体购买"基本医疗服务的法定代理人，基本医疗保险理论和《社会保险法》都确认医保经办机构对医药服务机构的选择、谈判、委托、监督等职能②。要改变基本医保经办机构"政事不分"体制下"行政管制的思维惯性和以权力决策代替机制决策"③，改革行政化命令管理监督医疗服务的方式，建立法制化、透明化、专业化、信息化的医保经办机构与定点医药服务机构平等协商的谈判机制，在医保支付范围和支付价制定过程中提升基本医保参加者联合会（包括参保人、雇主、专家）与医疗、医药联合会代表的参与程度，给予基本医保参加者、医疗、医药机构以意见表达与协商之机会和地位。要加快培育基本医保参加者、医疗、医药的联合会组织，建立政府部门公正监督、经办机构照章办事、（医保）买卖双方（的联合会）平等协商、科学机构中立评价的"第三方团购"组织

---

① 参见孙淑云、郎杰燕：《社会保险经办机构法律定位析论——基于社会保险组织法之视角》，《理论探索》2016 年第 2 期。

② 《社会保险法》第 31 条规定："社会医疗保险经办机构根据管理服务的需要，可以与医疗机构、药品经营单位签订服务协议，规范医疗服务行为。"2015 年 10 月 14 日国务院发文取消医保行政主管机构对定点医疗机构和定点零售药店资格审批制度，将选择定点医疗机构和定点零售药店的权利回归基本医保经办机构。

③ 参见熊先军：《医保评论》，化学工业出版社 2016 年版，第 139 页。

机制，① 确立法制化的医保支付价格形成机制。其四，建立医患保三方结算的制衡机制，由医保经办机构与医疗、医药服务机构协商综合支付方式，建立庞大而复杂之服务审查与费用核付系统及其综合结算方法，并设立被保险人信息知情权、意见陈述、参与程序等适当之程序保护机制和救济途径。

4. 以居住证为参保人的唯一标识整合参保和筹资制度

实施全民社会保险的国家，参保只看参保人职业活动的地域范围；并在不同参保人收入差别的客观基础上，建立同等费率、合理分摊、多方筹资、财政补贴的筹资机制。结合我国城乡发展不平衡、短期内很难协调城乡筹资差距的国情和民情，以及城乡居民非正式从业者扩大、就业多元化、流动人口常态化及其收入计算缺乏客观依据，从整合新农合与城镇居民医保制度的演化、变迁角度，提炼原则性与灵活性相结合的、整合型的参保和筹资制度，即"以居住证为参保人身份平等识别的唯一标准基础上，建立自愿性、阶梯式量能负担的、整合式的、过渡型的参保和筹资制度"②，具体包括：其一，在《社会保险法》确立的基本医保筹资和基金属地化管理原则下，改变以城乡户籍和职业交叉识别参保人的制度，以参保人身份平等为起点，不看参保者城乡户籍，只看参保人居住证作为识别的唯一标准。其二，整合城乡三项基本医保制度多元交叉的参保人分类标准，按从业形式将参保人分为正式从业人员、非正式从业人员、居民状态的个人，建立职业类分基础上的量能负担筹资制度；并明确城乡全日制在校学生、学龄前儿童、外国人等特定主体筹资的"选择适用制度"。其三，将社会团结和社会保险的激励原则相结

① 参见熊先军：《药品价格由市场机制确定的几个常识》，《中国社会保障》2015 年第 7 期。

② 孙淑云：《整合城乡基本医保的立法及其变迁趋势》，《甘肃社会科学》2014 年第 5 期。

合，实施"有差别统一"的、过渡型的量能负担筹资制度。即以收入为基准设立"一制多档"过渡型筹资制度，"强制"城乡正式从业者参加最高档次，收入缺乏客观测定标准的城乡非正式从业者、居民状态的个人量能"自愿选择"参保档次；并同步完善向居民状态的个人、低收入群体倾斜的保费补贴制度；设计连续参保奖励制度以抵御逆向选择；建立医保基金财务统筹制度以实现不同参保档次之间的利益平衡。统一的、"有差别统一"的、过渡型的筹资制度，在城乡一体化发展过程中，当绝大多数城乡居民选择最高档筹资，城乡待遇比例统一的公平医保就会水到渠成。

5. 以社会原则和保险原则相结合整合医保待遇制度

由职业团体互助保险、商业保险、政府干预机制合力而成的基本医疗保险制度，通过保险经济手段和政府政策干预，以社会团结筹资，共济分担被保险人的医疗经济风险，并实现二次分配的公平性。因而，基本医疗保险具有社会性和保险性双重属性。[1] 仅仅从医保待遇视角观察，其双重属性体现在：一是参保人享受基本医保的权利与缴纳保险费相对应；二是基本医保待遇水平与基本医保筹资水平以及经济发展水平相适应；三是基本医保待遇支付不仅要抑制交织在一起的患者道德风险和医生道德风险，还要平衡基本医疗服务的需方和供方利益。为此，整合城乡医保待遇制度，既要针对性斟酌掂量转型期纵横交错的三项基本医保利益，还要综合考量社会互助、社会公平、社会激励、社会衡平的制度逻辑和常识，明确基本医保"保基本"的待遇目标，重点从以下三方面着力整合和细化新农合和城镇居民医保待遇制度，形成复杂而有机统一的、过渡型医保待遇制度：一是适应城乡居民从业形式多元、筹资差距

---

① 参见孙淑云：《整合城乡基本医保的立法及其变迁趋势》，《甘肃社会科学》2014年第5期。

大的实际，与"一制多档"筹资制度配合，将筹资的社会团结原则与保险的激励原则相结合，短期内先建立"一制多档"的过渡型医保待遇制度。二是适应城乡、区域发展不平衡的现实，将社会保险待遇公平原则与社会衡平原则相结合，明确各级财政对基本医保基金的担保责任，适度淡化医保待遇与医保缴费的关联性，建立向低筹资群体和高负担群体倾斜的"积极差别待遇制度"，积极缩小保障水平差距。① 三是在普惠性"保基本"基础上，建立申请制的、被保险人个人负担的"止损条款"制度，以免低筹资群体和高负担群体因高额医疗费用陷入经济困境。如此，在渐进升级统筹层次中，最终实现全民普惠、公平的基本医保待遇。②

<hr>

① 2019 年 7 月 22 日，国家医保局就《关于建立医疗保障待遇清单管理制度的意见（征求意见稿）》，向社会公开征求意见。通读"征求意见稿"，可以看出，"意见稿"是统一的"基本医保实施性条例"的政策试验和制度准备。"征求意见稿"提出，各地因地制宜，在国家规定范围内制定住院和门诊起付标准、支付比例和最高支付限额；不得自行制定个人或家庭账户政策。可见，国家医保局开始统一组织制定医疗保障筹资和待遇政策，完善动态调整和区域调剂平衡机制，统筹城乡医疗保障待遇标准，建立健全与筹资水平相适应的待遇调整机制，推进"普惠性"的医保待遇支付制度再向前迈进一步。参见健康报新闻报道：《医保待遇清单制度征求意见》，《健康报》2019 年 7 月 23 日。
② 参见孙淑云：《顶层设计城乡医保制度：自上而下有效实施整合》，《中国农村观察》2015 年第 3 期。

附　录

附录一

《中国农村医疗保险制度 变迁研究》访谈记录表

序号	调研时间	被访谈人所在单位	访谈对象	访谈记录编号
1	2017/5/31	国家卫计委卫生改革与发展研究中心副主任	应亚珍	BJ20170531-1
2	2017/7/14	国家卫计委农村卫生司副司长、新农合中心主任	聂春雷	BJ20170714-1
3	2017/7/17	国家卫计委卫生改革与发展研究中心副主任	王禄生	BJ20170717-1
4	2017/7/17	国家卫计委新农合研究中心主任	汪早立	BJ20170717-2
5	2017/7/17	国家卫计委卫生改革与发展研究中心主任	张振忠	BJ20170717-3
6	2017/7/25	湖北省同济医学院教授	陈迎春	HB20170725-1
7	2017/7/26	湖北省宜昌市长阳县卫计委副主任	汪学胜	HB20170726-1
8	2017/7/28	湖北省宜昌市当阳市卫计委副主任	1. 张才华 2. 付正和	HB20170728-1
9	2017/7/31	浙江省嘉兴市卫计委主任	沈勤	ZJ20170731-1
10	2017/8/1	浙江省卫生厅卫计委副主任	徐瑞龙	ZJ20170801-1
11	2017/8/2	广东省卫计委医保处、广东省人力资源和社会保障厅医保处	1. 赵祖宏处长 2. 李副处长	GD20170802-1

序号	调研时间	被访谈人所在单位	访谈对象	访谈记录编号
12	2017/8/3	佛山市人力资源和社会保障局	郭科长	GD20170803-1
13	2017/8/3	广州市人力资源和社会保障局	林立处长	GD20170803-2
14	2017/8/5	丰顺人社局	林、郑局长	GD20170805-1
15	2017/8/5	蕉岭人社局、卫生局	刘、王局长	GD20170805-2
16	2017/8/7	丰顺卫生局副局长	陈东生	GD20170807-1
17	2017/9/4	原国家卫计委农村卫生司司长、新农合国家技术指导组组长	李长明	BJ20170904-1
18	2014/8/6	原江苏省卫生厅农卫处处长	夏迎秋	NJ20140806-1

注：访谈记录编号由调研地点、调研时间和序号排列。

新农合卫生部"技术指导组"专家访谈提纲

访谈目的：新农合是中国转型期为农民建立的中国特色的社会医疗保险制度，建制历程艰难复杂，波澜壮阔，卫生部门上下付出艰辛努力，创造了中国农民医保建制辉煌。在新农合将与城镇居民医保全面整合的重要时间节点，总结新农合建制的成就，提炼中国特色医保建制理论、经验，为完善城乡居民医保制度、提升基本医保立法的科学性具有理论和实践意义。本访谈提纲具体任务——设独立研究单元，访谈"卫生部新农合技术指导组"主要成员，提炼新农合决策咨询支撑科学决策的经验，即：政府信任与智库咨政相结合，制度化的知识生产与政策制定互动；顶层设计与地方创新相结合，连续性政策建制与政策执行互动；精准用力与步步为营相结合，长效性试点经验以点带面纵深推进。

访谈对象：

访 谈 人：

访谈时间：

1. 您参与 2002 年新农合创制论证了吗？以何种形式参与？请描述

新农合政策创新的关键环节(参保、筹资、管理、经办、医保待遇支付、监督);关键影响人物;创制的阻碍等。

2. 卫生部新农合技术指导专家组建制怎样制度化的?为何成立?专家组如何运行?专家组与个体专家的组织形式?专家组的会议制度?

3. 新农合技术指导组专家参与新农合政策制定,与其他党政部门、学术部门研究机构相比,优势表现?特殊贡献表现?有局限性吗?

4. 由官员到技术专家的"旋转门"机制效应怎样?

5. 新农合技术指导组专家参与政策制定的独立性、主体性体现在哪些方面?

6. 你参与政策制定研究中感到最艰难的是什么?最让你感到无力的是什么?

7. 专家组中的"典型个人"推进新农合制度建设的影响、具体表现在哪方面?

8. 吉林、浙江、湖北、云南代表性试点地方的选择依据?四地各自独特政策创新?

9. 农民以家庭为单位、自愿参合政策确定的依据?

10. 农民、四级财政的新农合筹资组合制度确立的依据?

11. 农民参合数额最初依据?"非制度化"提高农民筹资水平的依据?

12. 财政筹资是新农合的筹资支柱,"非制度化"调升的依据?筹资依赖财政的可持续性?政府间分摊机制?

13. 新农合医保的待遇水平如何计算?政策定位保大病为何一直实现不了?为何要进行二次报销?与 2012 年的城乡居民大病医保的区别?

14. 新农合由卫生部门管理的依据?管理优势?

15. 新农合经办机构建设的历程、状况、利弊?

16. 医疗救助在新农合中的功能定位?理论依据?

17. 请总结新农合建制的中国特色？与职工医保、城镇居民医保相比较的特色体现在哪些方面？

18. 请对新农合制度建制进行阶段划分，划分依据？

附录三

新农合卫生部"技术指导组"
访谈记录之"经典"汇编

决策咨询支撑决策科学，新型农村合作医疗制度（以下简称"新农合"制度）中的卫生部"技术指导组"工作制度，是新农合制度内容之一。

新农合制度是解决农民医疗保障的中国特色的初级医疗保险制度，其建制过程正处于中国从城乡"二元"向"一体化"体制机制转型的起步阶段，直面当时经济社会体制转型未定局、未定型的大局，新农合制度建设异乎繁杂。2004年，由当时分管新农合工作的国务院吴仪副总理提议，卫生部新农合"技术指导组"创制。新农合"技术指导组"由跨学科成员组成，其中，有些成员具有官方智囊身份，其身份在行政官员和学者之间转换，具有影响卫生政策制定的便利渠道。在新农合试点不断扩张中，卫生部"技术指导组"还吸收浙江、湖北、云南和吉林等新农合国家试点省的部分专家和实务工作者进入，顶层设计与地方实践相结合。

新农合卫生部"技术指导组"在新农合制度建设中的作用主要体现在：一是参与新农合政策创制，卫生部新农合"技术专家组"成立之前，主要的几位专家就直接参与新农合政策文件的起草和讨论。二是直接政策咨询，新农合试点开始后，专家组成员与行政官员一起调研，一起讨论政策建制的难点、痛点及其解决方案，技术专家组和卫生部门之间的智识和决策互动，是直接政策咨询的典范。三是督察和指导政策执行，专家组指导并参与试点地区新农合政策实施方案制定的基线调查工作，培训基层工作人员。因此，我们认为，新农合"技术指导组"承上启下，是理论与实践相结合的智库典范，是新农合创制的"灵魂"，功不可没。

为此，在总结合作医疗制定变迁 70 年的研究中——我们从回访新农合卫生部"技术指导组"切入，藉由他们的口述历史，帮助我们理解新农合制度出台的历史背景、重大决策过程以及制度内容细节，这无疑是我们研究的补充和诠释。借此，课题组提炼新农合"技术指导组"工作机制和经验：一是政府信任与智库咨政相结合，制度化的知识生产与政策制定互动；二是顶层设计与地方创新相结合，连续性政策建制与政策执行互动；三是精准用力与步步为营相结合，长效性试点经验以点带面纵深推进。

如下编辑访谈记录之"经典部分"，是从课题组 50 余万字的访谈记录中选取，仅为学者们的研究提供一些一手资料。

亲历新农合政策起草和决策过程

受访人：李长明

访谈人：孙淑云、郎杰燕、任雪娇

时间：2017 年 5 月 31 日

地点：北京市东城区和平里南街龙绍衡大厦

记录人：祁晓娜

整理人：孙淑云

2004 年我从卫生部退休，退休后就没有再参与新农合的行政管理工作。卫生部"技术指导组"成立以来工作气氛很好，包容性强。虽然我是"技术指导组"组长，但我更多起的是组织作用，是专家们在做工作。2012 年大部分地区的新农合归入社保部门管理之后，专家组也就没有大的工作。我认为，新农合建制符合国情、脚踏实地、各部门都能接受，农民真正受到实惠，新农合制度是我国经济社会和卫生发展的现实选择。我评价新农合是：艰难的探索、伟大的创举。

新农合政策出台的背景

第一，20 世纪 80 年代以来农村医疗保障制度缺失成为突出的社会问题。我国政府历来重视农村卫生工作，新中国成立以来，合作医疗起点是 20 世纪 50 年代农民搞的生产互助，农民在医疗卫生上也搞互助，谁有病的话互助组帮助他，大家都受益，花钱不多，一根针一把草药，本身开销也少。这样，在农村卫生几乎是空白的基础上，逐步建立了具有中国特色的农村卫生"三大支柱"，一个是合作医疗，一个是赤脚医生，一个是农村三级卫生保健网，这是中国的创造，这个跟集体经济体制是相适应的。到了 20 世纪 80 年代改革开放，实行家庭联产承包责任制，社队集体经济很快弱化了，原来的"政社合一、医社合一"体制发挥不了作用，传统农村合作医疗失去了社队集体体制的基础，大量的乡卫生院、村卫生室都走向市场。特别是在 20 世纪 90 年代以后，各地财政部门有个趋向，就是"一年断奶三年断粮，医疗卫生自己挣饭吃去"，逐步将全额补助的公立卫生机构变成差额补助单位，把差额补助单位变成自收自支单位，最后都要走向市场，导致医疗费用不断上涨。再看当时农民的收入，刚刚包产到户，农村生产力的潜力发挥出来了，农民的收入上涨了。但是，这个红利只存在一段时间，到了 20 世纪 90 年代后期农民收入再上涨就没有什么办法了。2003 年全国卫生服务调查结果显示，农民的两周未就诊率 1998 年是 33.2%，2003 年上升到 45.8%，有病了该看病，但是他不看，说明他生活水平下降了。农民未住院率 1998 年是 21.4%，2003 年上升到 31.4%，该住院他不住院，采取自我医疗的方式，比如拔罐、吃点小药。农村因病致贫由 1998 年的 1/5，上升到 2003 年的 1/3。说明没有集体经济，没有了合作医疗，农民因病致贫返贫问题就成了一个很突出的社会问题。

第二，改革开放初期，经济基础变了，合作医疗的政策协调没跟上。当时如何看合作医疗？要不要办？怎么办合作医疗？相关部门认识严重分歧，政策不协调。当时不少地区、不少部门把合作医疗当作极"左"产物否定了。还有一个原因，农民收入提高不上来，农业部门要减少农村乱收费，卫生部门搞合作医疗被农业部当作乱收费看待。另一个原因是农村合作医疗本身存在的缺陷，支付能力相对比较低，还有农村基层一些干部搞特殊，有的在乡卫生院设高干病房。此外，在包产到户的政策条件下，没有社队集体再给赤脚医生记工分了，他要自己劳动赚钱，"上山去采药，一根针一把草"的工作已经无法吸引赤脚医生了，赤脚医生或者走向市场经营，或者改行到收入高的地方。这些情况就导致传统农村合作医疗陷于困境。

第三，新世纪初为农民建立医疗保障制度成为现实选择。1998 年，卫生部机构改革成立了基层卫生与妇幼保健司，当时机构编制少，把基层、妇幼两个并不搭界的工作放在一块，我这时候上任司长。我们一共是 20 个人，农村处 4 个人，社区处 3 个人，这就是当时我任司长搞基层卫生工作的人力基础。首先面临的是农民的医疗困境怎么办？2000 年卫生部开暑期办公会，时任部长张文康要求我把农村卫生形势给大家讲一讲，在基层卫生与妇幼保健司广泛调研的基础上，我就讲，改革开放农村经济基础变了，医疗保障体制机制如果不变，农村卫生无法解决。

为此，基层卫生与妇幼保健司是从调研起家，开始农村卫生工作的，全国各地都去调研。当时，那个农村卫生院情况很不好，乡卫生院仅有 20—30 张床，那床就一个光木头板，一床黑不溜秋的褥子，一抖的话上面有一层沙子，老百姓住院得自己带被子；乡卫生院的墙透着风，农民除了不得已，比方生孩子在家里生不了才跑那去生，生完了就赶紧往回跑，这种条件当时在乡卫生院是普遍的。你想，乡镇卫生院成立于"文化大革命"时期，那时候大家都勒紧裤腰带，先解决农民的看病问题，根本就没有能力安排好乡镇卫生院的建筑，经过了这么多年，社队集体经济没有了，乡镇卫生院失去了经济基础，整个农村就出现了医疗困境，乡卫生院的条件可想而知。当时，体改办的主任李剑阁也和我们一起调研，他说还不如20世纪50年代的乡卫生院。调研后形成了"情况报告"上交了分管卫生部的时任国务院副总理李岚清。2000年年初，李岚清同志在我们的报告上批示，要求由体改办牵头，卫生部、农业部、财政部、国家发改委等共同进行农村卫生联合调研。为什么由体改办牵头？因为这项工作属于体制改革，而且体改办部门较为中性，便于协调。这几个部门在调研的基础上共同起草了《关于农村卫生改革发展的指导意见》，这个文件出台前，几个部门在一起讨论，卫生部的兴奋点是突破合作医疗的发展困境；但是，有的部门坚决反对，认为农民有土地，他和职工不一样，职工是无产者，农民是有产者。他们还认为城镇职工医疗保险还没解决好，谈农民医疗保障可能吗？部门之间为办不办农民医疗保障争论得很厉害，当时我的血压都上去了，心情很不好。

2001年5月24出台的《关于农村卫生改革发展的指导意见》，号召要建立多种形式的农民合作医疗办法。建立多种形式的，什么形式？大家心里都没数，老百姓爱创造什么就创造什么，不许叫制度，这不是一个制度，叫合作医疗办法。所以在文件里对合作医疗没有肯定，什么方向都没指出来。这个文件中，农村卫生工作的方方面面都说到了，套话多。但是，这个文件中毕竟提出给农村卫生建设予以投资等等，可以说当时是委曲求全同意出台这个文件，总算是取得一些小的成果。

新农合顶层政策创制的讨论一波三折

到了 2002 年年初，中央领导主持召开中央农村工作准备会议，要出台中央一号文件，听取各方面的意见。李剑阁说农村工作都讨论经济问题，卫生问题没人讲，他准备讲农村卫生问题。他直言讲了农村卫生建设还不如"文化大革命"时期，那时乡镇卫生院在农村还是个标志性建筑，但是现在已经破烂不堪，失去了往日的辉煌。不少农民的小孩看不起病。农村的医疗不如以前集体经济的时候。那个会议虽然每人发言有时间限制，但中央领导让他放开说，并表示对农村卫生工作现状感到非常震惊。当晚张文康部长接到中央领导电话，进一步了解农村卫生情况，要求加强农村卫生工作，这样，合作医疗制度改革才出现了转机。

2002 年卫生部准备召开全国卫生厅局长会议，要提前给分管卫生工作的分管副总理汇报。当时卫生部的工作报告第一就是要讲城市医疗体制改革和城镇职工医保，这是国务院工作的重心。这次，李岚清同志要求卫生部把农村卫生工作放在第一位报告，并向卫生部转达了中央领导的意见，要求 2002 年内出台力度更大的中共中央、国务院关于加强农村卫生工作的文件，并召开农村卫生工作会议，促进农村卫生问题的解决。

在李岚清同志的领导下，由体改办牵头，历经半年多的时间，卫生部、财政部等五部委共同起草了《关于进一步加强农村卫生工作的决定》，相关部门讨论了一遍又一遍，上来下去太多了。新农合由政府出资支持农民参加新农合这个事还是得感谢李剑阁，李剑阁说就 8 亿农民，中央财政一人拿 10 元钱是 80 个亿，80 个亿对中央财政那是什么啊，搞哪一个项目都上百亿，说一年拿 80 个亿这还算事吗？就此提出，为农民建立医疗保障制度，中央财政拿 10 元，地方财政拿 10 元，农民个人拿 10 元。

文件起草基本完成时，李岚清同志召集讨论。人社部当时参会是分管医疗保障的一位副部长和司长。当时，卫生部的意见，卫生部门管医疗卫生服务，合作医疗这个钱卫生部门不能管。但人社部的副部长坚决不同意人社部门管新农合，他认为人社部门负责城镇职工医疗保险任务很重，还没有完成，而农村合作医疗是以县为统筹单位，严格来讲不算社会保险；人社部门过去没有管过合作医疗，现在也不能主管合作医疗。最后，李岚清同志拍板，合作医疗过去由卫生部门主管，现在还由卫生部门管。

这个文件基本定稿后，还要过一次国务院常务会议讨论。会议集中讨论了合作医疗经费管理机制问题。温家宝同志强调这个钱一定要花出效果来。关键是探索新农合的管理机制，建议不要一下子推开，先搞试点，试点成功之后，再全面推开。

就从新农合顶层政策创制这个角度来讲，李剑阁主任的汇报，中央和国务院领导的高度重视，以及后来吴仪同志亲力亲为直接领导新农合试点，坚决执行新农合政策，一直到新农合制度在全国铺开，覆盖了 9 亿农民，这些领导都是新农合制度创制的关键人物。

可以说，新型农村合作医疗创制，是"艰难的探索、伟大的创举"。这个"艰难"体现在，从调研报告到高层认可，到撰写政策文件，到统一各相关部门的意见，再到顶层政策思想统一并形成政治共识，历程艰难。放到历史上看，新农合政策出台，正处于我国改革开放、城乡二元经济社会体制机制解冻的一个转折点上，在医疗保障城乡二元这个问题上，大家有不同意见，很正常。其实，抓城市卫生工作，抓城镇职工医疗保险都是正确的。但是，也要及时抓农村卫生工作，抓农民的医疗保障。在中国，革命和建设的重要问题是解决农村和农民问题。所以说，《决定》在我国改革开放转折点上，在城乡二元解冻的关键时刻，把医改的重心由城市转向农村。为今天形成全民医疗保障打下了初步的基础。

新农合制度创立还有深层原因，第一个，就是改革开放后中国经济总量上来了。第二个，分配格局调整，政府财政资源更多向农村倾斜。胡锦涛同志就曾经讲过，在工业化初始阶段，农业支持工业带有普遍性倾向，在工业化达到相当程度以后，工业反哺农业也带有普遍趋向。这两个趋向是党中央、国务院对新形势下的工农关系、城乡关系在思想认识和政策取向上的进一步升华。第三个原因是中央执政理念的变化，从20世纪90年代以经济建设为中心，到2003年"非典"以后转变为以人为本的科学发展观。

新农合制度建设的成就与启示

新农合制度建设分为三个阶段：2003年到2006年是试点阶段，2007年到2008年是全面推进阶段，至2008年年底，新农合制度覆盖全国，2009年以后是巩固和发展阶段。

吴仪同志分管卫生部门和新农合试点工作。吴仪同志很重视试点地区的选择。东部、中部、西部各选一个省，浙江本身态度很积极，经济基础又很好。中部湖北省，毛主席当年就是针对湖北长阳经验批示"合作医疗好"。西部云南是第三个试点省，当时正好振兴东北，又加上吉林，共四个试点省。实际上，我们主要抓中西部这三个省的试点工作，浙江基本没有管，浙江经济状况好，新农合试点启动时中央也不给东部钱，只给中西部，东部在新农合试点中不具有典型代表意义。当时，最主要的考虑是新农合的钱怎么花，钱怎么不丢失，花的有效率。吴仪同志的工作作风踏踏实实，不务虚名，不好高骛远。国务院一年开一次新农合部级联席会议，部级联席会议制度也是吴仪同志提出来的，组长是她，卫生部担任办公室工作。新农合试点刚开始，真正着急的就是吴仪同志，她过去没管过农村卫生，她到云南调研，从村卫生室开始调研，村卫生室是怎么设置的，它的历史，它的作用是什么；然后看乡卫生院，它的作用是什么，怎么设置的；再看县医院，三级网一层层看了一遍，调研了一遍。所以，吴仪同志在推进新农合试点前几年工作中发挥了不可替代的领导作用，她说，新农合"只许成功，不能失败"。我们在农村工作上，失信于农民的太多了，如果合作医疗再失败了，我们将来怎么向农民交代？新农合从 2003 年开始试点，吴仪同志在任期间一年召开一次全国新农合工作会议，她亲自听汇报，她要求各省汇报必须是分管合作医疗的副省长汇报，不听卫生部门的汇报，强调建设新农合是政府的责任。而且，好的当场表扬，做得不好的当场批评，就问具体问题在哪，在工作上吴仪同志是不留情面的。

新农合发展成果分为几个方面，第一是运行成果，到了 2008 年，新农合已经覆盖了 8.15 亿人，参合率 91.5%，实现了制度覆盖全国的政策目标，到 2011 年参合率达到 97.5%。第二是筹资水平逐年提高，政府财政支持力度逐年加大，从地方财政看，省级财政从增长到平稳，县级财政是稳定的，市级财政和乡级财政投入相对比较少，主要是省县两级财政投入增长。第三是新农合基金支出总体来讲把控平稳，卫生部要求每年基金结余不得超过 15%，要努力把这钱都用到农民医疗保障上，让老百姓有获得感。相比较城镇职工医保结余太多，一方面老百姓看不起病，报销的少，另一方面基金结余太多。从新农合基金总支出看，基金支出总额增长近 65 倍，2004 年基金支出总额 26.37 亿元，2011 年 1710.19 亿元。第四是农民受益面和受益水平不断增加和提高，住院的补偿金额从 2003 年每个住院病人 690 元到 2011 年的 1894 元。刚开始我们只能补偿 25%，这 25% 能解决什么问题，试点阶段解决的是机制问题，机制解决了我们再加钱，到了 2011 年补偿上升到 48.4%，这是实际补偿。"政策补偿比"的提法历来我都反对，把政策弄窄了，报销比就上去了。现在实际的补偿比在 50% 左右，没继续上去，说明这几年"新医改"好多工作不扎实。政策补偿比说起来是 75% 或 80%，实际补偿比是 50% 左右。当然，发展中有争议问题，要有问题意识，以问题来导向改革。现在把部分大病单列出来了，大病花的多一些，在别的国家大病补偿应该是另外搞的，因为政府承担的是基本医疗保障，如果大病补偿补多了，势必使老百姓一般的病补偿变少了。新农合就这点钱，你到底是顾基本医疗，还是顾大病，大病总是少数人得，但是，经费占比很高。再看住院流向，在基层看病的比例越来越低，县以上的比例相对在提高，农民现在有个趋向，还是去县和县以外的大医院看病。所以，要同时解决基层医疗技术水平提高的问题，基层医疗机构的人力资源问题。不仅是让农民看得起病，还得让农民看得好病，农村卫生问题不是一着就能奏效的。第五是推动了农民的卫生服务利用，这个是跟前面那个历史条件相比较的。2003 年农民两周未就诊率是 44.7%，2008 年农民两周未就诊率是 37.7%，5 年下降了 7 个百分点，其中因经济原因未治疗的比例从 40.4% 下降到 28.4%，下降了 12 个百分点，农民的未住院率从 34.7% 下降到 27.9%，下降了 6.8 个百分点。因为有保障了，农民该看的病就看了，该住院的住院了，这个水平都比原来好。再一个是这个就诊率，2003 年到 2008 年这 5 年期间城市就诊率提高了 9.1‰，农村提高了 12.7‰，相比城市来讲，有了保障了，就诊率就上去了。住院率城市上升了 28.3%，农村上升 33.7%，过去这些都是农村比城市低，现在农村比城市高了。现在要注意的新问题是避免新农合基金的浪费和滥用。

新农合的经验和启示可以总结为四个方面：

第一，不务虚名，不做虚功，扎扎实实为农民办实事。2003年年底启动新农合试点，启动了333个县试点，到了2004年，因为政府给钱了，各个省都在争取，要扩大试点，吴仪同志顶着压力，不扩大试点。为什么？新农合真正开展试点工作是2004年，农村没有新农合管理队伍，临时组织管理队伍，一切工作都在摸索建立当中，再扩大试点形式上工作在进步，但基础没有打好，容易导致失败。初期探索机制是最重要的，而不是忙着把摊子铺大。从这件事上我就说吴仪同志不务虚名，不做虚功。国务院每年召开新农合会议，这是在国务院成立以后，卫生部从来没有过的待遇，卫生部争取国务院开一次会，要经过几年的努力，但吴仪同志主管新农合工作时一年开一次。重大改革先行试点，待取得初步经验和培养基本管理队伍之后再逐步推开，新型农村合作医疗是这么做的，四年试点，把基础打好，后边铺开就很快，2008年新农合实现制度覆盖全国，提前两年完成了政策目标。

第二，新农合技术指导组的专家工作机制和基层实际工作相结合。1998年，卫生部成立农村卫生司的时候，我找农村医疗保障领域的专家，准备帮我们一块做农村调研，那时候找不着专家，政府在抓城镇职工基本医疗保险工作，所有专家都在搞城镇职工医疗保险研究，农村医疗保障这块没有几个人搞研究。我当时组织搞了四个调研课题，找了四个专家，一个是安徽的叶宜德，安徽职工医学院的院长，还有一个叫胡志，搞医学教育的，还找了卫生经济研究所副所长王禄生，找了安徽肥西卫生局局长徐杰。随着新农合试点，技术专家队伍慢慢壮大起来了。技术专家队伍不都请那些学院派，更多是土生土长，有基层实践经验，在理论上也有一定的造诣。新农合这个技术指导组，在理论高度上不一定高，但是绝对接地气。那些国际知名的专家，他知道国外的，知道全世界的，但是他们没下过中国农村，不了解中国国情，全听他们的也不行。

第三，要集中力量抓主要矛盾。农村卫生诸多问题，以新农合为突破口，避免胡子眉毛一把抓，让基层无所适从，疲于应付。现在卫生工作一个大问题就是全面开花，哪也没抓踏实。

第四，领导统筹全局，统一部门认识，避免部门之间各说各话，搞政策割裂。吴仪同志亲自出马。

第五，不搞哗众取宠，现在很多工作，先给老百姓一个期许值，最后达不到，老百姓不满意。搞这个新农合试点的时候，不给农民做过高期许，先干后说，边干边说。

当然，新农合制度发展面临挑战。新农合制度建设时间不长，仍然有脆弱的一面。管理力量薄弱，随意性比较大。农民的医保制度建设是一项长期艰巨的工作，新农合制度建设成功不意味着永远成功，新农合值得纪念，值得总结，但不值得骄傲。农村卫生的路还很长，要有"路漫漫其修远兮，吾将上下而求索"的精神。

新农合同步建立了农村医疗救助制度

受访人：张振忠

访谈人：孙淑云、郎杰燕、任雪娇

时　间：2017 年 7 月 17 日上午

地　点：国家卫计委新农合研究中心小会议室

记录人：董海宁

整理人：孙淑云

2004 年我被聘为卫生部"技术指导组"副组长，全程参加新农合试点工作。新农合技术指导组有完整的工作制度，每个专家都有自己核心任务，分片包区。每年谁管什么，每年都要有工作安排，全年做什么，每个人做什么都要制度化，要落实到每一个人，中间有检查，年底有总结。而且这些专家呢，自己还要和一些试点省挂钩，他去负责一片两片，有的人管一个省，有的人管两个省，有的人管一条线，都有任务。"技术指导组"不是指挥机构，不是行政机构，是给中央行政部门提供技术咨询，对基层提供技术指导的组织和机制。

新农合制度是中国特定历史时期的产物，是中国城乡医保制度由分割走向一体化的标志性制度。这几年新农合与城乡医保整合，从组织行为学上要转换了。但是，新农合建制的经验值得好好总结。要好好总结新农合在整个中国医改中起的作用，要深刻挖掘新农合的时代特点。新农合就是在最艰难的时期，政府主导，筹集农民资金，用于农民疾病医治的中国特色农民医疗保障制度。新农合制度有许多特点，其中之一就是同步建立农村医疗救助制度。医疗救助也是新农合比城镇搞得早，穷人没钱缴纳参合费怎么办，由医疗救助的钱来支持穷人参合缴费，然后，由于新农合筹资水平起步、报销水平低，农村贫困人口看病，他个人支付的部分，医疗救助再给他支持一点。新农合筹资很少，低水平起步，也解决不了大问题，同步建立医疗救助制度也是没办法的办法。

医疗救助与新农合无缝衔接的制度设计

1996 年 12 月，我到卫生部经济研究所工作，那时候所里正在集中力量搞农村合作医疗研究。世界银行资助一个"卫生八"项目，我是这个项目的医疗救助专家组组长，主持设计和实施农村医疗救助，提出建立农民医疗救助制度的对策，形成研究报告交给李长明司长，李司长把新农合和医疗救助两个报告合在一起，就是新农合创制的"13 号文件"的前身。新农合整个制度的起草过程中，李长明司长带着我们做了很深入的讨论。最后中央批下来了，建立了新农合制度和农村贫困人口的医疗救助制度。这是中国历史上第一次由政府对全国农村贫困家庭实行医疗救助的制度。 医疗救助制度与新农合制度是一对相辅相成的制度，两种制度在设计和实施中密切配合，能够使包括五保户和贫困户在内的全体农民家庭，对卫生服务的可及性得到较大幅度的提高。也就是说，新农合技术专家组的贡献还包括建立了中国的医疗救助制度，把医疗救助制度和新农合制度进行无缝衔接。

这也是无心插柳的事，民政部给了我一个任务，给我留了个8000字的地方，要求我一定得就医疗救助和新农合衔接写一篇文章，叫《医疗救助与新农合政策的无缝衔接》。这个制度就成为民政部的医疗救助制度和新农合制度衔接的最初范本。实际上这是我的本职工作，2004年，我在世界银行支持的"卫生八"项目中主持的医疗救助领域的研究工作结束后，就把在10个省、91个县搞的医疗救助试点研究工作整体移交给了民政部门，成为民政部门医疗救助工作的起点，也开启了我们与民政部门长达十几年的合作。后来，我们选择重庆渝北区做了新农合和医疗救助"一站式"服务的试点。2008年5月11日（第二天就是汶川地震）召开会议，将试点经验向全国推进，至今未变。

"技术指导组"经历了新农合政策的整个循环过程

"技术指导组"经历了整个新农合政策的循环过程，是个典范。

技术专家组成员虽然学科背景不同，但是，都养成了社会政策研究的习惯，善于运用理论分析社会现象，透过社会现象分析社会问题，再把解决社会问题的政策建议递送到决策者手中，引起政府重视，进入决策循环，然后制定政策，推行政策实施，进而评价和完善政策等。其实，在中国和很多国家里，精英决策起了很大的历史作用，这个精英决策其实不是精英本身拍脑瓜的决策，他取决于精英群体的素质，和对问题判断的准确性以及决策能力。所以呢，培养好领导也很重要。

另外呢，站在科研人员的角度看政府，有一些共同之处。我们科研人员，首先，要把自己的科研做好，要做到尽善尽美，要以理想为目标进行研究。你把研究做得尽善尽美，并且提出政策建议。其次，你把它推介给政府，政府采纳你的政策建议以后，是否能落地生根，政策建议能否进入实践，政府部门要落实，还会进行详细的政策打磨工作，他要对你的政策建议进行拆解和修改。再次，政府部门将政策推介到决策层领导，国家决策层要去权衡利弊。于是，你得承认这个现实，当你的研究成果被改得面目全非的时候，其实它最可能就是出台的一种形式，虽然从理论上说不完美，但是他能做，你那个研究报告虽然完美，但是不能落地。从研究到决策，必须经历这么三个阶段。

新农合制度建设，从为农民建立医疗保障制度的朴素感情，上升为理论，到政策建议，再进入政策酝酿、政策讨论、政治共识、政策出台、政策实施、政策评估的整个过程，最后再升华到法治高度，新农合技术指导组全程参与，经历了新农合政策的整个循环过程，是典范。

新农合制度建设反映治国水平提高

新农合制度建设，是上上下下对农民医疗保障认识逐步提高的过程，是执政党治国水平的提高，是政府执政水平的提高。

在起草新农合文件的时候，一开始叫"农村基本医疗保障制度"，是一个全面的医疗保障制度，上报分管卫生部门工作的李岚清同志组织开的会，大家都同意了。13 号文签发之前，在国务院再次召开会议讨论，在这个会议上要统一各部委的意见。财政部的一个司长提出异议，说国家没那个财力，不能叫基本医疗保障制度。于是，就有人提出来叫"合作医疗保险"，但是，你合作医疗叫什么保险。于是就又叫作"合作医疗"，卫生部门不同意，合作医疗过去三起三落，改革开放以来基本上垮掉了。讨论来讨论去，就叫"新型农村合作医疗"吧，"新型农村合作医疗"是妥协的产物。新农合在历史局限下，中央财政出 10 块，地方财政出 10 块，农民个人出 10 块，建立了初级的农民医疗保障制度。

新农合制度的建设过程，对全社会是一种启示。吴仪同志在新农合制度试点和制度落地上把握了大方向，第一，她要求新农合试点扎实推进。她讲，新农合试点只许成功，不能失败。 2003 年，因为"非典"，新农合试点启动推迟了半年，七月份才启动。2004 年年底，全国 333 个试点县，多一个都不让增加。新疆维吾尔自治区的书记带队来中央请愿，要求给新疆增加试点的比例，吴仪同志不同意。为什么？不能急于求成。到了 2005 年年底，试点增加到 678 个县，就不再增加。到了 2006 年才敞开增加试点县。第二，吴仪同志抓系统性的工作，抓制度建设。比如，头一件大事是要求从各种政府口上确保新农合资金安全，不能被中间截留了，于是制定办法，新农合的资金直接走银行，从中央银行把这个钱一直打下去，根本不让地方政府摸着钱。很多制度的设计源于实践，在实践的基础上去总结，去提高，而且要高于实践。光介绍经验咋做的，那是做法，一旦把它提到制度层面，不仅在理论上要有系统性，还要深入实际，用一个事件告诉人们背后的道理，也要有能力把背后的道理抽象成一个概念，又能把很多概念聚合在一起，去做制度设计，才能向全国推广。

还有"非典"的冲击让全社会惊醒了，告诉我们卫生问题不解决，社会就不能前进，就不能稳定。再也不能够把卫生问题当成一个简单的福利问题，当成烧钱的事了。2006 年我写了一篇中国卫生改革的背景资料，第一次提出了中国经济与卫生改革的终极目标，就是人民群众的健康。我们改革追求什么，就是人民的幸福。啥是幸福？健康是幸福的前提。不论是孙中山领导的民主革命，还是共产党领导的革命，在革命初期，给群众的许愿就是未来使大家过上幸福的生活。我把这个观点拿到一个峰会上去讲，温家宝同志出席了那个峰会，我希望这种观点能够轰动，并影响决策，最后把这个观点在峰会上讲出去了。我讲这个事呢，就是说，作为社会科学研究者，要善于透讨社会现象看社会问题，并将这些社会问题及其解决对策递送到政府决策层，引起决策层重视，进而推进社会进步，这是社科研究者的使命。

白手起家组建新农合管理中心

2004 年的 12 月 19 号，我接受卫生部部长交给的任务，叫我组建新农合管理中心，就设在卫生部的经济研究所，我就成了第一任合作医疗管理中心主任。可以说是白手起家，没经费、没设备、没地点，什么东西都没有。在筹建合作医疗管理中心期间，我受聘卫生经济研究所所长职务，顾不过来，要为合作医疗管理中心任命一个专职副主任，当时，在新农合研究很弱的情况下，我就挖来湖北省的汪早立主任，她那时候要在湖北卫生厅农村卫生处退休，我请她来帮忙干三个月，找到合适的人再走。这些人都是特别负责任的人，没有什么待遇，当时穷的也发不起补助，电话费都不能给人家实报实销。我找北京医科大学的吴明老师，她是系主任，借了四间房。然后，又从外边借了三人，首都医科大学借了一个老师，河南省借了一个卫生厅的干部，中国医科大学借了一个老师。找了一个电脑出租公司租了三个月电脑，我才筹钱买上电脑。要像现在建立这么一个研究中心，不给 3000 万元、5000 万元的，根本没法干活。当时我们就这么干起来了，从土打土闹到逐渐走向正规化，到了 2010 年的时候，有 160 多个人，50% 都是硕博以上学历，很多人都有国外学习经历。新型农村合作医疗管理中心的人都得益于新农合制度建设。从一般的技术指导、督促检查，到理论学习，到政策研究，到指导全国新农合制度建设。所以，新型农村合作医疗管理中心组建是新农合制度建设的一部分，新农合制度本身就是一个从无到有的过程。这个过程中，我们受到了各种内部外部的压力。外部看，农民开始不认账。内部看，新农合启动时只有 30 块钱，能否成功，技术指导组的压力巨大。

新农合制度建设在中国"新医改"中的地位

新农合与城市居民医保整合，按组织行为学说它要转换了。现在正处于城乡医保制度融合的阶段，你们研究新农合的作用正逢其时。得分析新农合在整个中国"新医改"中的作用，得深刻地挖掘新农合的特点，我觉得 2009 年"新医改"启动后，公共卫生、医疗、医保、医药四个体系的改革和建设，最好的是医保体系，医保体系最好的是新农合。

新农合制度的特点是什么？他的核心是什么？为什么会做成这个样子？它是大家辛辛苦苦一点一点做起来的，是需要总结的。新农合是从公元前 221 年秦始皇统一中国以来，第一个政府出钱为农民建立的医疗保障制度。他代表的是从 0 到 1 的巨变，具有里程碑意义，这是一些常年在国外生活的学者永远体会不到的巨变。2003 年旅美哈佛大学教授萧教授等，找了几个地方抽样，拿数学模型做了分析，得出的结果是新农合不公平；此后他们追踪研究了几年，说新农合不成功，提出了要另行制定农民医疗保障办法。当时，我们几个专家和他争论，说他不能客观地看待新农合。当然，新农合肯定是有问题的，你想 30 块钱不可能解决所有的问题，它得有个渐进性完善的过程。当时，拿它和美国的制度去比较，现在没法比，未来她一定比美国的制度强。过去农民的医疗保障谁也不管，1997 年、1998 年，我们搞农民医疗救助的时候，一家一家的搞，我在青海见过一家的收入，所有的财产加起来不到 50 块钱，没有医疗救助就会死人的。有了新农合，解决了很多问题。所以，站在历史角度，去分析、去总结，要把握制度建设的历史背景，掌握制度运行过程中如何"以问题为导向"发展和完善新农合的建制经验。所以说，新农合的创制和制度演进，应该有人记录，对后代人学习有好处。而且，你们不仅要记录史实，更应该提高到法制角度，从法制角度认识新农合制度自身克服不了的问题。

新农合对中国全民医保统一有什么贡献？2007 年创制的城镇居民医疗保险整体复制了新农合制度。其试点推进的过程，也复制了新农合试点的做法。

再一个，新农合制定中，探索了医疗保障与医疗服务统一管理的机制，有人批评这个叫卫生部门"一手托两家"机制，为此，他们要搞"三医联动"改革。我认为，"三医联动"是一个伪命题，医保、医疗、医药"三医联动"，是一个不可能达到目标，是一个画饼不能充饥的做法，力图利用机制问题来解决体制问题是不可能的。"三医联动"是机制问题，在医疗、医保、医药不同的主管部门之间建立一种互动机制，于是就把医保与医疗之间的不均衡问题解决了，这是美丽的神话。所谓的"三医联动"，没有"三医合一"的组织基础是空话，他背后关键需要解决的是行政体制改革，必须是人社的医保、卫生的医疗管理和药品的管理，合成一个统一的部门，像国际上其他所有的国家一样，实行"大部制"管理。"三明"改革成功的地方在于把三医合一了，未来中国必须实行"三医合一大部制"管理。现在社保管一部分，卫生管一部分，发改委管一部分，各唱各调，肯定不成功。我们做过 126 个国家医保管理体制机制的分析，像咱们国家这样绝无仅有。于是我们写了一个研究报告，核心问题叫"三医合一"的"大部制"管理。党的十九大对于"新医改"治理能不能有一个很大的变化，就看能不能做成"大部制"，要不然"新医改"很多改革力量就相互消耗了。

我认为，新农合制度之所以能够成功，卫生部门"一手托两家"正是它不同于城镇医保的特点和优势，医保资金的安全责任和农民享有医疗卫生服务的责任一体，这是之所以要建设医保医疗"大部制"的一个根本原因。包括英国模式、德国模式都一样。其实，医保机制是对医疗服务进行调节的一个机制和杠杆，当这个杠杆掌握在非医疗主管部门手里的时候，就会造成两个部门的对立，卫生部门管，他会撬动它，他既对资金负责，又对看病负责任，对医院的建设负责，同时又对百姓的健康负责，于是他就能平衡这个关系。我们在重庆渝北搞的新农合与医疗救助"一站式"服务试点，很长时间试点观察运行稳定，但是，从卫生部门移交给社保部门主管，立刻就变成对立了，当年就撤并了。

当然，新农合还有很多问题，新农合本身保障水平低，和我国经济发展水平相适应，和城乡生活水平、人均收入、人民健康水平有关系。但是，医保、医疗服务之间不是一个非常明确的一个正负相关的关系，健康问题不光是解决看病的问题，他还有好多其他的问题。我就是想说，新农合在解决农民看病难、看病贵的问题上发挥了历史作用。

当然，新农合制度建设中也有些政策和做法值得探讨。比如，大病医保问题，从新农合制度当中剥离出来一些资金搞大病医保问题。这个问题现在、未来都是值得探讨的。可以通过几种方式探讨，一种方式是扩大新农合自身的筹资水平，然后建立内部风险调节机制，给予一些特殊疾病一些特殊的补偿。最不适合的就是把新农合资金拿出来，交给商业保险去做大病统筹。因为商业保险和社会保险制度是抵制的，商业保险工作的核心，公司法开头名列第一条，他是一个营利性组织，他经办新农合是要赚钱的，新农合筹集这点资金多难，拿出来以后给商业保险公司一部分，他要赚钱。其实，新农合你算一算，他比职工医保在筹资上，在管理的成本上低很多。所以，我们认为，医疗保障制度走商业化和不走商业化是共和国的底线。事实上，这个和职工医保外加商业保险这个事情不一样，职工医保加商保，职工出钱、企业出钱，企业出钱是真出，一般企业给出 70%、80%，个人应该出 20% 到 30%。农民就那点钱，还要挖出来一部分，还要搞大病医疗保险，完全可以让新农合经办机构内部解决问题。当然，新农合经办机构搞大病保险的技术力量不行，那就应该慢慢试，从小到大慢慢就起来了，先探索解决 21 种疾病 22 种疾病等。那个德国做的有经验，他们全国有很多医保经办机构，但他们是非营利组织，有的按区域划分，也有按行业划分，比方说那个铁路工会，铁路的职工有这么一个保险，海运职工也有一个保险，他有 100 多个行业行会，按照他们给的条件，把保险金收回来，统一交到国家卫生部，国家卫生部有一个资金中心，做一个调整，然后根据你所入保的这个行业，过去的人口的各种情况，老龄化的程度，还有疾病的构成，哪些疾病在上一年度占比多少，他进行精算，然后全国进行一次调整，就是把钱用到那些确实需要资金的地方，疑难病症、慢性病、肿瘤病多的就给多分，少的地方少分，他做一些重点疾病调整，这个调整呢，就从收回保险金的管理公司，做了一次再分配，分配下去的指标可以报销，如果你今年超支了，确实有一些疾病比去年增多了，他临时再调。他是全国的这样一个大水池，而且呢，他们对于运作好的保险公司，还要给予奖励，保险公司对医院有很好的制约，这样一个管理过程，他能做到全国不同级的医院，同病同治同价，我们应该学习德国的经验。

"技术指导组"以问题为导向
研究新农合试点的配套制度

受访人：王禄生

访谈人：孙淑云、郎杰燕、任雪娇

时　间：2017 年 7 月 17 日上午

地　点：国家卫计委卫生改革与发展研究中心小会议室

记录人：李贝贝

整理人：孙淑云

卫生部新农合"技术指导组"的工作形成机制，结合中国实际调查研究，提出政策建议，与各级行政部门上下达成共识，上接天线下接地气，踏踏实实推进新农合试点，直至新农合制度覆盖全国农村。

我从学校毕业就分到了基层医院工作，然后又到县卫生局工作，因为调查研究工作做的踏实，后被调到卫生部参与筹建卫生经济研究所。我参与了新农合政策出台前的十年研究工作，新农合政策向高层决策者争取的过程，我参与不多，更多的是卫生行政部门在争取。从新农合试点到现在与城乡医保整合，我作为卫生部"技术指导组"副组长，全程参加。

新农合政策出台前的十年研究

总结新农合制度建设，不能忘记两个人。

第一个人就是卫生经济研究所所长魏颖，曾任北大医学院的副校长，还当过卫生部规划司司长。在新农合制度出台以前，就组织力量研究了十年合作医疗。1993 年魏所长从行政岗位退了之后，全职筹建卫生部经济研究所（现称谓"卫生改革与发展研究中心"），任职研究所第一任所长。那个时候合作医疗正处于低谷。他来研究所之前在行政岗位时候，从发改委争取了十几个亿，将全国乡镇卫生院危房进行了改造，否则，全国的卫生院可能一半就倒塌啦。建完卫生院之后他来到研究所任所长，头一件事就是要研究农民的医疗保障。他说如果不研究农民的医疗保障，就是个罪人。为什么呢？因为他前面搞了十几个亿把卫生院搞起来了，卫生院却空空荡荡的。他认为是老百姓的需求没赶上，没有医疗保障。他说，如果光管供方建设，不管需方，需求上不来，就等于十几个亿浪费啦，就等于他是罪人。卫生部经济研究所一成立，魏所长就跟哈佛大学联系筹资，最后，政府给了一部分，世界银行给了一部分，世界卫生组织给了一部分。筹到钱以后，就全力以赴研究农民的医疗保障。他的组织能力很强，调动了全国十个医科大学，与哈佛大学、世界卫生组织等合作研究整个农村合作医疗，在全国调查了 140 多个县，最后又增加调查了 30 个县，大量地分析资料，提出政策建议，为新农合政策出台作了基础性铺垫。那个时候，把我们几个长期研究合作医疗的人，有理论研究的，也有做实践工作的，都叫上来，共同帮助卫生部做一些合作医疗和农村卫生的课题研究。研究持续了近十年，研究的结果，凝练出振兴合作医疗的对策。很遗憾的是，他多次建议形成政策文件，当时中央没有形成决策。但是，中央开始考虑农民的医疗保障问题了。

第二个人就是李长明，组织起草新农合政策文件，跟中央争取政策，一直到后面引导新农合"技术指导组"研究新农合试点的配套政策。李长明对新农合的贡献很大，他非常务实，从中国的实际出发搞顶层政策设计，这是他的第一个功劳。第二个功劳就是争取出台这个新农合政策，就起草的新农合文件，一条一条的争，跟财政部一些领导争论，他有好长时间睡不着觉，以至心脏病都犯了。没想到新农合政策上了国务院会议，朱镕基同志、温家宝同志等拍板定了新农合政策，他高兴地宴请我们庆祝。

当然，新农合政策起草过程当中，新农合技术指导组一些专家也做了大量工作，下了很大功夫。在几个关键的有争议问题上，参与政策论证。第一个争议问题是，新农合搞大病还是搞小病，主要是跟体改办之间争议。那个时候体改办不在发改委，是个单独机构。体改办认为只搞大病，不搞小病，因为钱少。但是，卫生部门认为，大病发生的概率很低，老百姓的受益面很小，农民大多数人就不愿意参合。我们专家认为可以策略一点，提出以住院为主，兼顾门诊，文件上最后就是这样写的，把这个门诊纳进来先充个面，老百姓在门诊上也能受点益，住院也能受益。第二个争议问题，新农合以乡为单位统筹，还是以县为单位统筹。最早有些人认为应该以乡镇为单位，因为传统合作医疗是以乡镇为单位筹资的。我们专家认为以乡镇为单位筹资实现不了大数原则，抗风险能力很低，给农民解决不了什么问题。我们通过调查，老百姓对传统合作医疗不感兴趣，因为传统合作医疗补一两块钱没意思，他们真正需要的就没有了。最终新农合政策采取了专家的意见。第三个争议问题，在新农合的定性上，我们专家认为合作医疗应该政府负责。政府认为应该叫"民办公助"，还坚持原来传统合作医疗的提法。"民办公助"就是政府不管，农民自愿办，政府适当给你点钱就行了。专家们坚持要加大政府的责任的观点，政府组织，政府应该出资。最终政策规定新农合由政府主导，政府组织，政府出资。第四个争议问题，关于新农合的筹资问题，专家们坚持以政府为主，老百姓承担一定的负担。财政部门认为应该以老百姓为主，财政少拿一点。这个问题争议很大，专家们提出来中央政府拿 10 块，地方政府拿 10 块，老百姓拿 10 块，这样就等于政府承担三分之二，老百姓承担三分之一。而财政部门认为政府承担三分之一，老百姓承担三分之二。一直到国务院会议上，卫生部在上会之前都没有想到政府能给这么多，卫生部估计政府会减一半，减一半就是 15 块钱，老百姓掏 10 块钱也行。没想到最后决策，政府一分钱没减，这是出乎专家们的意料的。第五个争议问题，就是新农合的待遇支付，这个钱不但要用于医疗，还要用于防保，就是预防和妇幼保健这一块。我们专家的观点是要分开，政府认为这样提，有两个角度，第一个传统合作医疗就包括防保；另一个呢，有的部门看来，新农合把防保一包，政府就不拿钱了。但是我们专家认为，医疗保险就是医疗保险，不能跟公共卫生混合，公共卫生是纯政府承担责任，那时候还没有公共卫生均等化的那个政策。

"技术指导组"集中力量研究新农合试点的配套制度

新农合政策刚刚出台，包括中国的一些政策专家，还有哈佛大学的几个专家，不相信新农合政策能够实施成功。

从新农合试点实施上说，第一大功劳是吴仪同志，非常务实。一年一次国务院会议，硬是搞上去了。2003 年到 2008 年新农合的试点工作非常关键，和爬坡一样，爬不上去，就溜下来了，爬上去了，新农合就进入平稳发展期。到 2008 年基本就稳定，制度覆盖全国，各地抢着办新农合。

新农合文件出台以后，新农合"技术指导组"是根据吴仪同志的提议筹备成立的。我记得专家组刚成立那会，吴仪把专家们召集起来去中南海开会，她只问："你们随便说，我今天就听你们的意见。"让我们专家们一个一个地说，我们就在那儿侃了一下午。她只问这样行不行，那样行不行，她都问我们。她提出在全国选择四个重点试点省，湖北、浙江、云南、吉林，每个中央专家重点联系一个省，当时我负责云南，胡善联负责湖北，毛正中是浙江，吉林市是刘永华。接着，又在这四个省各确定了两个国家级试点县。从那天开始，专家组就开始发挥作用了，各个专家在新农合试点阶段，集中力量研究新农合试点的配套制度，发挥了很大作用。

制度建设面临的第一个问题，出乎我们的想象。政府拿 20 块钱，农民拿 10 块钱，政策规定农民自愿参合，不参加肯定对个人没有好处，对不对？结果没想到，我们下去宣传，老百姓就不参加，不是一两个不参加，是大多数都不参加，左动员右动员都不参加。我们就下去调查，我到山西、天津调查，挨家挨户到农民家里去聊天。有些农民没文化，他跟你聊不到点上，他心里想的不一定跟你说。我到了一个民办教师家，他有文化，说话非常有道理。他说，我们不参加，就怕你们说话不算数。他举了一个供销社的例子，供销社要集资，声称集资后要拿出多少钱优先给农民化肥，老百姓还签了约，结果集完资以后，供销社的头头就跑了，化肥也没有了，什么都不兑现，弄得老百姓到县政府闹事。第二个例子是信用社股份制改造，也让老百姓入股，入股后信用社就没了。我说你说的都是外面的例子，我们卫生部门从来说话算数的。他又给我们举例说，计划免疫保偿制，给老百姓办了一个计划生育证、计划免疫证，那时候计划免疫政府不给钱，给老百姓打疫苗都要收钱的；让农民家孩子一出生就交 80 块钱，从零岁打到七岁；民办教师说计划免疫证上边写得很清楚，免费打到七岁，孩子打到两岁就不给打了，他们说那个本本不管用了。当时那个卫生局局长也在我旁边，我就问局长有这回事儿吗？局长说有这回事儿，我问钱都哪去啦？钱也不知道上哪儿了，前任局长不知道咋弄的，他也不太清楚。最后我说别的事儿我兑现不了，我说卫生部门的事儿，局长你现在也在这儿，一定要给老百姓处理了，你借钱也得给老百姓弄了。要不你就给人家先打针，不要这个钱了。民办教师说你们政府这样不负责任，我还敢给你们交钱吗？交完参合费以后，你们现在说给我们报销，到时候不给报了，那我 10 块钱不打水漂啦！调查回来后，我就与专家组讨论，那时候的大环境就是基层政府没有多大号召力了。吴仪同志就和我们商量怎么办，最后我们搞了个"家庭账户制度"，理论上有利有弊。但是，从短期来说，能起点作用。政策就做了灵活表述，目前可以搞个家庭账户。过渡两年之后，我们还是下文取消了家庭账户，代之建立了门诊统筹制度，最终证明还是门诊统筹的效果比较好。当然，那时候，我主要联系云南省的试点，云南就不建家庭账户，我们加强宣传，过了三年以后，所有的老百姓都相信新农合了。

新农合"技术指导组"在新农合配套制度建设上做了大量工作，技术专家各有各的研究，各有各的贡献。我手上也搞了几个制度研究，第一个在云南禄丰搞了新农合的统计报表制度。第二个是基金会计制度，基金财务管理制度，这是一套两个制度，这两个制度在禄丰做试点，搞出来之后，财政部就把这两个东西发到全国，对保障新农合基金安全发挥了很大作用。新农合的收入户是只进不出，支出户是只出不进，而且支出户的钱只允许给医疗机构。所以说，新农合的"机器"没出大的毛病，在基金的整个循环上没出大的毛病。要出毛病，就是医疗机构骗保，不过那是新农合运转末梢的问题。第三个搞了新农合的信息化制度建设，现在已经变成国家标准。第四个就是搞了一个新农合的评价体系。这几个制度对于合作医疗的平稳运行也起了很大作用。第五个，按照吴仪同志的要求，专家还要搞前瞻性研究，2005年我就开始研究新农合支付制度，即门诊和住院的支付改革，一开始新农合控费就是用行政手段来监管，倒是也起了一定作用，但是到底不是稳定机制，医疗机构赚钱动力丝毫没改变，医保支付改革是一个动力性机制改革。2005年我开始研究新农合支付改革的时候没有人关心，那个时候新农合钱都花不出去，你还控什么费？我们在门诊搞总额付费改革，门诊这块儿的病多、琐碎，所以要用总额付费来控制，禄丰搞的门诊总额付费一直到现在，运行还不错。住院那块搞单病种付费和床日付费，在全国的影响也比较大，全国到禄丰学习的人很多。云南禄丰县到现在，还是全国医保支付改革的先进县。一直研究到2010年，费用就上涨很快，新农合基金就越来越吃紧，那个时候卫生部就开始抓控费了。2012年卫生部、发改委、财政部三家下了个新农合支付改革的文件，是我们国家的第一个支付改革文件，接着社保部门也发了医保支付改革的文件，从那以后，医保支付改革就越来越热。当然，全国的医保支付改革不宜用一种模式，不一定非要搞DRGs改革，因为DRGs有一定的条件，没有专家团队在那个地方专门研究根本搞不起来。我们主张有条件的搞DRGs，没条件可以搞单病种付费改革等等，这个支付改革的路要慢慢走，它有多种形式，可能再走过十年，咱们国家的条件都具备了，再搞这个DRGs的统一改革。医保支付改革的"十三五"规划，国务院出台的医保支付改革的意见，都吸收了我们的研究意见。现在我退休了，2016年卫生部又成立了一个医保支付改革专家组，让我做组长。

　　还有呢，就是新农合和居民医保整合，2012年，我提出来"二加二板块"的整合模式，在城镇里边，职工医保加居民医保，整合形成城市居民医保。在农村，就是新农合加居民医保，整合成农村居民医保。如果没有大的体制变动，想把职工医保和居民医保整合在一起，是不行的。

新农合技术专家组的研究是相对独立的，但是，研究出来结果，提出政策建议，就要与卫生行政部门互动讨论，在有些研究过程当中，行政部门会参与进来。新农合技术专家组，建立了会议制度，在专家会上，大家对研究成果互相挑鼻子挑眼睛，你过得了关过不了关，大家都要提的，这样下来的偏差就比较少。这个专家队伍还有一个特点，除了一些专家学者以外，还有一些实践工作者，专家组从一开始就养成了一个好风气，做事都比较踏实，下去调研和调查都比较细致，一家一户的。这样研究的东西比较靠谱，不是在办公室网上查文献那样搞的，不是这么弄出来的文章。当然，新农合技术指导组的研究，各个地方比较配合，中央专家组完成的是卫生部的任务，给下边一个函或者打个电话，要啥给啥，要到哪儿就到哪儿调研，这个让新农合专家们感觉很幸福。老专家们下去以后都带着学生，有时候就住在那里，1 个月半个月的住在那里，我的最高纪录是一年坐航班 111 架次，3 天一个航班。这样把年轻人也慢慢带起来了，做科研就是要踏踏实实的，你不能下去走马观花。

在新农合卫生部"技术专家组"研究新农合，有许多感受，简单总结一下。第一，政府执政理念的转变，是新农合创制的必要前提，领导干部的观念一时要是转变不过来，做工作非常难的。你看我这一生，从前期研究合作医疗十年到后期研究合作医疗十年，就是有明显的对比，前期我们花了那么大力气研究合作医疗，对策建议都提出来了，但没有具体落实政策。到了后来，中央的执政理念变了，将民生放到第一位，农民看病保障就是政府的责任。第二，任何一项社会保障政策，都不能脱离本国的经济实力。20 世纪 90 年代我们研究出来，为什么没有形成政策？除了观念以外，还有一个原因就是国家的经济实力没到那个水平，不敢出政策。现在国家每年要给新农合拿出几千个亿。第三，实际工作者和大学老师两者结合做出来的研究都比较好，理论工作者要和实际工作结合。卫生部新农合"技术指导组"有好几个专家一个人身上就能够结合，像李长明先生，像魏颖先生等，是大学老师、校长，调到卫生部当司长，后来又回到研究所，这就是在一个人的身上结合了，他们做的研究就很厉害。

为何成立新农合卫生部的"技术指导组"

受访人：应亚珍

访谈人：孙淑云

时　　间：2017 年 5 月 31 日

地　　点：太原市并州饭店

记录人：段萌琦

整理人：孙淑云

吴仪同志动议组建新农合"技术指导组"

　　新农合建制不仅涉及面广，关涉宏观经济社会政治体制的方方面面；还是专业性很强的工作，包括新农合的筹资、经办、待遇支付、管理监督等等；最复杂的是在筹资局限下测算新农合的待遇支付水平、待遇支付制度化提高、待遇支付的监督等。这是 2004 年成立新农合技术指导专家组的主要动议，还有一个重要原因，是大家对新农合政策能否落地实施，能否覆盖全国农村心里没底。吴仪同志当时是国务院主管新农合的副总理，她要求成立第一届国务院的新农合技术指导专家组，吴仪同志亲自签署专家聘书，对专家们的要求很高，要求相关各部委亲自推荐。先是在国务院成立的新农合技术指导组，吴仪同志退休了以后，专家组就开始慢慢淡出国务院，就成了卫生部的新农合技术指导组了。

这个技术指导组的特点是：包容。它不光有卫生系统的专家，还有财政部门、农业部、国家中药管理局部门、社科院、高校等部门的专家，胡善联、毛正中、王禄生、刘永华、蒋中一，都是全国各个领域久负盛名的专家学者，他们都是 59 岁以上。还有在上海搞初级卫生保健工作的陈晓明、张黎明也在专家组，他们搞的初级卫生保健实践被世界卫生组织所肯定。我那时候在财政部念博士刚毕业，财政部想要培养一个自己的专家，就把我推荐进去了，我在专家组里是年龄最小的。

技术专家组第一届是 11 个人，后来逐步吸纳省里和基层的专家，由最初的 11 人，到后来，包括临床专家都吸收进去了，把同济医院的医生、院长都吸收进来，扩大到 30 多人。整个技术指导组是由多领域、多学科的专家组成，它的思维、研究还是比较宽的，能够取长补短、优势互补。

建议你们一定要见卫生部农村卫生司李长明老司长，他最清楚了。是李长明老司长负责起草的《中共中央国务院关于加强农村卫生改革决定》（简称"13 号文件"），他是新农合建制的关键影响人物，他一直是新农合技术指导专家组的组长。

专家组刚刚成立时，专家组内部对新农合制度建设也有一些不同的声音，担心新农合制度不可持续，因为传统农村合作医疗就有过"三起三落"的历程。再一个，新农合刚刚试点时，筹资水平每个农民才 30 块钱，大家觉得这 30 块钱能干什么事嘛。尤其一开始是试点，试点范围也很小，确定在四个省里面各选择 2 个县试点，新农合就是这么起步的。新农合刚刚试点不是说每个人都有信心，这是新农合刚刚起步的时候最大的一个问题，就是新农合技术专家组也好，外面的社会各个方面，对刚刚启动的新农合制度的可持续性是有担忧的。

新农合技术指导组工作受到重视

吴仪同志很器重新农合技术指导专家组，每年召开新农合试点工作会，对专家组的工作十分肯定。吴仪同志说，新农合技术指导专家组是国家政策直接咨询模式的典型。

专家组定点指导，分片联系试点地方，另外，卫生部还有固定联系人。专家组和实践一线直接结合，专家每人都承包着新农合政策制度建设的任务，每年必须去几趟，然后回来还得汇报，拉上省级领导一起向卫生部和吴仪同志汇报。

技术专家组特别团结，氛围特别好，大家其实没有任何报酬，但是，干得都特别起劲。新农合的技术专家组为什么能够发挥作用，其实一个很关键的因素是卫生部把这个技术专家组当回事儿。特别尊重专家们的意见，尽管没有什么专家费啊，没这种待遇，但是对于专家价值非常认同。专家说什么话他们都很尊重。所以，我说李长明司长这个人好，这个人智慧，是因为他一直很尊重专家，这样大家就干的比较开心。然后几乎所有的政策都是在专家扎实细致研究的基础上转化的。比如说，大家后来看到的那个新农合医保支付方式改革文件，这个文件当时出台，都是基于王禄生在云南禄丰试点做法和经验总结基础上出台的。

专家组的独立性也是很高的，专家们之间讨论热烈，有什么意见都可以自由发表。有一次在陕西开新农合试点会议的时候，吴仪同志报告里，就将我写得新农合的社会效应、经济效应、政治效应和管理效应观点吸收进去了。

新农合试点一开始，谁也没有经验啊，专家们根据实践情况，根据自己的知识水平做一些判断，都很客观，都很独立。卫生部委托课题的时候，也不会预设一些观点让技术专家去做，都是技术专家组在发表意见。其实整个技术专家组对新农合制度的建设、管理完善可以说是一步一步，步步为营的。最早的时候研究的是新农合基金财务制度、会计制度，这个是最基本的了。后来，是新农合补偿方案，即新农合待遇支付方案，一个省试点两到三套指导方案，这个指导方案应该怎么出？这个是新农合技术专家组经过调研，根据专业知识，根据试点实际所设计的政策规范。政策出台后，专家组承担大量的新农合制度的培训工作，后续专家组还参与政策实施的各项评估工作。

特别有意思的是，这些新农合技术专家组成员一个个都白发苍苍，从 2003 年开始至今干了十三四年了。我刚进专家组时三十多岁，刚博士毕业，从青年跨入老年。技术专家组之间感情都特别好。

专家组的工作形式，是有一系列工作制度的。一个是定期工作会议制度。一年至少两次的工作会议，有时候需要的话还会开一些专题会议，或者是核心专家，就是请几个专家做一些研讨，碰到紧急事情的时候，比如说领导有批文下来，专门派督导组去调查新农合的实施情况。还有一个制度，就是分片包干、固定联系制度，每个省里面派两个专家。还有专家督导制度，国务院每年的督导都是专家组来完成的。还有就是临时性的一些事情，比如我做得比较多的就是卫生部临时交代的工作，我尽量不做课题，因为课题是有经费的，而我们的职业身份不需要经费，我们就拉上高校的老师去做。最早的就是五年卫生规划里面的新农合筹资测算，那些都是我邀上一帮专家们测算的。还有就是大病保险，新农合大病保险要实施的时候，那时候还是陈竺部长在卫生部，5块钱是我算出来的，我说先定5块钱吧，那时候整个筹资标准还很低呀，先拿出5块钱来试点做，我们也拿出了好多数据来测算大病保险的几个病种。

那时候，新农合一系列管理政策制定都是调查研究的结果，卫生部一直带着各省往前走，不像别的政策都是地方一起试点啊一起探索，新农合不是这样的，它一直是政府顶层主导往前推的，这是新农合建制的特点。新农合为什么能做到这样顺利，原因当然也包括利用了这个中央技术专家组的力量，专家组做了很多研究，每年一开年，都会委托好多课题大家一起做，大家分片包干，互相沟通。比如，有的试点地方新农合工作做得很差，但是经过技术专家组指导两年以后工作水平立马就上去了。

后来，新农合与城镇居民医保整合后的管理体制之争，给各方，无论是新农合行政管理还是技术专家组都带来很大的困惑，这一阶段技术专家组的工作开始受到了影响。但是，这个体制摇摆过程中，专家组的研究还做了巨大的贡献，做了医保的国际比较、国际经验借鉴研究，包括 OECD 国家的做法，很典型的。还有一些对比新农合与城镇居民医保管理和运行的研究，实证研究、理论研究报告都有，这些研究专报给国务院。所以呢，为啥中央就下不了决心将城乡医保都整合由人社部门管理呢？实际上，从行政力量来说，人社部门可能强些，但是，毕竟新农合这边工作确实做得不错，我曾经调研，有数据比较，新农合的筹资是城镇职工医保的十几分之一，但是，报销水平差的不是很多，只差一二点。做这么多的研究，目的只有一个，尽力推进政府科学决策。

新农合制度的中国特色

第一，新农合是低水平起步的。它的筹资低水平起步，它的管理和经办队伍、管理体制和运行机制等，一切从零起步，粗放起步。

第二，试点带动，渐进性完善制度。新农合没有一下子全面铺开，先行先试，而且是选了东中西不同地区来试点，然后以点带面，渐进性完善制度，渐进性提高筹资和待遇水平，直至制度覆盖全国。

第三，作为医保制度的新农合，是医保与医疗服务体系筹管理。可以说是筹资和健康责任主体合一的一个制度，就是卫生服务的管理主体和医保的管理主体都是卫生部门。它和我国的城镇医保不同，这个其实是一个制度优势，也是为什么新农合整个制度运行效率比较好的因素之一。

第四，新农合和中国农村的县乡村医疗服务体系相结合的。因此，新农合对医疗服务的监管相对职工医保的监管难度更大，监管非常复杂。尤其是村这一级，在整个新农合试点过程中，当我们铺开门诊统筹的时候感觉特别难，不铺开吧，老百姓第一道关口就是去医院就医，铺开吧，村医要进定点医疗机构系统，你知道，中国的村医是与初级经济社会条件相适应的队伍，技术和规范化都很初级，对村医进行监管太难了。

第五，新农合的成功和财政支持密不可分。我一直认为，2000年以后中国卫生部门的改革与发展为什么会有成效，跟财政部对卫生事业的支持分不开的。这个支持力度很大。新农合政策讨论时财政部门有疑虑，有不同意见。但是，后来新农合政策出台后，新农合机制建设跟上来了，财政部门的支持力度就越来越大。新农合政策刚刚起草时候，卫生部门给财政部门申报筹资的第一方案时，报人均 5 块钱，政府出 5 块钱，农民自己出 5 块钱，地方财政出 5 块钱，或者少于 5 块钱。后来，国务院同意新农合建制时，财政部就遵从李剑阁的建议，中央财政 10 块，地方财政 10 块，农民 10 块。我觉得这个也是非常有中国特色的，在新农合建制上，财政的支持还是很到位的，而且，财政支持和农民的筹资水平几乎年年都在增长，筹资水平不增长，保障水平你就上不去，上不去农民就不相信你，不相信农民就不参加。因为农民是自愿参保的，这是新农合特别的筹资机制。财政部门每次调高财政支持时有什么依据？这个基本上就是拍脑袋为主了，这也是中国特色。我们研究过筹资增长机制要达到什么水平，国际上的筹资规则是量能负担，但是，在中国农村行不通，在新农合行不通。比如说新农合筹资要与农民的人均纯收入挂钩，也就是说与经济社会发展水平挂钩；再比方说与职工医保的筹资水平对比应该是达到什么水平，因为职工医保筹资达到收入的 8%，单位是 6%，个人是 2%，新农合如果参照这个筹资比例的话，应该是政府是六，农民是二，是不是呀？按个人收入水平来算；等等。但是，我们研究过，毕竟农民人口基数这么大，政府承受不起，它只能是低水平起步，渐进性提高，随着农村经济社会不断发展，逐步接近理想的水平。而且，它一直就是从原来的 1：1：1，不断提高筹资水平时，大致保持这一比例，我认为这个是比较合理的。因为，新农合筹资无法与职工医保筹资比，职工医保筹资的八个里面个人是两个点，也就是 20%，相当于集体筹资，单位缴费的话是 60%。新农合参合农民在经济上总体弱势，没有雇主，政府替代了雇主的位置，这才是比较公平的。

参与新农合技术指导组工作

受访人：徐润龙（浙江省卫生计生委副主任）

访谈人：孙淑云、郎杰燕、任雪娇

时　间：2017 年 8 月 1 日上午

地　点：浙江省卫生计生委副主任徐润龙办公室

记录人：李贝贝

整理人：孙淑云

新农合国家技术指导组成立及其工作职责是有正式文件的，成员为什么不都是纯专家呢，怕新农合制度空对空，所以选择了部分省市的行政管理人员参与。地方上选择谁参加没有具体规定，就是在新农合试点工作当中，看看谁比较感兴趣，实践能力较强，就把谁叫去。我刚好在中间，作为省一级行政部门的作用就是承上启下，怎么样把国家的新农合政策和地方实际结合来，制定好省里的新农合政策。

新农合试点起步的时候我还没到浙江省卫生厅，我在浙江省杭州市萧山区卫生局副局长任上。浙江是新农合全国试点首批四个试点省之一，萧山区是浙江省新农合第一批试点县之一。这之前，我是骨科医生，在萧山县中医院当过院长，2002 年到卫生局从事行政管理工作，第二年分管"非典"防疫工作，"非典"之后接着就分管新农合，我在萧山卫生局待了两年。

我的医保认知来源于医院管理实践

其实，我对医保的了解不是到了卫生局，而是在医院当院长的实践。作为院长首先考虑医院的生存与发展，要懂经济，看得懂财务报表，要关心医保对医疗行为的影响。当时，我认为医保和医疗应该一块管理，为什么呢？社保部门管职工医保，下很多文件，几乎所有文件都是围绕基金安全，主要是控制医疗费用，基金崩盘了没法向政府交代，他们管理、关注的重点不在医疗保障水平。而医院的院长第一要务是考虑医院的生存发展；第二还要考虑把老百姓的疾病看好；第三，就是医疗纠纷的举证责任倒置制度深刻影响了医院医生的行为，我个人认为这个制度弊大于利。病人的病看好了没有医院的事，如果看坏了，举证责任倒置制度要求医院必须举证。这样，为了应对万分之一概率的医疗纠纷，医院就得用一个"面"应对一个"点"，把每一个病人都当作要举证的人，把很小的事情都要考虑到万一。所以，医保并非医院首要考虑的，排在第一位的是医疗安全，其次是医疗质量——老百姓的病要看好，第三个就是应对医疗纠纷，做各种检查预留证据。这样，就不可能把医保结余费用放在主要地位。医保与医院之间就是博弈关系。那么，理论上医保、医疗都应该维护病人的利益就做不到了。后来我就坚定地认为，应该推行新农合医保与医疗服务"一家管"的管理模式，唯其如此才有可能把病人利益与医院及医保的目标统一起来。当然，这个也可以成为新的"大部制"管理体制，也不一定叫卫生大部制，可以叫医疗保障与卫生大部制。

分管萧山区新农合试点工作

萧山县新农合试点方案设计时，我的第一个想法就是钱必须花，还要精准花好，最大程度提高报销水平，必须把新农合试点方案设计好。为什么呢？新农合起步时人均筹资30块钱，30块钱能解决多大的问题？这对农民来说更多是一种政治上的待遇。我父母都是农民，我一直对农民怀有朴素的感情。新农合试点方案的测算非常重要，把萧山县所有的医疗历史资料，包括治疗费用、均次费用、每年大概有多少转外医疗（离杭州太近，很多人都到外面就医）的数据全部整理好，住院和门诊报销的起付线、封顶线都要进行详细的测算。我们国家新农合和职工医保总体都是大病报销政策，住院的起付线和封顶线是最重要的，起付线的高低直接影响病人的就医行为，封顶线的高低则影响保障水平和支付能力，这条线设计不好，影响就大了。再比如住院若报的多了，有的人就会去住院，小病大治；而门诊报销多了，就会影响大病重病的保障水平。报销政策设计也会影响医院及医生的行为，社保部门管理医保，他不清楚医生的想法，不去研究院长的想法和医生的行为，管理就显得粗放了。而卫生管医保，主要问题是对医疗保障制度不熟悉，没有"精算"能力。

第二个想法，就是必须用信息化手段代替人工结报。为了新农合试点良好起步，我研究了传统合作医疗的文献。传统合作医疗确实存在许多问题，除了制度不稳定、不统一、难以持续外，其中，手工报销也是个大问题，农民找村主任签字报销，这个熟人社会里只能是人治，手工操作，不好监督。因此，要抓新农合的信息化建设。当然，有些专家反对，认为试点刚起步搞信息化太超前，也有专家的出发点是农民需要一个"点钞票"的动作才有获得感，农民在医院里花了 1000 块，自付了 700 块，你告诉他，本来要花 1000 元，给报了 300，信息化下农民他报没报都不知道。后来，有些地方为了解决这个问题，搞了个"折中"办法，在医院里设两个窗口，一个窗口负责结算收费出单子，一个窗口再负责凭单子现金报销，让农民有个"看得见、摸得着"的获得感。萧山是一步到位，医院只设一个窗口，农民直接支付自付部分就可以了。类似的例子还有，有些地方试点新农合，农民报销要搞个行政审批程序，村里批一下、乡镇再批一下，再送到县里报销。不但费事费时，还有监管风险。

第三个想法，不能为了图省事就让村集体垫资或直接替农民个人缴费。刚试点时，还有一种错误想法，有人提出由村集体把个人筹资给垫上或者直接出资。我说不能，新农合政策要求农民参合自己缴费，不能集体垫资，这不光是钱的问题，要考虑三个因素，第一，集体经济在我们国家体制里是最脆弱的经济，今年有了，明年没有怎么办？万一村集体工厂破产了，再去收钱就难啦，农民会把账算在政府头上，责怪说话不算数。而且，社会保障是刚性的，只能往上长，不能往下掉的。当时吴仪同志就讲，只许成功，不能失败。第二，这个医疗保障虽然叫新农合，但广义上也是一种医疗保险制度。让农民交保险费，培养农民的保险和健康意识，两个意识都可以在交钱这个环节强化一下，他交了钱就会很认真，会很珍惜，健康的第一责任人是个人，既不是医院，也不是医保，也不是政府。第三，挨家挨户去收钱，还是乡镇干部宣传新农合政策的机会，你下去收钱的时候，就要跟农民讲保险意识、健康意识和医保政策，如果没有人去宣传，新农合试点怎么能成功。这也是一个加强干群沟通的途径。

第四个想法，传统合作医疗已经"三起三落"，确保新农合可持续发展比提高保障水平更重要，要提前考虑分级诊疗的事。当年设计新农合还有一个考虑与分级诊疗有关，就是报销比例一定要拉开。萧山新农合试点方案设计，第一步规定在县一级医院的门诊不能报销，当时的筹资水平必须引导老百姓小病得在乡村就医才可以报销。新农合起步筹资只有30块钱，到了300块钱再来考虑这个问题。第二步呢，就是住院报销也得拉开距离，假设乡镇医院报销系数是1，萧山区级医院就是0.7，到萧山以外就只能是0.5，必须有足够的分级诊疗杠杆调节农民的就医行为。当时有人指责我对农民没感情，我说我也希望农民全部报销，到上海北京都百分百报销，但这样基金不允许，新农合试点初期，确保新农合可持续稳定发展，比提高报销水平更重要，保障水平不是那么快的事情，得逐步提高，如果你把保障水平作为第一选择，那么新农合很可能再次下"落"。

卫生管医保之"老鼠管粮仓"争议

还有一个问题是关于医保管理体制之争。新农合试点开启，浙江的嘉兴市就把新农合与城镇居民医保整合在一起，市县两级都由卫生部门统一管理。2010年上半年，国家几个部委在嘉兴召开新农合管理体制研讨会，国家级专家大概有八九个参会。我当时刚刚从农村卫生处处长换岗到医政处处长，在会议上，我主动要求发言，针对一个专家的观点——他认为新农合应该交由社保管，理由是卫生部门管医保，就像"老鼠管粮仓"，要"监守自盗"的。我不同意他的观点，不能用"老鼠管粮仓"来形容卫生管医保。老鼠管粮仓，其前提就是老鼠要偷吃的。但是，所有的医保资金本来就是给医生吃的，因为医疗保险就是购买医生服务的。即使按照这位专家的观点，假定医生就是老鼠，首先我要问这个粮食是不是给老鼠吃的——在社会保险领域，医疗保险和其他保险不同，其他保险制度里，保险与被保险者是两两关系，中间交换的介质是货币。唯有医疗保险，它有一个第三方，交换的介质不是货币，而是医疗服务。所以，即使顺着这个说法，你这个粮食就是要给老鼠吃的，老鼠吃了后才去干活——看病啊。而老鼠为啥要偷吃粮食，恰恰正是因为粮仓不是老鼠自己的。如果说这个粮仓的所有权、经营权、管理权，包括基金盈亏也是老鼠自己的责任，这个老鼠会怎么管粮仓呢？其实，关于这个问题，诺贝尔经济学奖获得者弗里德曼早就说过"花钱"与"办事"的关系。目前两家管的体制，对卫生而言，是花人家的钱办自己的事，对社保而言是花自己的钱办人家的事，都不是最佳方案。国际上很多国家就是因为考虑到医疗与医保之间的博弈关系，采取了将医疗服务与医疗保障两大职能归并到一个新的大部门管理的做法。最典型的是日本，早在 2001 年就干脆将原来主管医疗卫生服务的厚生省与主管社会保障的劳动省合并成一个部门——厚生劳动省，彻底从管理体制和制度设计上解决了两家管存在的博弈问题。

此外，关于各地"现行的"总额预付包干制，我认为是有问题的，这种简单粗放的一刀切，大多只是冠了个总额预付包干制的名而已，与国际上通行的总额预付包干制是有差别的。有些医保部门只是简单地将医保资金做个分割，按年度包给各定点医院，然后超支不管。但你知道医院怎么对付什么？医院为了防止医保资金超支，它可以推病人啊，特别是县级医院，就将病人转诊到市级医院，那么到什么地方没得推呢，一般情况下省级医院没得推了，这样病人就会更多地转到省级医院，这与改革初衷是相反的，到头来医保资金花得更多、病人更受折腾。所以，医保支付制度再不进行改革是不行的。要从制度上、从体制上来解决这个问题，制度的创新，一定要有组织的变革、体制的改革跟上才行。

我们现在制度建设和机制创新做了很多，但这个组织体系或者说管理体制没动，或者讲机制改革比较容易，体制改革比较难。理想的总额预付包干制，不应该是社保经办机构和一个个医院去签协议，应该是大部制下由一个部门管理医疗服务和医疗保障，应该是政府与一个部门的总额预付包干制。就比如财政部门代表政府的财权部门，卫生和社保部门是事权部门，财政部门代表政府将当地的医疗服务和医疗保障资金全年总额预算好，交给这个医疗和医保统一的部门，然后，里边怎么调节那是你这个事权部门的事情了——老百姓看病报销你要负责，医院发展也是你的事。这个时候，如果是一个部门一家管理，这个部门就要全盘考虑病人的事和医院的事，既要确保医疗保障水平逐步提高，也要考虑卫生事业不断发展。另外，病人你是推不出去的，你要是推出去，我就给你加另一个指标，转出去到外地、省外的病人有多少，我考核你，你不能把病人推出去。到省一级的这个部门就要想着怎样在省内把病看好尽量不外转，要把钱省下来，它考虑的不是一个医院内部的问题，而是要看全省病人的分布流向，哪些病人到省级医院来看，哪些病人在基层医院看，在有限的医保可用基金范围内，重新构建新的分级医疗服务体系，那样搞医联体就成为内部动力了，医联体内部要实行一些硬性的激励约束措施。这样一个大的体系，省对市、市对县，综合运用行政手段、经济手段、技术手段、法律手段，方方面面的手段，在一个大部制部门的运筹帷幄之下，才能平衡好各方利益，实现医疗服务与医疗保障目标的一致，这个应该是下一步改革探索的方向。

参与新农合技术指导组工作

受访人：夏迎秋（江苏省卫生厅原农卫处处长）

访谈人：孙淑云、曹克奇、马瑞霞、李洁

时　间：2014 年 8 月 6 日上午

地　点：江苏省卫生厅会议室

记录人：李洁

整理人：孙淑云

卫生部新农合技术指导组共四届，每届我都参加，全国每个省新农合的基本情况我都了解。

江苏省新农合试点的特点

2002 年江苏省的新农合开始试点，选择了 10 个县作试点，第一年

试点,第二年就铺开了,2005 年新农合制度在江苏省实现了县(市、区)全覆盖。2008 年新农合制度实现全国覆盖,江苏省提前三年。江苏什么事都喜欢领先、创新,你是经济大省跟在人家后边走反映不出来。

新农合试点时,国家出台的文件,基本上是国务院转发的几个部门联合签发的文件,江苏省发的文件是省政府签发,我们觉得农村医疗保障工作很难,靠一个卫生厅处室去做很难。江苏省卫生厅有一个好传统,每年要给省里好几个部门提交基层卫生工作的调研报告,开始我们自己写,后来促动政协委员、人大代表写,这是一种工作方法,让政府党委一重视,卫生部门的事情就好办了。我们是这样考虑的,很多工作不能等、靠、要,要想自己的办法。像中西部地区的很多工作就是中央有多少钱,怎样用掉,江苏卫生工作是没钱想办法找钱。

2006 年,江苏省将新农合纳入农民健康工程,提升新农合制度建设的内涵。并且将农民健康工程纳入省委省政府班子的"五大工程",省政府不会取消自己的工程的。医疗保障不能就医疗保障讲医疗保障,是和医疗服务捆在一起的,一是基本医保是解决老百姓看得起病的问题,二是基本医疗服务是解决有地方看病、看得好病的问题。新农合与乡镇卫生院、村卫生室建设密不可分,农民看病还是就近就医好。国家为基层医疗机构花钱盖房子、买设备,但是,没有人才是最大的问题。基层医疗服务人员技术不提高,老百姓不愿在基层看病,去大医院看,又出现新的看病难、看病贵的问题。城市人看病要执业医师看,农民看病要乡村医生看,乡村医生拿的是在村里行医的执业证,不符合国家的执业医师法,执业医师法要求最低有执业助理医师证,这是一种城乡医疗不公平。当然,这是初级社会主义条件下的一种过渡办法,这种过渡办法不能停滞不前,要不断改进,必须不断提升基层卫生服务能力。江苏有 10 所医学院校,每年只能消化一半,另一半人改行当"药代"很可惜。这些人为什么不到基层,因为待遇低,农民子女好不容易考取大学都不愿回农村。如何提升农村基层卫生服务能力？我们的做法有：其一，每年培训乡镇卫生院院长 300 名，省里出钱。其二，乡村医生转岗培训 5 万名，向着全科医生方向努力。其三，乡村医生在职转岗培训予以教育补偿，为了解决乡村医生执业医师化，江苏省卫生厅与教育厅协商制定了特殊办法，就是在农民健康工程中，进行乡村医生在职训练，并给予教育补偿，一边看病一边在卫生院搞中专训练教育，看视频，天天要考勤，学习三年，从解剖、病理到内科、外科等全科，学习完取得国家承认的中专学历，然后取得学历的可以参加乡镇执业助理医师考试。江苏省在国家没有政策的情况下搞"地方粮票"，后来国家也认可了。苏州、镇江在全国率先将取得乡镇执业助理医师的、在村卫生室工作的、经考试合格的乡村助理医师纳入卫生院编制，同步解决他们参加职工养老的后顾之忧，这样为农村基层医疗机构留住人才。其四，江苏省对村卫生室建设给予财政补贴，建一个标准化的村卫生室，省财政以奖代补给 1.5 万。江苏的村卫生室全是集体的，或者是几个乡村医生联合的，更多的是卫生院下设的点，还有村委会办的。我讲农村基层医疗机构，一个是卫生院一个是村卫生室，如果不把基层医疗服务网底做牢，新农合肯定是不可持续的。把乡镇卫生院、村卫生室枢纽做好，农民就近就医，不可能都跑到县医院、三级医院。国外老百姓有汽车可以开车 5 公里、10 公里去相当于我们卫生院的全科医生诊所去看病，他们两级医疗机构就可以了。我们的农村医疗机构得"三级网"，中国农民看病要步行，等农村发达了，农民少了，城市化了，村卫生室可以慢慢取消，目前，村卫生室还必须存在。江苏省新农合"县乡村三级医疗机构"刷卡联网，像在超市买东西，要打发票的，不可以在家看病。我在四川省看到一个村卫生室，在家里办，前面有药品柜、商品柜，既卖药又卖商品。我到青海，政府给他建个村卫生室，他夫人也在看病，这种夫妻店也应取缔。村卫生室一定要走出家门、不出村，在家看病小病大治，不规范用药，基本用药也不实施，带来一系列问题。2009年国家启动的"新医改"对我们来说不新鲜了，如果新鲜就是两个：一是基本药物，二是公立医院改革，其他的跟我们一模一样。

2011年出台了《江苏省新型农村合作医疗条例》

新农合立法，准备用三到五年时间，但是动作不大，江苏省没有等。江苏省新农合2005年实现了所有县（市、区）全覆盖，2006年就抓制度建设，2007年到2008年抓法制保障，2011年出台了《江苏省新型农村合作医疗条例》。这个条例是全国新农合第一部地方立法，是2011年中国"新医改"十大事件之一。

《条例》规定了江苏省新农合的四个机制。第一，稳定的筹资与增长机制。筹资每年要增长、调整，没有预计性机制就做不到制度化调整。江苏省立法时规定："筹资标准应当不低于本地区上一年度农村居民人均纯收入的3%，并应当高于国家最低筹资标准，其中，个人缴费比例一般不超过筹资标准的20%。筹资标准一般每两年调整一次。"同时，厘定财政与农民个人筹资的比例，个人20%，政府80%。我们写到法规里，财政预算就更好说了。农村学生纳入新农合，当年生的小孩当年可参加新农合。复员转业军人可以参加，国家政策里没有我们明确了，做到参保不重复也不漏掉。第二，资金收支两条线，专款专用，审计监督，每年都要审计。第三，逐步建立分级诊疗制度。基层报销比例高点，越往上越低。第四，明确卫生主管合作医疗。为什么要卫生主管？人社部门说他管职工和城镇居民医保，就差农民了。2002年，国务院秘书局组织会议对新农合文件草案讨论时，我也参加了，当时邀请十个省参与讨论，省里的领导都去了。讨论会上，社保部门不愿意管理新农合，国务院秘书局协调拍板由卫生部门管理。社保部门说职工医保都搞的焦头烂额，新农合他们管理觉得很难。地摊上职工医保刷卡，个人账户刷 1000 元他可以给你 800 元返现金，药店医保刷卡可以买药，也可以买其他日用品，这是职工医保的漏洞。我们江苏省搞新农合时，就定了不搞家庭账户，搞门诊统筹和住院统筹，划分基金时，20%—25% 是门诊，70%—75% 是住院。有些地区新农合刚试点时搞个人账户，一人交 50 元，6 个人 300 元，如果今年不拿药，不会滚存到明年，就可以拿方便面、榨菜，这就麻烦了。后来新农合制度覆盖全国后，卫生部政策规定渐进性取消了家庭账户，在 2011 年—2012 年全部取消了家庭账户，代替以门诊统筹。

大病保险值得商榷

新农合因为筹资所限，只能是基本医疗保障，不是大病保险，如果搞大病保险，就得搞附加保险。但是，发改委出台了一个大病保险政策，卫生部出台了重大疾病保险政策。从理论上讲医疗保障三大块、三层次：职工、居民、农民基本医疗保险，商业保险和医疗救助。国际惯例都是三层次，但是我们现在又出现了基本医疗保险、重大疾病保险、大病保险，大病保险还交给保险公司经办。很多事情是中国特色，当时卫生部部长和温家宝同志到医院视察，看到一个患儿得白血病很可怜，就把白血病纳入新农合，领导说了不能不办，就搞重大疾病保险。确定定点医院以及封顶线，比如白血病 1 万，先天性心脏病 2 万；还有就是报销 70%，贫困户报销 90%，现在重大疾病病种有 22 个。我个人觉得，重大疾病保险和大病保险应该整合，残联主席对温家宝同志说残疾人的助听器、假肢能不能报销，都挤进新农合里。实际上新农合越挤越垮，越糟糕，不能这样搞。发改委出了大病医疗保险，学的是太仓的经验，我们江苏省的很多东西是敢闯敢试，太仓经验最初是人社部门指导下的试验，发改委认同了，但现在人社部也认可。

"大病"这个名称也不规范，可以金额为标准，也可以支付能力计算，如农民可支配纯收入 1 万元，他用了 2 万元，1 万元以上就叫不能承受的灾难性支出，这是第一个概念灾难性支出；第二报销，1 万元以内新农合报 50%，1 万元以上 2 万元以下再报 50%，加起来报 70%；第三，筹资从新农合基金总额中切出 5%；第四，保险公司招标经办，这四大概念组合起来就叫大病保险。保险公司经营商业保险，社会保险是政府行为，社会保险交给保险公司，在新农合总基金中挤出 5%，这不可取。中国的保险业办得不太好，老百姓信任度不高，国外保险业纷纷要进来，国家想阻止他们进来，先占领农村市场，保监会主席找国务院领导，然后就交给保险公司做大病保险。这些都是行政行为，大病是什么，重大疾病是什么，太混淆。我们认为，大病保险、重大疾病应该整合，并且要与医疗救助相衔接。

大病保险在江苏的江阴做得很好，江阴五年前就做附加保险，筹资是个人出一点，政府拿一点，不挤占新农合的资金。由保险公司经办支付，卫生部门管理监督，老百姓 100% 愿意参加。现在发改委搞的大病医疗保险，两个病、四个病不断在加，卫生部门都顶不住了。大病保险挤占新农合基本医疗基金是不可持续的。

参考文献

一、中文著作

曹普：《新中国农村合作医疗史》，海峡出版发行集团 2014 年版。

陈竺、张茅：《中国新型农村合作医疗发展报告》，人民卫生出版社 2013 年版。

程水源、刘汉成：《城乡一体化发展理论与实践》，中国农业出版社 2010 年版。

崔卓兰、于立深、孙波、刘福元：《地方立法实证研究》，知识产权出版社 2007 年版。

董保华等：《社会法原论》，中国政法大学出版社 2001 年版。

国家计委社会司编：《区域卫生规划论文集》，中国计划出版社 1999 年版。

国务院研究室课题组：《合作医疗发展的回顾性研究》，北京医科大学中国协和医科大学联合出版社 1994 年版。

何俊志：《结构、历史与行为——历史制度主义对政治科学的重构》，复旦大学出版社 2004 年版。

胡绳：《第七章社会主义建设在曲折中发展》，《中国共产党的七十年》，中共党史出版社 2004 年版。

胡伟：《政府过程》，浙江人民出版社 1998 年版。

胡宜：《送医下乡：现代中国的疾病政治》，社会科学文献出版社 2011 年版。

黄佩华：《中国：国家发展和地方财政》，中信出版社 2003 年版。

乐章：《制度、组织与组织化制度：长阳合作医疗个案研究》，中国社会科学出版社 2010 年版。

李德成：《创造与重构——集体化时期农村合作医疗制度和赤脚医生现象研

究》，中国书籍出版社 2012 年版。

李和森：《中国农村医疗保障制度研究》，经济科学出版社 2005 年版。

李宁：《中国农村医疗卫生保障制度研究》，知识产权出版社 2008 年版。

林毅夫：《关于制度变迁的经济学理论——诱致性变迁与强制性变迁》，《财产权利语制度变迁—产权学派与新制度学派译文集》，三联书店 1991 年版。

刘运国等：《加强中国农村贫困地区基本卫生服务项目完工总结报告》，中国财政经济出版社 2007 年版。

卢现祥：《新制度经济学》，武汉大学出版社 2004 年版。

乜琪：《土地与农民福利：制度变迁的视角》，社会科学文献出版社 2016 年版。

钱信忠：《中国卫生事业发展与决策》，中国医药科技出版社 1992 年 6 月版。

人民卫生出版社：《合作医疗遍地开花》，人民卫生出版社 1975 年版。

山东省惠民地区卫生史志编纂委员会编：《惠民地区卫生志》，天津科学技术出版社 1992 年版。

山东省卫生志编纂委员会编：《山东省卫生志》，山东人民出版社 1992 年版。

上蔡县卫生局编：《上蔡县卫生志》，1986 年 4 月印（内部发行）。

沈寿文：《以制度治病：法学视野中的云南农村合作医疗》，云南大学出版社 2008 年版。

施雪华：《政治科学原理》，中山大学出版社 2001 年版。

世界银行：《1987 年世界发展报告》，中国财政经济出版社 1988 年版。

世界银行：《1993 年世界发展报告：投资于健康》，世界银行系列报告第 16 期。

孙淑云、柴志凯：《新型农村合作医疗制度的规范化与立法研究》，法律出版社 2009 年版。

孙淑云：《中国基本医疗保险立法研究》，法律出版社 2012 年版。

覃有土、樊启荣：《社会保障法》，法律出版社 1997 年版。

唐旭辉：《农村医疗保证制度研究》，西南财经大学出版社 2006 年版。

王保真：《医疗保障》，人民卫生出版社 2005 年版。

王红漫：《大国卫生之难：中国农村医疗卫生现状与制度改革探讨》，北京大学出版社 2004 年版。

卫生部：《新农合技术指导组专家手册》（内部资料），2009 年编印。

卫生部国外贷款办公室：《卫生八项合作医疗总结评估报告与秦巴卫生项目急救转诊评价与经验总结报告》，卫生部国外贷款办公室 2007 年编印。

卫生部基层卫生与妇幼保健司：《农村卫生文件汇编（1951—2000）》，卫生部基层卫生与妇幼保健司 2001 年编印。

卫生部统计信息中心：《卫生改革专题调查研究——第三次国家卫生服务调查社会评估报告》，中国协和医科大学出版社 2004 年版。

卫生部卫生发展研究中心：《中国卫生发展绿皮书（2012）：新型农村合作医疗制度》，人民卫生出版社 2012 年版。

卫生部新型农村合作医疗研究中心：《新农合不同管理体制的比较研究》，卫生部政策法规司 2009 年编印。

吴逊、[澳] 饶墨仕、[加] 迈克尔·豪利特、[美] 斯科特·A.弗里曾：《公共政策过程：制定、实施与管理》，叶林等译，格致出版社、上海人民出版社 2016 年版。

新型农村合作医疗试点评估组：《发展中的中国新型合作医疗——新型农村合作医疗试点工作评估报告》，人民卫生出版社 2006 年版。

熊先军：《医保评论》，化学工业出版社 2016 年版。

杨燕绥：《社会保险法精释》，法律出版社 2011 年版。

叶宜德、张朝阳：《新型农村合作医疗操作手册》，中华人民共和国卫生部国外贷款办公室 2005 年编印。

张凤阳等：《政治哲学关键词》，江苏人民出版社 2006 年版。

张自宽：《关于我国农村合作医疗保健制度的回顾性研究》，《卫生改革与发展探究》，黑龙江人民出版社 1999 年版。

张自宽：《亲历农村卫生六十年——张自宽农村卫生文选》，中国协和医科大学出版社 2011 年版。

赵云：《医疗保险付费方式改革研究——以制度分析为视角》，科学出版社 2015 年版。

郑功成、黄黎若：《中国农民工问题与社会保护》下，人民出版社 2007 年版。

郑功成：《社会保障学——理念、制度、实践与思辨》，商务印书馆 2000 年版。

郑功成：《中国社会保障改革与发展战略》（医疗保障卷），人民出版社 2011 年版。

中国发展研究基金会组织编：《构建全民共享的发展型社会福利体系》，中国发展出版社 2009 年版。

中国经济体制改革研究会：《见证重大改革决策——改革亲历者口述历史》，社会科学文献出版社 2018 年版。

中国农村合作医疗保健制度研究课题组：《中国农村医疗保健制度研究》，上海科学技术出版社 1991 年版。

周标主编：《江西省卫生志》，黄山书社出版社 1997 年版。

周弘、张浚：《走向人人享有保障的社会——当代中国社会保障的制度变迁》，中国社会科学出版社 2015 年版。

周其仁：《产权与制度变迁——中国改革的经验研究》，北京大学出版社 2004 年版。

[德] 汉斯·察赫：《福利社会的欧洲设计——察赫社会法文集》，刘东梅、杨一帆译，北京大学出版社 2014 年版。

[美] 李侃如：《治理中国：从革命到改革》，胡国成、赵梅译，中国社会科学出版社 2010 年版。

[美] 西奥多·舒尔茨：《经济增长与农业》，郭熙保、周开年译，北京经济学院出版社 1991 年版。

[美] 珍妮特·V.登哈特，罗伯特·B.登哈特：《新公共服务》，丁煌译，中国人民大学出版社 2010 年版。

[英] 戴维·米勒、韦农·波格丹诺（英文版）主编，邓正来（中译版）主编：《布莱克维尔政治学百科全书》（修订版），中国政法大学出版社 2002 年版。

[英] 邓肯·米切尔：《社会学词典》，蔡振扬等译，上海译文出版社 1987 年版。

《健康报》编辑部：《介绍合作医疗的经验》，人民卫生出版社 1958 年版。

《新型农村合作医疗课题研究报告汇编（2006—2007）》（内部资料），卫生部农村卫生管理司、卫生部新型农村合作医疗研究中心 2008 年印发。

《中国卫生年鉴》，人民卫生出版社 2000 年版。

《中国卫生年鉴》，人民卫生出版社 2008 年版。

二、中文论文

《〈大众日报〉报道沂中县崖庄区医药合作社情况》，《沂水县志》之《大事记》1946 年 9 月 29 日，见沂水县政府公众信息网。

《公安部称已有 13 省市区取消农业户口》，《农村财政与财务》2009 年第 1 期。

《广东省曲江县群星大队坚持合作医疗制度十一年的情况调查》，《人民日报》1969 年 1 月 11 日。

《临汾市地方志》，2006 年 6 月 17 日，见 http://www.linfentong.net/az/Article_Print.asp?ArticleID=41。

《农村卫生保健工作的新面貌》，《人民日报》1960 年 4 月 6 日。

《让合作医疗遍地开花》，《健康报》，1958 年 9 月 13 日。

彼得·豪尔、罗斯玛丽·泰勒：《政治科学及三个新制度主义》，《经济社会体制比较》2003 年第 5 期。

曹克奇、孙淑云：《关于新型农村合作医疗基金所有权——在福利多元主义的视角下》，《理论探索》2009 年第 1 期。

曹克奇：《部门利益与法律控制：我国城乡医保管理统筹的路径选择》，《社会保障研究》2013 年第 1 期。

曹克奇：《新型农村合作医疗参保人身份认定：从参合农民到参合居民》，《晋阳学刊》2012 年第 6 期。

曾凡军：《政府组织功能碎片化与整体性治理》，《武汉理工大学学报》（社会科学版）2013 年第 2 期。

陈丽平：《卫生部已将新农合医疗管理条例草案报送国务院》，2012 年 02 月 20 日，见法制网。

陈燕南：《关于如何相对提高"新农合"保障能力问题的研究》，2012 年 12 月 23 日，见 http://www.docin.com/p-561070440.html。

仇雨临、翟绍果、郝佳：《城乡医疗保障的统筹法律研究：理论、实证与对策》，《中国软科学》2011 年第 4 期。

褚福灵：《整合城乡医保管理体制的意义与思路》，《中国医疗保险》2015 年第 2 期。

大卫·兰普顿：《"大跃进"时期的医疗政策》，《科学文化评论》2006 年第 1 期。

丁少群：《云南大理白族自治州新型农村合作医疗试点运行情况的调查》，《经济问题》2007 年第 4 期。

龚向光、胡善联等：《贫困地区农民对合作医疗的意愿支付》，《中国初级卫生保健》1988 年第 8 期。

辜胜阻：《城乡医保统一步伐不宜过快》，《中国社区医师》2009 年第 2 期。

顾昕、方黎明：《自愿性与强制性之间：中国农村合作医疗的制度嵌入性与可持续性发展分析》，《社会学研究》2004 年第 5 期。

国务院发展研究中心课题组：《对中国医疗卫生体制改革的评价与建议》，《中国发展评论》2005 年增刊第 1 期。

国务院委派专家组：《全面评估新农合卫生部专题发布结果》，《医院领导决策参考》2006 年第 10 期。

韩璐：《国家卫生计生委"三定"规定公布》，《健康报》2013 年 6 月 19 日。

韩璐：《实现卫生计生事业"双加强"》，《健康报》2013 年 6 月 19 日。

胡鞍钢：《健康不安全已对中国发展构成最大威胁》，2005 年 1 月 25 日，见 http://business.sohu.com/20050125/n224096675.shtml。

胡静林：《在新的历史起点推进医疗保障改革发展》，2019 年 7 月 26 日，见中国医疗保险网，见 http://www.law-lib.com/fzdt/newshtml/21/20050709142329.htm 。

健康报社论：《让合作医疗遍地开花》，《健康报》1958 年 9 月 13 日。

金彩红：《中国农村合作医疗制度研究》，上海社会科学院 2006 年博士学位论文。

李德成：《中国农村传统合作医疗制度研究综述》，《华东理工大学学报》（社会科学版）2007 年第 1 期。

李国志：《中国农村合作医疗制度：历史、问题与改进》，《江西财经大学学报》2005 年第 4 期。

李华：《新型农村合作医疗制度的效果分析——基于全国 30 省 1451 行政村 14510 户的实地调查》，《政治学研究》2011 年第 2 期。

李里峰：《乡村精英的百年嬗蜕》，《武汉大学学报（人文科学版）》2017 年第 1 期。

李全平：《医疗卫生与乡村社会——以集体化时代米山乡为例》，山西大学 2010 年硕士学位论文。

李唐宁：《12 省明确整合城乡医保制度划归人社部门管理》，2016 年 6 月 17 日，见 http://news.xinhuanet.com/fortune/2016—06/17/c_129069962.htm。

刘国新：《"文化大革命"史研究：现状与述评》，《当代中国史研究》1996 年第 6 期。

刘文利：《新疆生产建设兵团团场医疗卫生现状及对策研究》，《农村经济与科技》2010 年第 7 期。

刘允海：《城乡居民医保整合的底气和效应——以天津市为例》，《中国医疗保险》2015 年第 9 期。

陆学艺：《农村发展新阶段的新形势和新任务——关于开展以发展小城镇为中心的建设社会主义新农村运动的建议》，《中国农村经济》2000 年第 6 期。

吕国营：《从分割到融合：城乡医保管理体制的基本走向》，《中国社会保障》2010 年第 11 期。

苗艳青、王禄生：《城乡居民基本医疗保障制度案例研究：试点实践和主要发现》，《中国卫生政策研究》2010 年第 4 期。

南开大学社会调研成果：《合作医疗的前世今生》，2006 年 7 月 3 日，见 www.nfcmag.com。

欧阳竞：《回忆陕甘宁边区的卫生工作》（下），《中国医院管理杂志》1984 年第 2 期。

庞新华：《山东省农村合作医疗制度的历史考察》，山东大学 2005 年硕士学位论文。

人社部：《到去年底 30 个省份已部署城乡居民医保整合》，2017 年 1 月 23 日，见 http://www.chinanews.com。

任雪娇：《农村合作医疗制度的变迁逻辑与发展趋势——基于历史制度主义的分析框架》，《宏观经济管理》2019 年第 6 期。

邵海亚：《对新型农村合作医疗属性、目标及评价的思考》，《卫生软科学》2006 年第 4 期。

施育晓：《合作医疗：世界发展与中国经验》，2006 年 12 月 4 日，见 http://www.hzyl.org/bbs/showpost.asp?threadid=807。

宋大平、任静、赵东辉：《新型农村合作医疗立法难点探析》，《中国农村卫生事业管理》2012 年第 3 期。

宋大平、赵东辉、汪早立：《医疗保障与医疗服务统筹管理：国际经验与中国现状》，《中国卫生政策研究》2012 年第 8 期。

苏明：《统筹城乡：财政如何出拳》，《中国财经报》2005 年 1 月 6 日。

孙爱琳：《中国农村医疗保险：现状分析与对策构想》，《江西财经大学学报》2003 年第 2 期。

孙淑云、郎杰燕：《中国农村合作医疗治理六十年变迁》，《甘肃社会科学》2017 年第 1 期。

孙淑云、任雪娇：《中国农村合作医疗制度变迁》，《农业经济问题》2018 年第 9 期。

孙淑云：《顶层设计城乡医保制度：自上而下有效实施整合》，《中国农村观察》2015 年第 3 期。

孙淑云：《改革开放 40 年：中国医疗保障体系的创新与发展》，《甘肃社会科学》2018 年第 5 期。

孙淑云：《略论城市居民基本医疗保险与新农合的并轨衔接》，《晋阳学刊》2010 年第 6 期。

孙淑云：《社会保险立法的多维审视》，《理论探索》2013 年第 6 期。

孙淑云：《我国城乡基本医保的立法路径与整合逻辑》，《河北大学学报》（哲学社会科学版）2015 年第 2 期。

孙淑云：《新型农村合作医疗制度的自愿性与强制性》，《甘肃社会科学》2013 年第 2 期。

孙淑云：《整合城乡基本医保立法及其变迁趋势》，《甘肃社会科学》2014 年第 5 期。

汪时东、叶宜德：《农村合作医疗制度的回顾与发展研究》，《中国初级卫生保健》2004 年第 4 期。

汪玉凯：《中国的"大部制"改革及其难点分析》，《学习论坛》2008 年第 3 期。

王宝杰：《社保随人走，政府担责任，医保望统一——首都经济贸易大学社会保障研究中心副主任朱俊生谈〈社会保险法〉草案》，《中国劳动保障报》2009 年 2 月 3 日。

王东进：《关于基本医疗保障制度建设的城乡统筹》，《中国医疗保险》2010 年第 2 期。

王东进：《明明医卫体制改革乏善可陈，却拿医保说事》，《中国医疗保险》2016 年第 6 期。

王东进：《全民医保在健康中国战略中的制度性功能和基础性作用》，《中国医疗保险》2016 年第 11 期。

王东进：《山东整合城乡居民医保实践的启示》，2015 年 8 月 6 日，见 http://www.zgylbx.com/tbmvpokpnew92386_1/。

王红漫、高红：《中国农村卫生保障制度政策研究（一）：合作医疗路在何方?》，《中国卫生经济》2002 年第 9 期。

王礼生：《中国农村人民公社的回顾与思考》，湖南师范大学 2001 年硕士论文，2003 年 9 月 10 日，见 http://202.207.210.5/kns50/detail.aspx?QueryID=151&CurRec=14 日。

王绍光：《学习机制与适应能力：中国农村合作医疗体制变迁的启示》，《中国社会科学》2008 年第 6 期。

王锡锌、章永乐：《专家、大众与知识的运用——行政规则制定过程中的一个分析框架》，《中国社会科学》2003 年第 2 期。

王延中：《论新世纪中国农民医疗保障问题》，《战略与管理》2001 年第 3 期。

卫生部"卫生经济培训与研究网络"师资考察学习组：《我国经济发达地区农村合作医疗的现状与走势——苏南及上海郊县农村合作医疗考察印象记》，《中国卫生经济》1997 年第 9 期。

卫生部办公厅编：《巡回医疗队简报》1965 年 4 月 17—24 日，第 1、2 期。

卫生部农村卫生管理司："农村卫生管理司成立"，载《农村卫生工作简讯》2004 年第 1 期。

乌日图：《〈定点医疗机构管理暂行规定〉答记者问》，1999 年 12 月 28 日。

吴红梅：《包容性增长背景下我国基本养老保险整合研究》，华中师范大学 2012 年博士学位论文。

吴仪：《扎扎实实做好新型农村合作医疗试点工作》，2004 年 2 月 29 日，见 https://news.xinhuanet.com/newscenter/2004-02/29/content_1337061.htm。

吴仪：《全面推进新型农村合作医疗发展》，《求是》2007 年第 6 期。

伍世安、李国志：《中国农村合作医疗制度：历史、问题与改进》，《江西财经大学学报》2005 年第 4 期。

辛毅、邓丽颖：《我国新型农村合作医疗制度实施效果、原因及建议》，《价格理论与实践》2011 年第 4 期。

新华社：《研究加快建立新型农村合作医疗制度问题》，《人民日报》2005 年 8 月 11 日。

新华社：《总结经验、扎实工作、确保新农合深入持续发展》，《健康报》2007 年 1 月 24 日。

熊先军：《药品价格由市场机制确定的几个常识》，《中国社会保障》2015 年第 7 期。

徐杰：《农村合作医疗应由互助共济向社会统筹转变》，《卫生经济研究》2004 年第 3 期。

徐勇：《农民理性的扩张——"中国奇迹"的创造主体分析》，《中国社会科学》2010 年第 1 期。

许经勇：《我国农村的三次历史性变革——人民公社·家庭承包·乡镇企业·城镇化》，《广西经济管理干部学院学报》2002 年第 1 期。

杨善华、苏红：《从代理型政权经营者到谋利型政权经营者》，《社会学研究》2002 年第 1 期。

叶宜德等：《90 年代合作医疗保健制度概念与内涵的研究》，《中国农村卫生事业管理》1992 年第 5 期。

余少祥：《新农合：是大餐？还是鸡肋？——新农村合作医疗发展研究报告》，2011 年 11 月 20 日，见 http://www.iolaw.org.cn/shownew.asp?id=22842。

袁富华、刘霞辉：《让"第二代农民工"尽快融入城市》，《中国经济导报》2010 年 6 月 16 日。

袁山：《法贵必行——社会保险法配套法规政策制定工作情况》，《中国社会保障》2012 年第 7 期。

詹晓波：《新农合立法进程的示范效应》，《健康报》2011 年 8 月 29 日。

张晋龙：《十年来医疗费用负担个人支付比例已从 60% 下降到 35.5%》，2012 年 3 月 10 日，见 http://www.zkec.cn/news/bencandy.php?fid=112&id=4233。

张康之：《走向服务型政府的"大部制改革"》，《中国行政管理》2013 年第 5 期。

张明霞：《新中国成立以来农民身份变迁论析》，《求实》2012 年第 10 期。

张宇哲：《新型农村合作医疗：地方急于套中央的钱?》，《财经时报》2003 年

12 月 18 日。

张增国：《解读新型农村合作医疗的"自愿参加"原则》，2008 年 3 月 27 日，见 http://news.xinhuanet.com/theory/2008—03/27/content_7862025.htm。

张自宽：《对合作医疗早期历史情况的回顾》，《中国卫生经济》1992 年第 6 期。

张自宽：《合作医疗好处多——麻城县乘马区卫生院所长座谈合作医疗情况纪要》，《卫生部湖北农村卫生工作队简报》1966 年第 4 期。

赵鹏：《我国 1 亿城乡居民重复参保财政重复补贴 120 亿元》，《京华时报》2010 年 9 月 17 日。

郑秉文：《〈社会保险法〉草案未定型、未定性、未定局》，《中国报道》2009 年第 3 期。

郑秉文：《中国社会保险"碎片化制度"危害与"碎片化冲动"探源》，《社会保障研究》2009 年第 1 期。

郑功成：《从政府集权管理到多元自治管理——中国社会保险组织管理模式的未来发展》，《中国人民大学学报》2004 年第 5 期。

郑功成：《论收入分配与社会保障》，《黑龙江社会科学》2010 年第 5 期。

郑功成：《深化医改应该回归常识，尊重规律》，2016 年 11 月 20 日，见中国社会保障学会网。

郑功成：《中国医疗保障改革与发展战略——病有所医及其发展路径》，《东岳论丛》2010 年第 10 期。

郑尚元、扈春海：《中国社会保险法立法进路之分析——中国社会保险立法体例再分析》，《现代法学》2010 年第 3 期。

郑尚元：《我国社会保险制度历史回眸与法制形成之展望》，《当代法学》2013 年第 2 期。

中国农村合作医疗最佳实践模式课题组：《中国农村合作医疗最佳实践模式的研究》，《中国初级卫生保健》2003 年第 6 期。

中国卫生经济培训与研究网络：《"中国贫困地区卫生保健筹资与组织"课题研究总结》，《中国卫生经济》2001 年第 4 期。

周刚志、陈艳：《实现社会公平的宪政之道——我国宪法文本中农民概念分析》，《福建师范大学学报》（哲学社会科学版）2008 年第 2 期。

周其仁、邱继成：《我国农民社会身份变迁的自由》，《未来与发展》1987 年第 1 期。

周晓虹：《从国家与社会关系看中国农民的政治参与：毛泽东和后毛泽东时代的比较》，《中国社会科学季刊》2000 年秋季卷。

朱敖荣:《中国农村合作医疗保健制度的研究》,《中国农村卫生事业管理》1988 年第 10 期。

朱玲:《乡村医疗保险和医疗救助》,《金融研究》2000 年第 5 期。

朱玲:《政府与农村基本医疗保健保障制度选择》,《中国社会科学》2000 年第 4 期。

朱玉、李美娟:《吴仪在全国新型农村合作医疗试点工作会议上强调加快建立新型农村合作医疗制度》,《人民日报》2005 年 9 月 15 日。

三、外文文献

Andrew C. Mertha, *The Polities of Piracy: Intellectual Property in Contemporary China*, Ithaca, Cornell University Press, 2005.

Colin Hay, Daniel Wincott, *Structure, Agency and Historical Institutionalism*, Political Studies, 1998.

James G.March, *Johan P.Olsen, The New Institutionalism: Organizational Factors In Political Life*, American Political Science Review, 1984,vol.78.

John Ikenberry. Constitutional Politics in International Relations. *European Journal of International Relations*, 1998, Vol.4.

Patrick Dunleavy. *Digital Era Governance: IT Corporations, the State, and E —Government*. Oxford University Press, 2006.

Patrick Dunleavy. Digital Era Governance: IT Corporations, the State, and E —Government. *Oxford University Press*, 2006 (3).

Perri6.*Towards Holistic Government: The New Reform Agenda*.New York: Palgrave, 2002.

Tom Ling.Delivering Joined—up Government in the UK Dimensions, *Issues and Problems. Public Administration*, 2002 (4).

后　记

　　2017年6月，我完成了国家社科基金项目"整合城乡医保的法律制度的研究"。其中，新型农村合作医疗制度是重要的研究内容。新农合从2002年开始建制，并从新农合内部"分割"创制出城镇居民医保制度，自发试点"整合"城乡医保制度，直至推动"整合"城乡医保顶层政策出台。新农合制度创制、试点、调整完善、与城镇医保制度竞争性整合的历程深深吸引着我，新农合建制的中国特色经验不可磨灭，新农合创制中的政策经验、立法经验值得总结研究，值得历史铭记。我将这些视为团队的研究使命。

　　我的使命意识和研究方案得到卫生部中央技术专家组应亚珍教授和山西省医学会副会长兼秘书长柴志凯主任医师的支持，他们鼓励我，并帮我联系，促成课题组访谈了参与新农合创制的时任卫生部农村卫生管理司司长、国务院新农合部级联席会办公室主任、退休后任卫生部新农合技术指导组组长的老司长李长明先生、卫生部农村卫生司的聂春雷副司长、国家卫生发展研究中心的张振忠所长、王禄生副所长、卫生部合作医疗研究中心的汪早立主任等国家新农合技术指导组的政策研究者、政策倡导者、政策制定者、政策执行者。又经由新农合国家技术指导组专家们的指引，课题组还访谈了浙江省卫生厅副厅长徐润龙、江苏省农村卫生处夏迎春老处长、湖北同济医学院陈迎春教授、广东省卫计委医保处处长赵祖宏及基本公卫李华龙副处长、嘉兴市卫生局局长沈勤、湖北省宜昌市长阳县卫生局汪学胜主任、湖北省宜昌市当阳市卫生局局长张才华、广东省佛山市医保科郭耀演、邹言婧科长以及江苏省苏州市、镇江市、常熟市、广东梅州市丰顺县、蕉岭县等地方新农合政策制定者与执行者。他们不厌其烦地与我们分享参与新农合政策创制、政策执行以及地方试验立法；激情澎湃地介绍创新新农合制度的每一步进程，包括一些颇具戏剧性的细节描述，以及超前构想与理念；还与我们细致深入研讨合作医疗、中国特色全民基本医疗保险制度、医保法律建制的疑难。他们的谦和与激情、尽责与创新、使命与睿见，让我们深刻感受到了中国农村合作医疗制度建设不乏理性、坚实和跨越。他们的使命感感动了我们，我们一定把这些精华记录下来，努力让我们的研究不负这些为新农合创制贡献力量的时代精英们，要让历史铭记。

原本课题组对"新农合制度演进"进行总结研究，访谈中专家们自然而然地帮助我们回忆新农合改革由来——传统农村合作医疗制度的产生、演进、改革与变迁。适逢 2018 年改革开放 40 年、2019 年新中国成立 70 年的重要时间节点，研究就此延展扩大为"中国农村合作医疗制度变迁 70 年"。

特别感谢新农合国家技术指导组组长李长明先生为本书作序。感谢新农合国家技术指导组专家应亚珍教授对本书研究的指导。

感谢中国民生信息化第一家上市公司易联众信息技术股份有限公司资助本书出版。感谢山西省"1331 工程"重点创新团队建设计划项目资助调研。

谨以此书，献给中国合作医疗创制的无数参与者和奉献者，对他们 70 年来栉风沐雨、砥砺前行，推进中国特色农民医疗保障事业历史进程所作出的贡献表示深切的纪念和感谢。本书对当前和未来中国医疗保障的立法定型和完善也寄予厚望，祝愿中国全民医疗保障制度在重大风险和社会难题倒逼中不断突破、不断改革、不断完善，推动全民医疗保障不断向更加公平、更可持续、更加成熟、更加定型的方向迈进。

孙淑云

2019 年 9 月 27 日

责任编辑：张伟珍

图书在版编目（CIP）数据

中国农村合作医疗制度变迁 70 年 / 孙淑云 等著 . —北京：
　人民出版社，2020.7
　ISBN 978 - 7 - 01 - 021752 - 9

I. ①中⋯　II. ①孙⋯　III. ①农村 - 合作医疗 - 医疗保健制度 - 研究 -
　中国　IV. ① R197.1

中国版本图书馆 CIP 数据核字（2019）第 300826 号

中国农村合作医疗制度变迁 **70** 年
ZHONGGUO NONGCUN HEZUO YILIAO ZHIDU BIANQIAN 70NIAN

孙淑云　等著

人民出版社 出版发行
（100706　北京市东城区隆福寺街 99 号）

北京建宏印刷有限公司印刷　新华书店经销

2020 年 7 月第 1 版　2020 年 7 月北京第 1 次印刷
开本：710 毫米 ×1000 毫米 1/16　印张：21.75
字数：271 千字

ISBN 978 - 7 - 01 - 021752 - 9　定价：68.80 元

邮购地址 100706　北京市东城区隆福寺街 99 号
人民东方图书销售中心　电话（010）65250042　65289539